人を動かす患者コミュニケーションの実践・28 篇
手軽に読めて、手応えも十分です。

Communication の語源は「分かち合うこと」。
由来からして何か膝をポンと叩きたくなるような含蓄が感じられます。
患者コミュニケーションについての一般論を記載した書籍はこれまでにも数多くありました。しかしながら、歯科医院経営者の肉声による実践論はあまり見かけません。
本書は、ビジュアルマックスを効果的に活用することで患者さまとの良好なコミュニケーションを実現している先生方をひざ詰めで取材し作成した『ビジュアルマックス倶楽部』を一冊にまとめたものです。
この中には、より良い患者コミュニケーションの追究に取り組み、医院経営に著しい成果をあげておられる皆様の、宝もののような「肉声」が詰まっています。
成果の出し方は十院十色。理念も違えば実践法も違います。
コミュニケーションや情報管理のための仕組みや、院内体制、それを共有する方法。さらには院内改革の決断を迫られた局面、それと対峙した迷いや苦悩、そして解決策‥‥。
そうした取り組みを先生方に、隠すことなく具体的にお話いただきました。
そしてこれはまた、歯科医療に対する信念、患者さまと向き合うという情熱が切りひらいた患者コミュニケーションの成果でもあります。
デジタル化、IT化から本格的医療ネットワーク時代へと移行する中、新たな次元のチェアーサイド・コミュニケーションの実際を広く紹介することは、社会の歯科医療理解にも資するものと、取材した皆様のご賛同をいただいて、この企画が実現しました。

論より実践の 28 篇。
その手応えが 人を動かした証です。

私の患者コミュニケーション

CONTENTS

私の
患者コミュニケーション

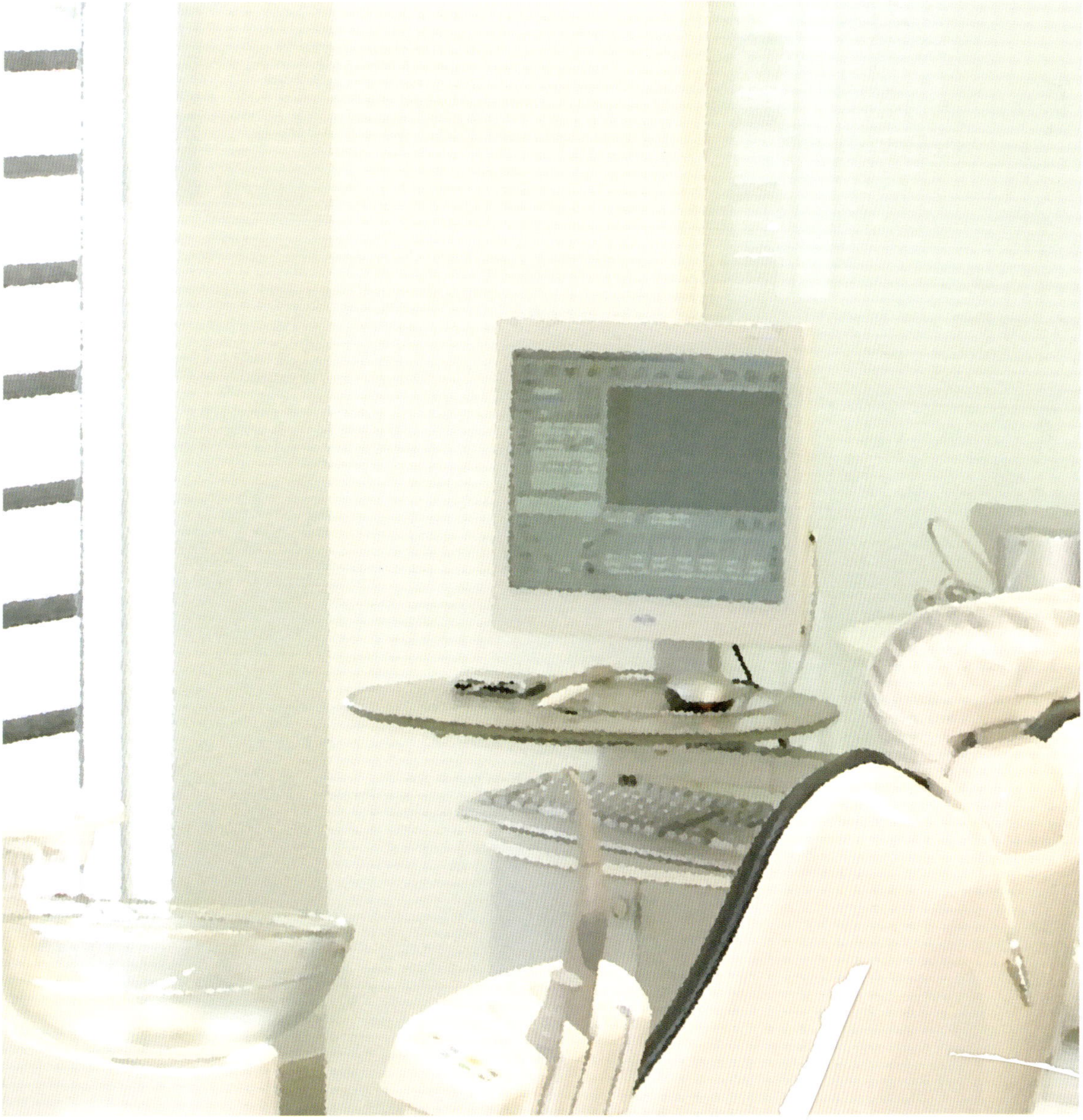

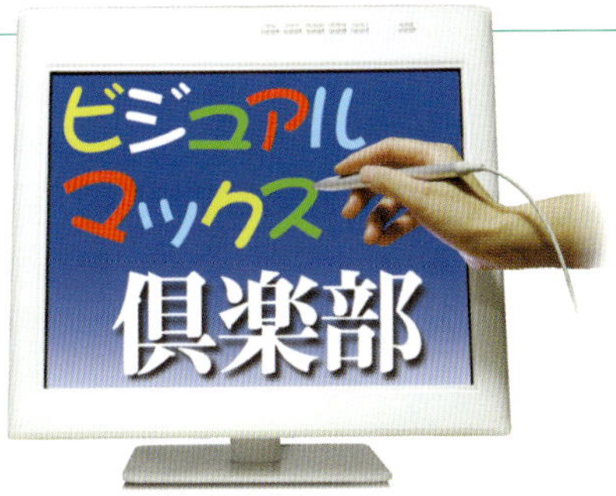

0410ho

HPとVisual MAXを患者プレゼンテーションの両輪のツールとして。

東京の山の手を代表する世田谷区。中でも駒沢地区は
渋谷や目黒に隣接する、世田谷区でもっとも都心に近い地域です。
この駒沢で、ホームページとVisual MAXを
患者プレゼンテーションツールの両輪として活用し、著しい成果を
上げている星野歯科駒沢クリニックをお訪ねしました。

制作・発行 メディア株式会社
〒113-0033 東京都文京区本郷2-15-13
TEL. 03-5684-2510(代表)

東京都世田谷区 星野歯科駒沢クリニック 星野 元 院長

かつては東京オリンピックの主要会場として、また、現在は都民のスポーツ公園として親しまれている駒沢オリンピック公園。そこから至近の場所で、星野歯科は自費中心の診療を進めています。診療科目は分院の「星野歯科矯正クリニック」との2院体制で、ペリオ・インプラント・矯正・顎関節症・審美を専門として対応。たとえばペリオではエムドゲインを導入した再生治療法なども実施、高度な専門医療をベースに、あらゆる歯科に対応できる体制が構築されています。

自費診療を推進するために医院の論理を押しつけない

星野歯科が最も重視している患者さんに対するスタンスは、医院の論理を押しつけず、患者さんにとってどんな治療がその人にとってベストな治療になるかを考え、患者さん一人一人に合わせた治療を進めること。

「"早く終わらせたい人は早く、ていねいに診て欲しい人には時間をかけて、治療費を抑えたい人には低料金の治療を、最高の治療を求める人には最高の治療を行う" ということです。あくまでも患者さんの意志を尊重して治療方針を決定しています」と、星野院長。

もはや医院の論理を押しつけて自費診療を勧める時代ではない。医院の論理を押しつけない診療姿勢こそが自費診療の理解を高める。それには患者さんに対する客観的で透明性のあるプレゼンテーションとコミュニケーションが不可欠ととらえて、星野院長が導入し顕著な成果を上げている2段構えのツール、それが「HP」(ホームページ、以下同)と「Visual MAX」です。

HPでプレゼンテーション画像でコミュニケーション

星野歯科ではHPを集客システムとして位置づけ、「インターネットでの予約を優先します」とアピール、「新患の80%はホームページから」という実績を上げています。

HPのコンテンツは、診療方針、診療サービス内容、治療法、自費/保険の区分、価格例、支払方法、スタッフ紹介から、麻酔の特長、院内感染の対応、院内の環境づくりまで明記。いったんHPにアクセスすれば、自分の症状がどんなものか、どんな治療を選べるのか、治療期間はどのくらいか、どれほどの費用がかかりそうか、等の情報が得られ、患者さんにとっては来院前に心の準備を済ますことができます。「インフォームドコンセントはHPで」という発想の集客ツールとして特に印象的なのは、診療の透明性がごく自然に伝わってくることです。(→裏面へ)

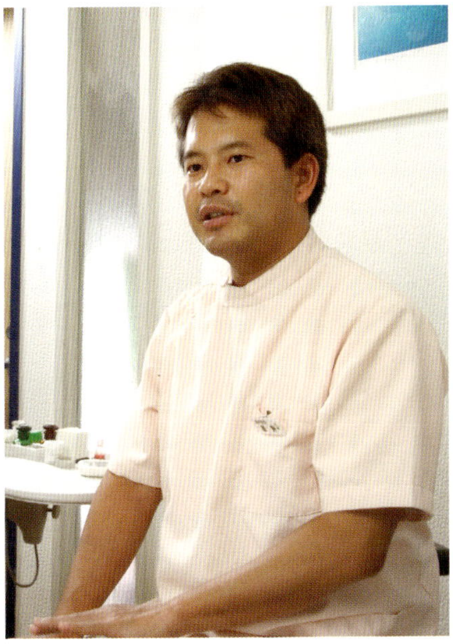

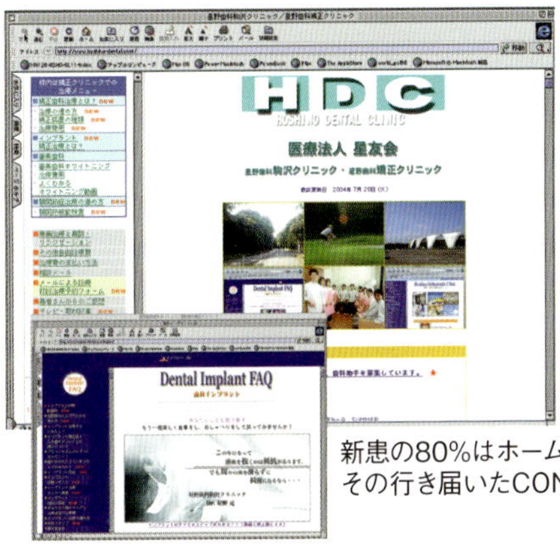

新患の80%はホームページからという
その行き届いたCONTENTS

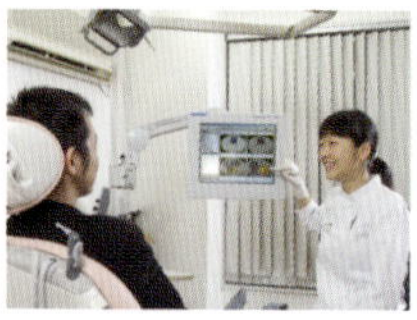
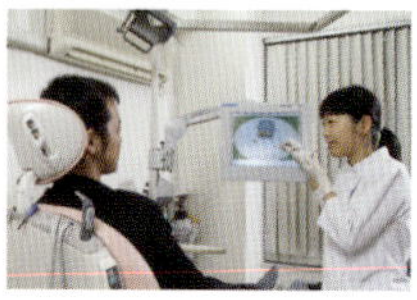
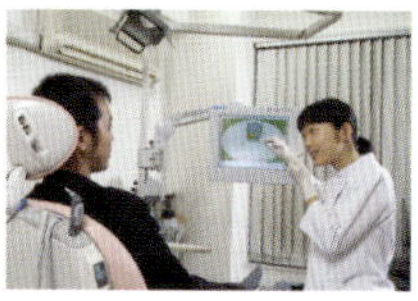
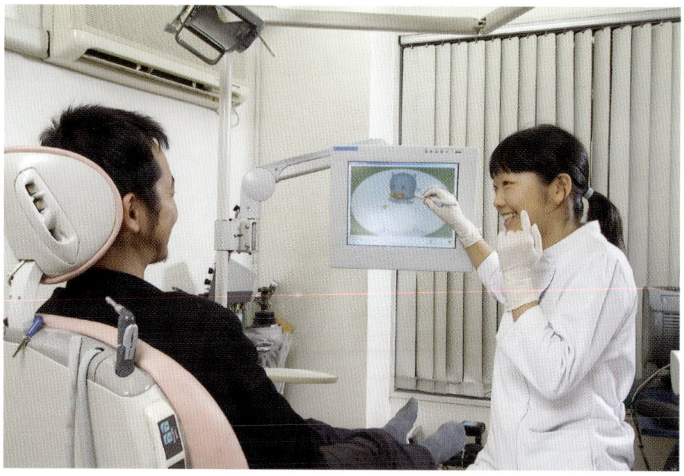

HPが第1段なら、第2段は診療サービスの差別化システムとして位置づけられた、Visual MAXを用いた画像コミュニケーション。HPを見て訪れた患者さんは、患者さん個々の症状に則したリアルな画像コミュニケーションによって、症状の理解と治療への積極性が高まる流れがつくり出されます。

そうして現在、“来院患者は1日40～50人・自費率60%・新患の80%はHPから”という成果を達成。「上々の成果だと思います。が、それ以上の喜びは、私たちの診療に対する理解と信頼が深まっているなと実感できることです」。

「やっと理想的な装置に巡り会えた」という直感は、正しかった（星野元院長）

Visual MAXは、単に画像を表示するだけのモニターとは全然違います。画像を取り込むスピードも速くて簡単、その場でタッチペンで拡大や縮小などをしながら、患者さんにお見せできる。治療前後の画像を同時に表示することもできるから、色や腫れなどの変化が一目瞭然。継続診療のための患者さんの動機づけに非常に威力を発揮しています。

取り込んだ画像をさまざま利用できるのもVisual MAXの優れた点です。初診の患者さんには、診療計画を作成し1時間ほどかけてご説明します。これらの業務のほか、HPにもVisual MAXに取り込んだ画像を活用しようと思っています。画像を蓄積して当院独自の症例集をつくることも検討中です。学会で発表する資料も簡単に作成できるでしょう。

こうした情報提供やインフォームドコンセントなど、広い意味での「プレゼンテーション」を、これから歯科医はどんどんおこなっていかなければならないはず。そのためのツールとして、Visual MAXはとても役に立つと思いますね。

「やっと理想的な装置にめぐり会えた」と直感して導入したんですが、選択は全く正しかったですね。

きめ細かい説明ができるので患者さんの納得度も全然違います

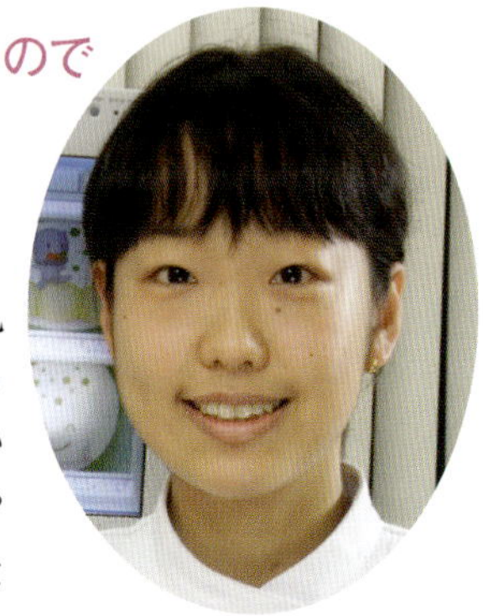

（長谷川良子歯科衛生士）

以前は口腔内ミラーでお見せしながら模型や写真を使ったブラッシング指導を行っていました。でも、ミラーの画像や模型では充分に納得していただくのは難しかったんです。

Visual MAXを使えば、患者さん個人個人の歯の状態に合わせた説明ができます。患者さんはご自分の歯を直接見ながら説明を受けますから、納得度が全然違うんです。歯石のひどい部分などには、ペンで丸印をつけたり、メモを書き込んだりもできますしね。ご説明に使った画像はプリントして患者さんにお渡ししています。こうすれば診療や予防の効果をご家庭でも持続していただけますから。

現在は、症例に合わせた歯ブラシなどの商品紹介も作成中です。画像をもとにマニュアルやサンプルをつくれば、衛生士の知織や経験の差を埋めることができると思います。

ビジュアルソフトを使うのは初めてだったのですが、操作はすぐにマスターできました。今では、暗く撮影してしまった画像を補正するなんてことも日常的に行っています。

Visual Maxのここを実感!!

- 「やっと理想的な装置に巡り会えた」と直感して導入
- 電子カルテシステムと連動できることも大きな導入決定要素
- HPを見て来た患者さんは、Visual MAXに対する反応がすこぶる良い
- Visual MAXを活用したHPづくりに無限の可能性を感じる
- 予防/リコールについて効果的な利用法が定着しつつある
- データは取っていないが、中断・転院防止の効果を実感

医院データ

星野歯科駒沢クリニック
Hoshino Dental Komazawa Clinic
院長：星野 元 先生
Dr.3名・歯科衛生士3名・助手3名・5units
東京都世田谷区
分院：星野歯科矯正クリニック
導入システム ●電子カルテシステム ●Visual Max
2Fの全4unitsにVisual Max配備（LANにより電子カルテと完全連動）

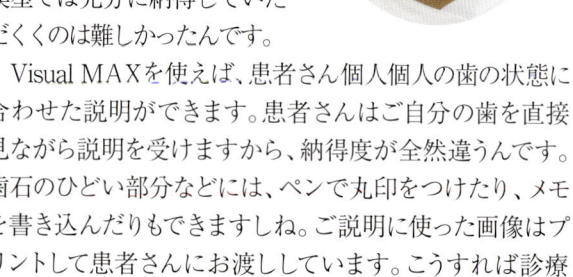

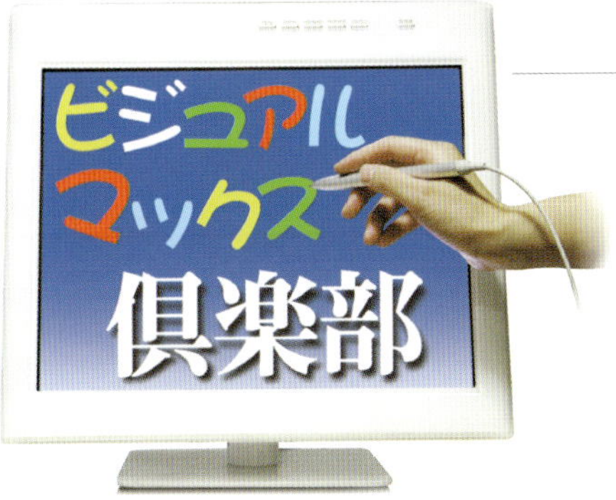

0410yo

これは、まさに望んでいた
画像プレゼンテーションの威力。

近在には花園ラグビー場がある大阪の下町、
東大阪市にヨリタ歯科クリニックをお訪ねしました。
近鉄奈良線花園本町駅前の細い道を入ったビルの2階入り口を入ると、
そこはパステルカラーを基調とした待合室。
下町気分とはちょっと趣が違う「明るさ」と「清潔さ」と「活力」に満ちています。

制作・発行 メディア株式会社
〒113-0033 東京都文京区本郷2-15-13
TEL. 03-5684-2510（代表）

大阪府東大阪市　ヨリタ歯科クリニック　寄田幸司 院長

スタッフの誠実さと患者様の信頼感が奏でるハーモニー

クリニックの待合室に一歩入って特に印象的なことは、受付スタッフの明るい笑顔と快活な「こんにちは!」の声。ひっきりなしに訪れる患者様の受付業務をテキパキとさばきながら、症状の確認や世間話を通して患者様との密度の濃いコミュニケーションが図られています。衛生士やアシスタントも時折待合室に顔を出し、患者様と楽しげな会話を交わしていきます。スタッフの「誠実さ」と患者様の「信頼感」。それがハーモニーをなし、とても素敵な関係がうかがえます。

「めざすはワクワク楽しい歯科医院」の思いを込めたマニフェスト

「患者様にとって歯科医院は行きたくない場所のベスト3にいつも入っています。では、行ってみたくなるような歯科医院とは?

2002年の改装を機にその探求と実践を行っているのです」と切り出された、自称「ワクワクプランナー」の寄田幸司院長。

「私の歯科医師としての使命は来院された患者様に心から満足していただくことです。医院全体がいつも患者様やスタッフの笑い声や『ありがとう』の言葉であふれているのが私の理想。めざすはズバリ“ワクワク楽しい歯科医院”です」

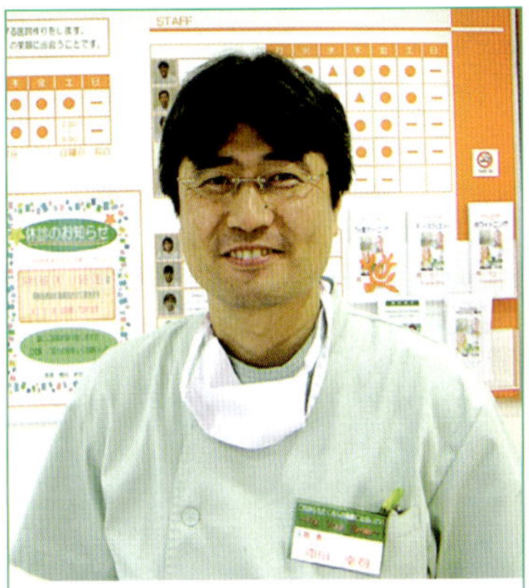

「ワクワク歯科医療実践委員会事務局長」を自認し、それを実践する寄田幸司院長

2002年の改装は「患者様の立場に立ち患者様の満足と幸せを考える」というごく当たり前のことを当たり前に追究していこうという思いから実行されました。

患者様向けに作成された「あなたが望む歯科医院との出会いかた」というガイドブックが初診時に配布されています。このガイドブックは「あなたの今までの歯に対する常識がいかに間違っているか」「なぜ私がその間違いに気づいたか」「私はもうあなたの大切な歯を削りたくない」ということを丁寧に説き、「今後は予防を重点におく診療を進めます。私たちはあなたのために健康で豊かな生活を送っていくためのお手伝いをします」という診療理念を表明したマニフェストでもあるのです。

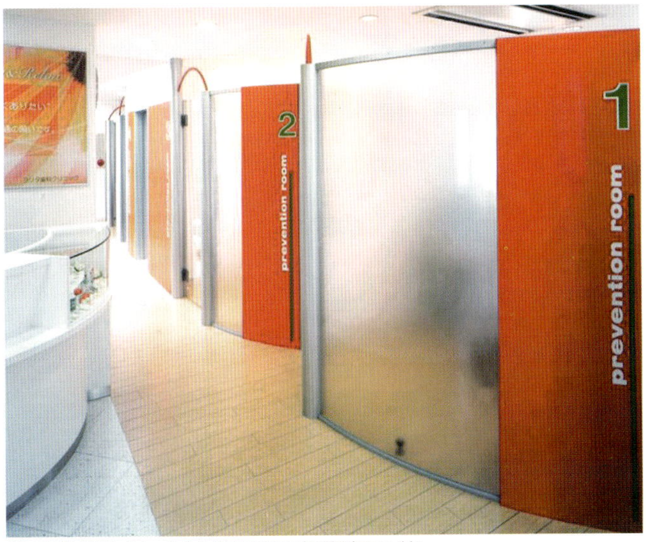

3Fの予防サロン「ウェルカムサロン」は全室が個室のつくり

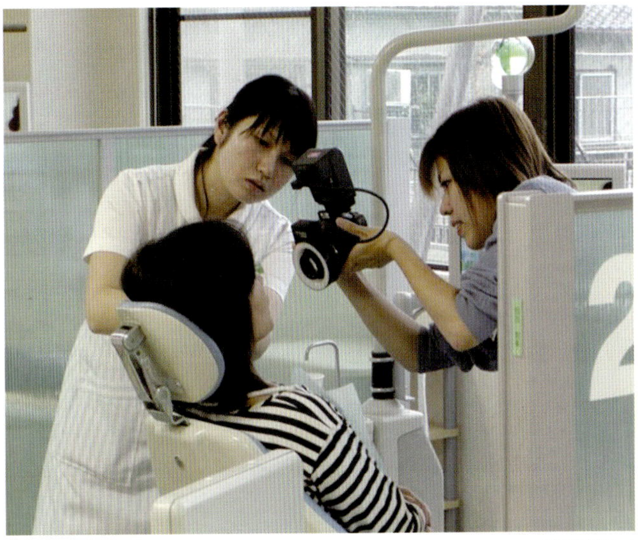

裏面に続く⇒

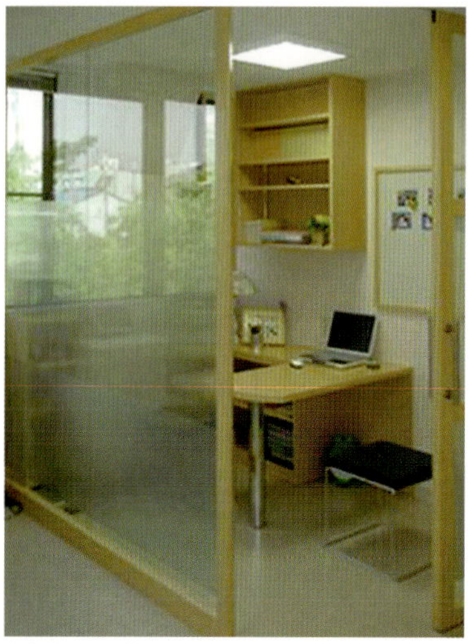

患者様からは「歯医者さんのプリクラ!!」と、すっかり人気者のビジュアルマックス。プライバシーの配慮も行き届いたカウンセリングルーム

この理念にもとづき3階には「予防サロン（ウェルカムサロン）」が設置されています。ここでは患者様一人一人に合わせたメニューを作成し、担当衛生士が口腔クリーニングを中心に予防指導を行っています。このサロンは40～50歳代の女性によりリラックスしてくつろいでいただけるよう、全室が個室の造りとなっていますが、この予防サロンの開設も増患・増収に貢献しています。

また幼児や児童を対象に、「むし歯をつくらないため（予防のため）に自らの意志での来院を促す「カムカムクラブ」を設立しました。このクラブの会員に発行している手作りのニュースレターが地域の小学校で話題となり、子どもたちが楽しそうに来院するようになったといいます。

大切なことは「チームメンバー全員が医院理念を共有する」こと

経営理念やコンセプトは寄田院長が提示しています。そして、それに共感した人たちがチーム医療を構成するスタッフとして集まっています。

院長の理念や指針を共有するためのスタッフミーティング、チームメンバーのルールをまとめた「クレド」、患者様へのメッセージ「スマイル・ウィズ・ユー」などさまざまな形でコンセプトの浸透が図られています。また、患者様に対する説明手順や業務フローは、誰が行っても同一・同質になるよう標準化されています。治療手順もマニュアル化を図り、それにもとづく業務フローが決められています。反面、マニュアル至上主義の運営ではなく、それを使用するチームメンバーが十分理解した上で、患者様のご要望を伺い、心のこもった対応を行っています。

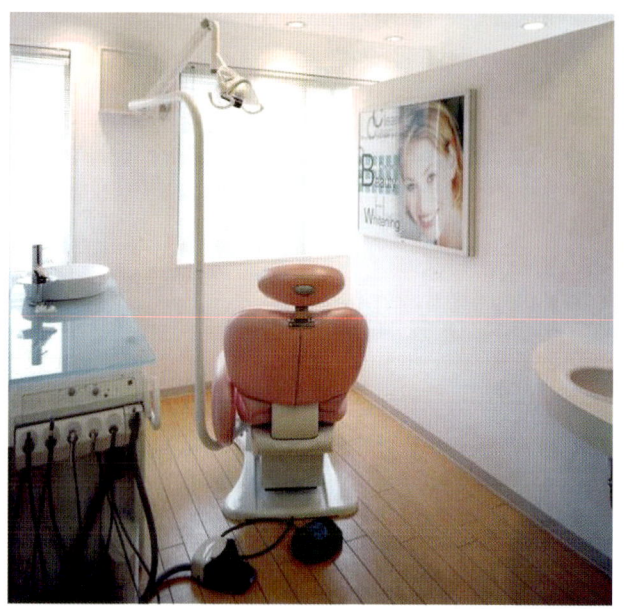

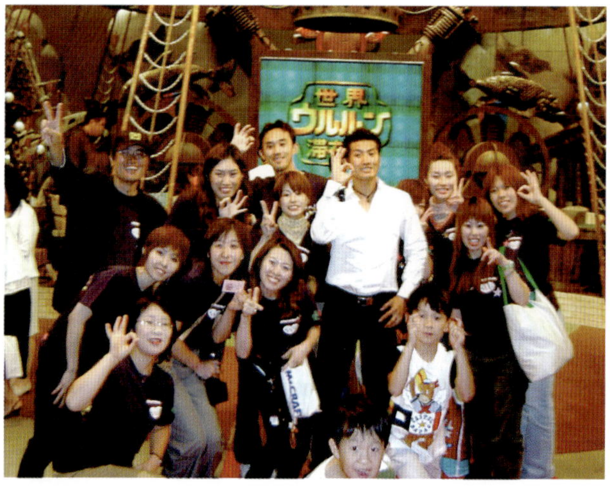

ビジュアルマックスは患者様とのより強い信頼関係を構築するための必須ツール

心を込めた対応の一つの柱としてヨリタ歯科が重視しているのは、画像プレゼンテーションです。従来、チェアサイドでCCDカメラを利用してきた寄田院長は、改装後新たにデジタルレントゲンとビジュアルマックスを導入しました。その結果、現在行われている診療手順では、初診時、治療計画書提出時、再診時に、撮影ならびに画像プレゼンテーションをルール化。初診時には「初診担当者」が診療理念、診療指針のプレゼンテーションを行い、次回、治療計画書提出時に今後の治療内容について詳しい説明を行います。

このようにカウンセリングやチェアーサイドでのコミュニケーションツールとして、今ではビジュアルマックスは欠くことのできないものとなっています。

「撮影された写真を加工したり、お渡しすることは誰でも簡単にできます。私はビジュアルマックスを、単に症状報告用資料としてのツールではなく、診療室におけるスタッフと患者様とのより強い信頼関係を構築するための必須ツールとして位置づけています。その意味でビジュアルマックスは、診療理念ならびに経営理念の具体化にきわめて効果の大きなKeyツールになっているのです」と、寄田院長は導入後の感想を語っておられます。

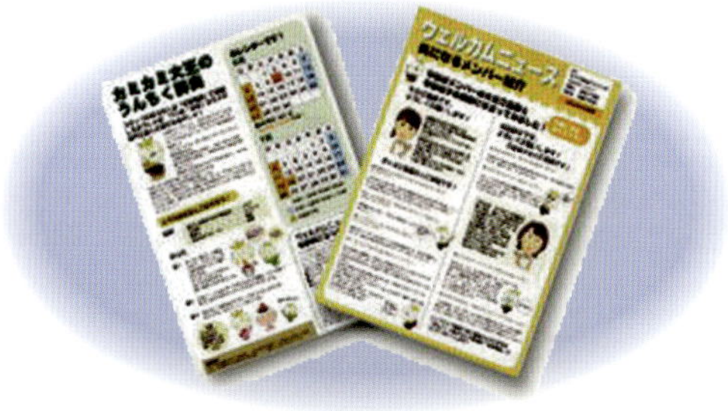

Clinic Data

ヨリタ歯科クリニック Yorita Dental Office
院　長：寄田 幸司 先生
スタッフ数：Dr.4名・歯科衛生士6名・助手3名
ユニット数：8units
大阪府東大阪市

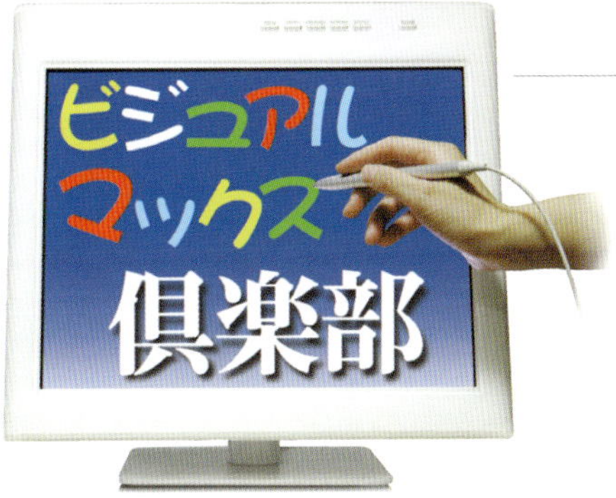

0410si

制作・発行 メディア株式会社
〒113-0033 東京都文京区本郷2-15-13
TEL. 03-5684-2510(代表)

患者さんに喜ばれすぐ心をつかめる診療の楽しさを実感しています。

新中野歯科クリニックでは、患者さんへのサービスを目的に、2003年8月にVisual MAXを導入。それ以後、何が変わり、どんなことが見えてきたのかをお伺いしました。
東京副都心・新宿の西に隣接した中野区新中野。東京山の手の入り口に位置し、新宿から地続きの活気がある生活圏で、住民も多種多彩。
この街で、ご主人の八田直晃院長とお二人で新中野歯科クリニックを開業され「Visual MAXなしでの患者さんとのコミュニケーションはもう考えられません」とおっしゃるのは八田美香子先生です。

東京都中野区 新中野歯科クリニック 八田直晃 院長／八田美香子 先生

導入の目的は「患者サービス」導入の決め手は「使いやすさ」(直晃院長)

Visual MAXの導入は、患者さんに喜んでいただければという気持ちからの、患者さんへのサービスが第一の理由。わかりやすい診療スタイルになるだろうなという期待は最初からありました。もう一つ、口腔内CCDカメラやデジタルカメラを利用して、「画像」を診療に生かしたいと思っていたんです。

そこで、大学時代の同級生の勧めもあり、メディアさんにVisual MAXのデモンストレーションをお願いしました。これがすごく使いやすくて、画像管理もしやすい。プリントアウトも簡単で治療計画書は患者さんにもわかりやすい。技工ラボへの指示書にもプリントアウトした写真を添付できる。そして何よりVisual MAXは、ペンで簡単に画像に書き込める。そこで導入を即断しました。

コンピュータ嫌いの私にも使える！患者さんはビックリ、そして楽しそう(美香子先生)

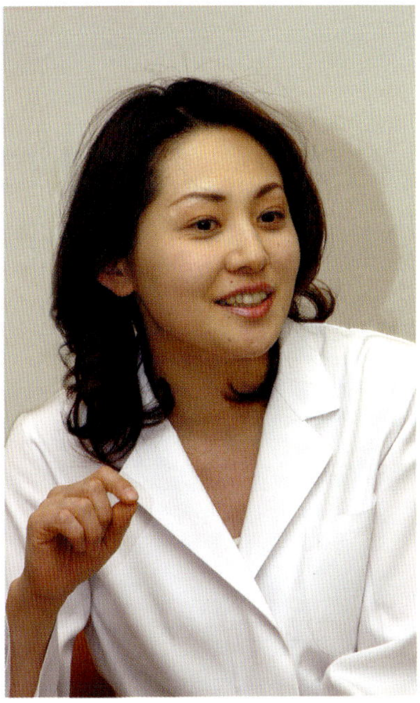

私の場合、電子カルテ以外では、パソコンやITはインターネットをちょっとやる程度でした。Visual MAXは見るのも触るのも初めて。最初はすごく抵抗感がありました。ところが使い出したら、使い勝手がいい。こんな私でも使える！すごい！楽しい！…豹変しました(笑)。

特にいいのは、ペンタッチですべてこなせることですね。電子カ

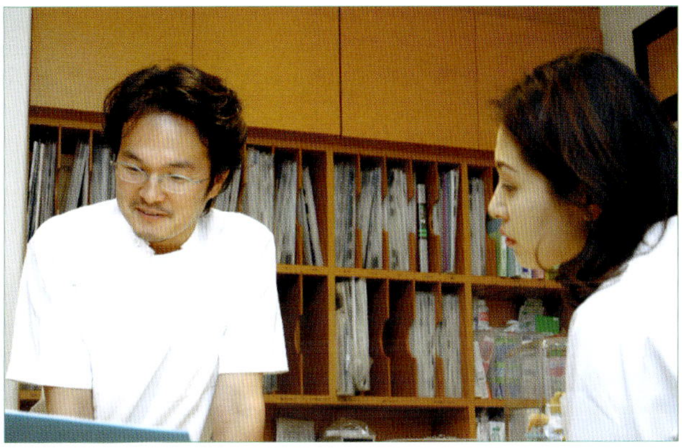

ルテと連動して使えるのもとてもいいです。患者さんは、歯が痛くても自分ではそこを見ることができません。鏡を使っても限界があります。それをVisual MAXで見せると、「エッ、こんなになってるの!」と飛びついてくる。一目瞭然ですから。口で伝えても、もので見せてもわかりにくかったことが、写真を撮り、すぐに画面に出し、さらにその場でその画像にペンでマーキングや書き込みをして説明すると非常に簡単に理解してもらえる。それが素晴らしいです。書き込めるのはVisual MAXの非常にいいところです。この近くではまだ導入している歯科医院が少ないせいか、患者さんはビックリします。

少子化時代の必須システムです

子供の場合、写真を撮って画像で見せて顔に落書きなんかしてやるとワァーと喜び、診療がぐっとスムーズになります。「落書き」はとくに効くんです(笑)

この少子化時代、お母さんはお子さんに思い入れが深い分、興味も不安も強く持っています。それが、お子さんの口の中を撮影して見せるととてもよく理解していただけます。特に、お母さんが同行できずお子さんだけで来院した場合でも、あとで「この間はこの治療をしたんですよ」とパッパッパッと説明できます。以前ならお母さんは不安いっぱいの顔をしていましたが、Visual MAXのおかげで時差があっても診療内容を正確に認識していただけるようになりました。

裏面に続く⇒

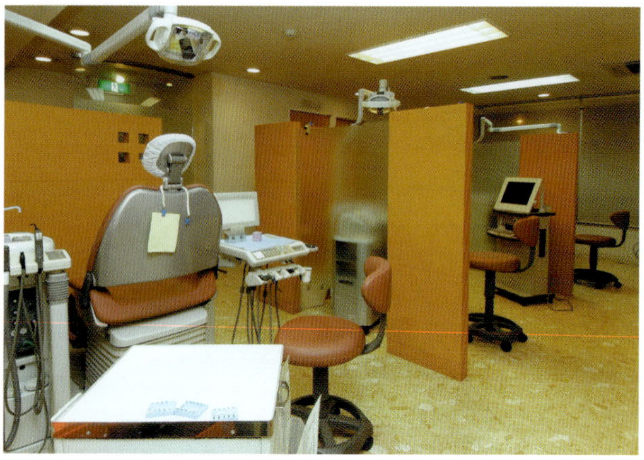

今まで不可能だったこうしたコミュニケーションが可能となり、「ここは患者本位に考えてくれている診療所」という評価をいただき、それが他のお母さん方にすぐに口コミで伝わり、紹介患者さんも増えてきています。Visual MAXは少子化時代の必須システムですね」。

発見!! 耳のご不自由な方や外国人の方にも大変効果的なVisual Max

ほかにもVisual MAXで気づいたことがあります。それは、耳のご不自由な方、日本語が通じにくい外国人の方の診療にもVisual MAXが大変効果的だということです。これまでコミュニケーションをとるのが大変難しいとされてきた患者さんに対して、Visual MAXが声や言葉の壁を越えて仲立ちしてくれるバリアフリーシステムになるなんて、導入して初めてわかった発見でした。

もどかしさがなくなりコミュニケーションが楽になった

Visual MAXは患者さんを喜ばせ、すぐ心をつかみます。いやがった患者さんは今までいません。「言った」「言わなかった」ということがなくなり、患者さん本位の情報を伝えてくれ、患者さん本位の診療が行われているなと実感していただけていると思います。しかも「面白い」「楽しい」から、院内も活気立ちます。

私にとっては患者さんとのコミュニケーションが深まったという実感が何よりです。非常に診療がしやすくなりました。患者さんとのコミュニケーションから、これまでもどかしく感じられていたことがなくなり、とても楽になりました。パソコンに苦労していた私でもこんなに簡単に楽しく使える、二重丸のシステムです。私が楽しそうなのを見て、歯科衛生士さんも興味を持ってVisual MAXを使い始めています。

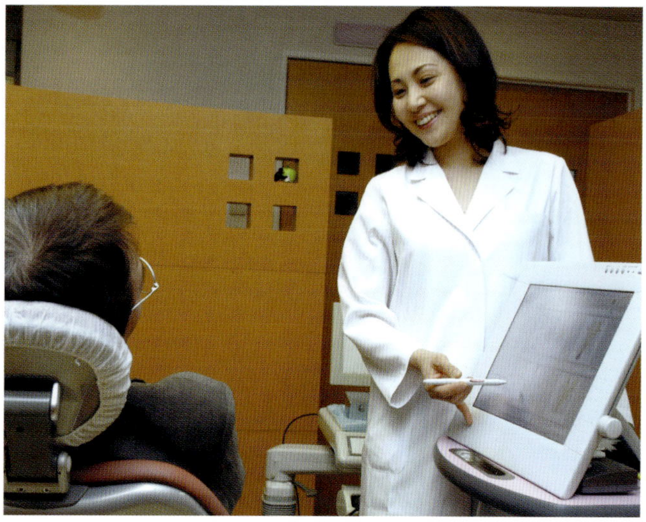

Visual Max のここを実感!!

- 言葉に頼らないコミュニケーションが図れる
- 診療を確認しながら受けられるという安心感を患者さんが持つ
- 患者さんが大変興味を持ち、治療意識を高める
- 診療のクオリティの証明になる
- 患者さん本位の診療をしていますという証明になる
- 患者さんにわかりやすい診療をしていますという証明になる
- 予防指導にも顕著な効果がある

次は全ユニットに配備すること（直晃先生）

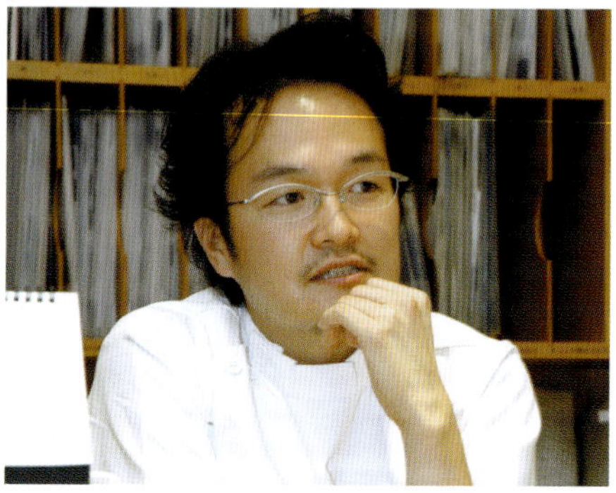

昨年導入して現在感じていること。まだ1台しか導入していないので、本当は全部のチェアサイドに備えないと本来の効果が出ないのではないかなというのが正直な気持ちです。1台を移動させるのはやはり面倒ですから。第一の目的であった、患者サービス、患者さんに喜んでいただくということでは、導入の成果は上々ですね。患者さんの反応がとても前向きになってきました。データは取っていませんが、明らかに口コミによる患者さんも増えています。現在、すべてのユニットにVisual MAXを配置することを計画中です。

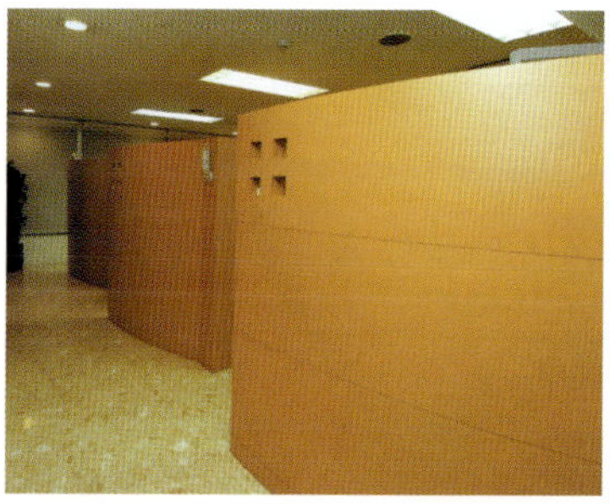

Clinic Data

新中野歯科クリニック　Shin nakano Dental Clinic
院　　長：八田 直晃 先生
ドクター：八田 美香子 先生
スタッフ数：Dr.2名・歯科衛生士3名
ユニット数：3units
導入システム：電子カルテシステム、ビジュアルマックス
東京都中野区

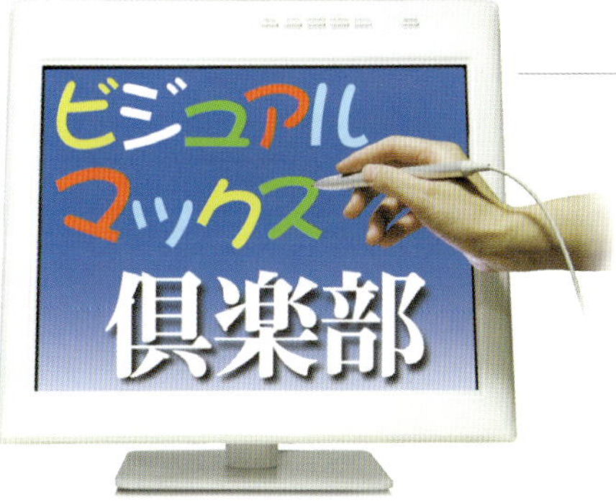

0410iz

患者さんもスタッフも前向きになる「共感のキャッチボール」

四季折々、雄大な立山連峰を眺望できる富山市。
ここで開業されている泉歯科医院を初めて訪れた患者さんは、
まず受付に設置された端末で初歩的なQ&Aを体験します。
受付は単なる待つだけの場所ではなく、患者さんの興味を惹きつけ、
同時に自然とインフォームドコンセントがスタートするコーナーになっています。
そして患者さんはチェアに招かれると、30分間、スタッフからさまざまな画像を
駆使した初診時の診療説明を受けます。

制作・発行 メディア株式会社
〒113-0033 東京都文京区本郷2-15-13
TEL. 03-5684-2510(代表)

富山県富山市　泉歯科医院　泉 照雄 院長

10年経っても陳腐化しない院内インフラづくりをめざして

泉歯科では2004年にITインフラの整備を実行。そのKEYツールとして、院内LAN を介して7台の各チェアサイドと別棟の技工所にビジュアルマックスを配備。これにCCDカメラ、デジタルカメラ、デジタルX線装置、位相差顕微鏡、DVD/HDD録画再生装置、電子カルテシステムをリンクし、そのすべての画像をビジュアルマックスのモニターに映し出せる患者モチベーションシステムを構築しました。これによって、<入力→参照→提供>という流れで、すべてのスタッフが瞬時にあらゆる情報の管理ができる環境が整っています。この充実を極めたシステムを駆使して、初診時の診療説明は以下の手順で進められます。

泉歯科の初診患者の説明手順（所要時間30分）

■CCDカメラを使ったフルマウスチェック：CCDカメラで口腔内を撮りながらそのムービー映像をビジュアルマックスのモニターに映し出す。ポイントになる画面はキャプチャリング（静止画像化）してどんどん保存。本当に見せたい部位、残したい画像はデジカメで撮影して取り込む。

■痛くない小さなカリエスや動揺歯などもモニターに映し出す。

■プラークを採取して位相差顕微鏡にセット、病原菌の動く様子をモニターに映し出す。

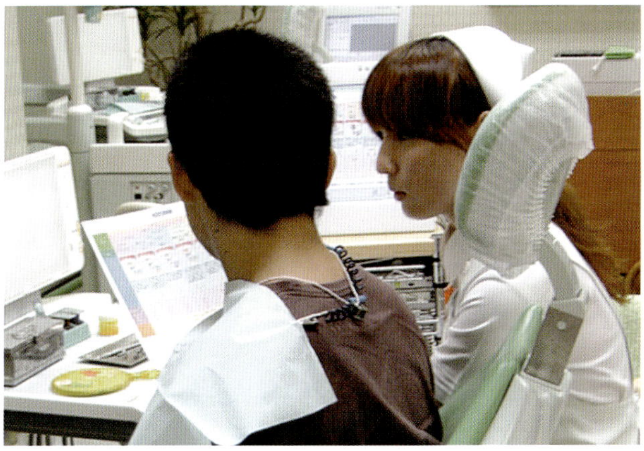

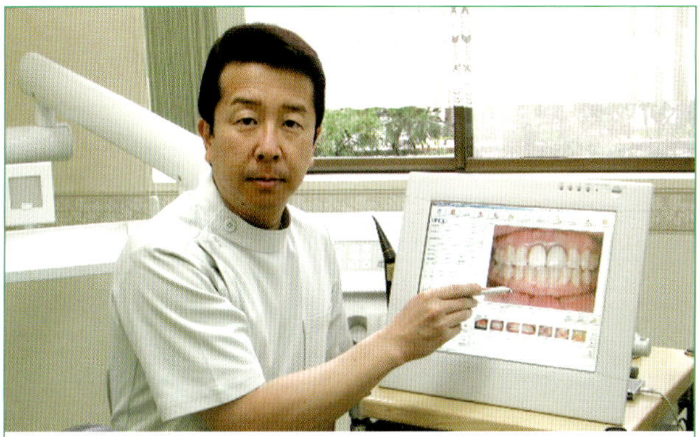

大きな視野に立って院内インフラを整備した泉院長。全チェアサイドに、ビジュアルマックス、CCDカメラ、DVD/HDDシステム、プリンタなど一式を搭載したラックを配備

■「ここを治療します」とペンでマーク、隣接面もしっかり見せる。

■画面で見せ、説明を終えたら、重要な画像をプリントアウトして治療計画書とともに渡す。

「この30分の説明で患者さんは他の医院に行かなくなります（笑）。と言うより、これぐらいモチベーションしないと歯科医療というものに患者さんは興味を持ってくれないというのが私の実感です」と、泉院長。

機能から見たビジュアルマックスの威力

以前から診療説明にCCDカメラを利用していた泉院長は、ビジュアルマックスを見て現在の院内ネットワークシステムの構築を決断したそうです。実際に使ってみて、機能面で感じた大きな満足は、

(1)デジカメで撮影した画像をすぐ入力→表示ができる
(2)ペンで書き込みができる
(3)すぐプリントアウトできる
(4)パソコンを使ったことがないスタッフでもすぐ扱える
(5)画像を大きく表示できCCDのモニターより数倍コミュニケーション能力が上がる
(6)1時間かかっていた説明が15分で終わる…などなど。

裏面に続く⇒

「デジカメが簡単なのではなく、ビジュアルマックスだと簡単に扱える。ここがポイントです。さらに、ビジュアルマックスの大きなモニターで見せる動画の威力。動揺歯をピンセットで把持してCCDで撮れば、カリエスもなく、痛くもないのに、何本もの歯がグラグラする様子が一目瞭然。位相差顕微鏡でプラークを覗いた画像を映せばバクテリアがビッシリとうごめく。患者さんはビックリ。自分の口の中を実況中継で見せられて、歯周病に対する認識が目覚めるんです!」。

共感のキャッチボールから「料金ではなく価値」が伝わる

しかし泉院長は、ビジュアルマックスの本当の威力は、機能を超えてもたらす効果の大きさにあると言います。

「うちには11人のスタッフがいますが、しゃべるのが不得手なスタッフもいる。でも画像には嘘がない。その1枚の画像からいろいろな話ができるのです。中でも衛生士は、患者さんの立場からと歯科医院の立場からの両方から、非常にシビアな治療計画作りをします。その現場でビジュアルマックスが特に素晴らしいのは、『共感のキャッチボール』を生みだすこと。患者さんが前向きになる瞬間、スタッフが前向きになる瞬間を、それぞれ作り出してくれるんです。患者さんの表情やリアクションは本当に楽しい。患者さんが治療方針に納得し、その治療を本当に喜ぶ姿を確認できる。ビジュアルマックスはその環境を作ってくれるんです」

ビジュアルマックス導入以後、泉歯科は治療中心主義から予防中心診療へと変化しつつ、来院患者の増加・初診料の増加・月間点数の増加・自費治療料の月間ベースの増額を記録しています。この数字の伸びを、「料金ではなく価値」を説明するのに、ビジュアルマックスの効果がいかに大きいかを示すものと泉院長は分析しています。

新患はもう望めない まず「共に学び共に成長する」ことこそ

泉院長は“顧客維持型マーケティング”ということを強く意識しています。「新患の開発、掘り起こしは必要ですが、既存の患者さんから学習するという関係の中で、患者さんと歯科医院の双方が成長していく。その過程の中から、より付加価値に富んだ治療技術やサービスが開発される、その段階で新たな患者の開拓を推進するということです。それは新患はもう望めないからです」

患者さんとクリニックが「共に学び共に成長する」ために泉院

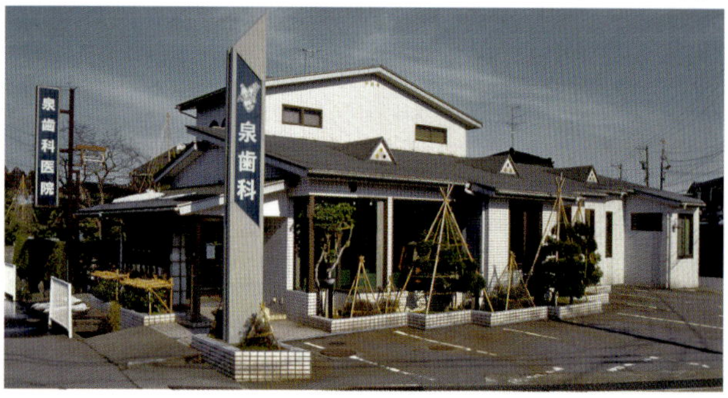

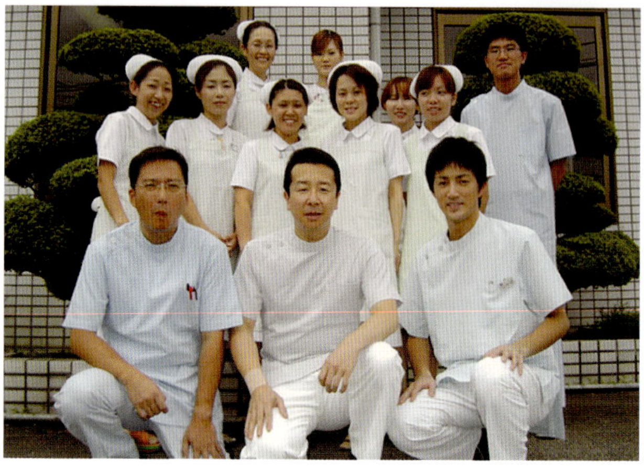

長は2つのツールを重視しています。1つはビジュアルマックスをコアとする患者モチベーションシステム。もう1つは、患者さんの声を知るためのアンケートの徹底です。

「アンケートは何度でも取れば、患者さんのより具体的で細かな声が見えてきます。“予約時間が守られない”“トイレのスリッパが汚い!”“待合室にはこんな雑誌を入れて欲しい”とか(笑)。役に立つのはマイナスの意見。できることはすぐ対応することです」。その対応が、「ここは自分の些細な意見も聞いてくれる」という気持ちを患者さんに育む。そこから新たな口コミが生まれる…。「来院患者さんの声は、歯科医院自身を成長させるかけがえのない財産でもあるんです」。

泉院長の分析「口コミを生む5つのポイント」

- 満足が口コミを生み出すのではない
- 満足を超えた時、予想外の嬉しいことに遭遇した時
- 満足を超えるのは感動(患者さえ気づいていない期待感)
- やっぱり来て良かった、やって良かった、という再認識
- 良さを伝えるツール、情報の伝達法

歯科医療は素晴らしいサービス業である

「歯科医院は情報供給面で、これまで患者さんに対して何もおこなってきませんでした。でも、今後の努力次第では限りない可能性があると思います。歯科医療というのは人の抱える問題を解決しようとする働きであり、人の期待に応えようとする真剣な活動です。言うなれば、“医療こそ最高のサービス業”なんです。

私は、今後に向けてとりあえず自院での需要拡大をめざしています。そのために必要なことは“新しい価値の創造”。そして重要なことは、患者さん自身も気づいていない潜在的な期待感に応える“何か”、患者さんがまた来院したくなるような“何か”を掘り起こすこと。ビジュアルマックスの導入はそのチャレンジを示すものでもあるんですよ。それと近い将来、絶対カルテ開示をしようと思っています。電子カルテとビジュアルマックスのコラボレーションで、患者さんにもわかりやすいカルテを作る。これも大きな楽しみです」。

Clinic Data

泉歯科医院　Izumi Dental Office
院　　　長:泉 照雄 先生
スタッフ数:Dr.2名・歯科衛生士4名・助手5名
ユニット数:4units
導入システム:電子カルテシステム、ビジュアルマックス
富山県富山市

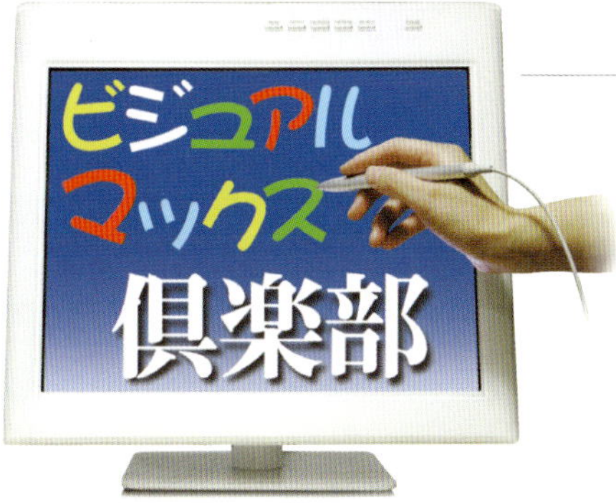

0502is

全ユニット対応でスタートして4カ月。ビジュアルマックスで一変したこと。

いさはい歯科医院が、JR高崎駅から車で15分ほどの郊外に開院したのは平成3年4月。
10年ほど前に予防歯科へシフトし、多くの患者さんから支持されて2度にわたる
規模拡大を経たものの、それでも手狭になって分院の開設を決断。
そうして2004年8月、JR高崎駅前のホテル1階に
いさはい歯科医院「高崎駅前オフィス/高崎インプラント・矯正センター」をオープン。
今回は、全ユニットにビジュアルマックスを配備した、その効果を検証していただきました。

制作・発行 メディア株式会社
〒113-0033 東京都文京区本郷2-15-13
TEL. 03-5684-2510(代表)

群馬県高崎市　医療法人尚歯会　いさはい歯科医院
砂盃清 理事長／砂盃亨子 院長

地方都市で都市型クリニックにチャレンジ

院内に一歩踏み入れると、明るく、やわらかく、モダンで知的…ボルボ車のスカンジナビアデザインのようなインテリアの雰囲気に、気分がすっとリラックスします。

理事長：地方都市でどれだけ都市型歯科クリニックがモチベーションするか。分院の開設にはそんなチャレンジ心もありましたね。

院長：院内のデザインはデザイナーが頑張ってくださって。ガラスを多用して、個室化しても閉塞感のない雰囲気にしてくれましたし。驚いたのは「電子カルテ+ビジュアルマックスの全ユニット配備+デジタルレントゲン」とフルデジタル化したのに、魔法のようにケーブルがまったく見えないように処理してくれたんです。

理事長：それに有線LANの安定度は抜群ですね。

ビジュアルマックスの導入は他の先生方の体験談を知って決断

画像の本格的活用を考えるにあたり、デジタルレントゲンシステムの画像マネジメントシステムで組むか、それともコミュニケーション機能型のビジュアルマックスにするかで、お二人は大変悩まれました。実は10年前から電子カルテを導入していた本院で、4年前に1台のビジュアルマックスを導入。1日の来院患者さんが120人程度、ユニットが12台に増設された時期です。

理事長：矯正や審美で記録として撮ってきたスライドが膨大になってきたからデジタル化できる画像管理を行おうと思ったのです。

院長：決定理由は、電子カルテとリンクすれば、受付での患者登録が1回で済むから。連動できなければ患者登録が2回必要。これに画像管理が加わると結構な労力を割かなければならないですから。入れてみて、画像管理でも、デジカメのサーバー機としてもとても満足しました。スライド時代と違ってフィルム代も現像代もかからなくなりましたし（笑）。

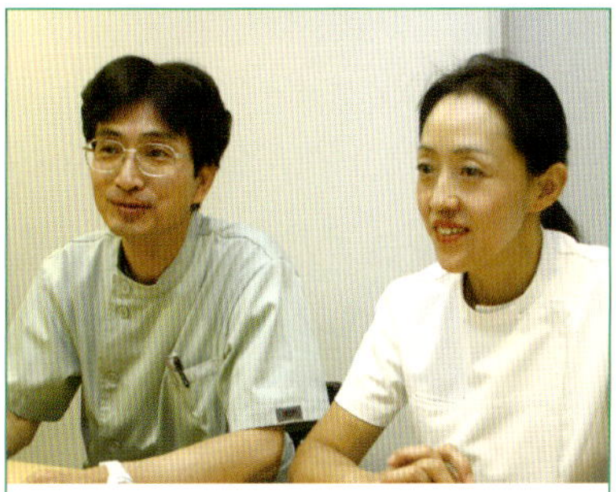
「代々歯科医という家系ではないので、何でもチャレンジしてしまう」と砂盃清理事長／亨子院長

理事長：当時はそれでもう大満足。患者さんへのコンサルティングツールに活用するという意識はほとんどなかったから。だからコミュニケーション機能型と言われてもピンと来なかった。ところが、ユーザーの先生方の体験談を紹介してもらったり、実際にお話を伺って、目からウロコ。これは絶対にイケると確信して、分院では全ユニット配置を決断したんです。

予防歯科を自覚的に進めると大規模化は避けられない

理事長：患者さんが本当に自分の口腔内をより良い状態に保とうとしたら、予防歯科的な介入がなければ絶対無理。う蝕も歯周病も細菌感染が原因であることが分かっている。その細菌層も菌がないところでどんどん悪化して菌が増える偏性嫌気性菌で、3カ月間メンテナンスできないと歯肉を悪化し、骨を溶かしていく。だから3カ月に1度はデブライドメンドが必要になる。予防歯科を表明するにはそれがやれるかどうかが出発点です。つきつめていけば患者さんのリスク管理の問題。まずサリバテストを行い、ミュータンス菌がその人にどれぐらい関与しているか診査する。歯周ポケットが4mmを超えれば明らかに歯周病。それは3カ月に1度ぐらいデブライドメンドをしなければ治らない。そこまでやって初めて「予防」と言えるわけです。

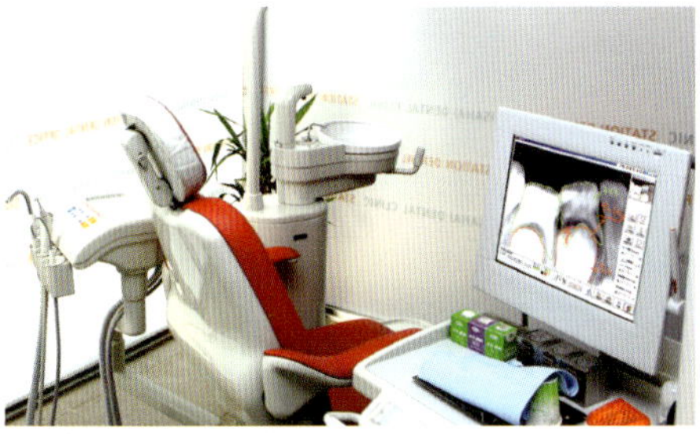
個室化が図られた診療室のすべてのユニットにビジュアルマックスを配備

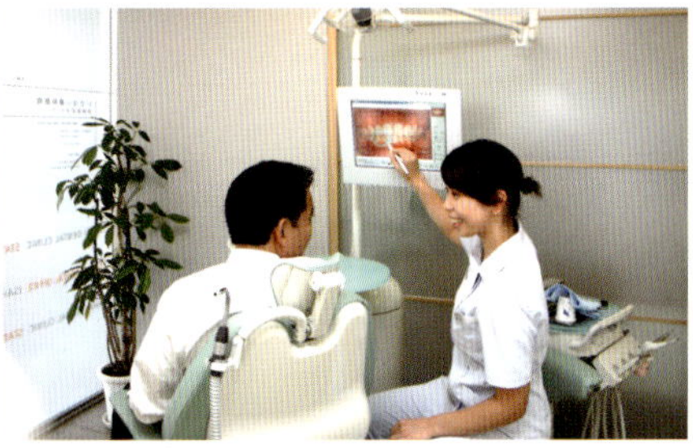
メンテナンス専用のユニットを配備したケアルーム

院長：リスクは患者さん個々で違う。部位によっても、進行状況でも違います。いかに早期発見してリスクの除去をするかはドクターの腕にかかってくる。それをふまえてアプローチできるかどうかが問題なんです。

理事長：ここでビジュアルマックスがすごくからむ。特に歯周病は、炎症を持っていても患者さんは自覚しない。「ちょっと出

裏面に続く⇒

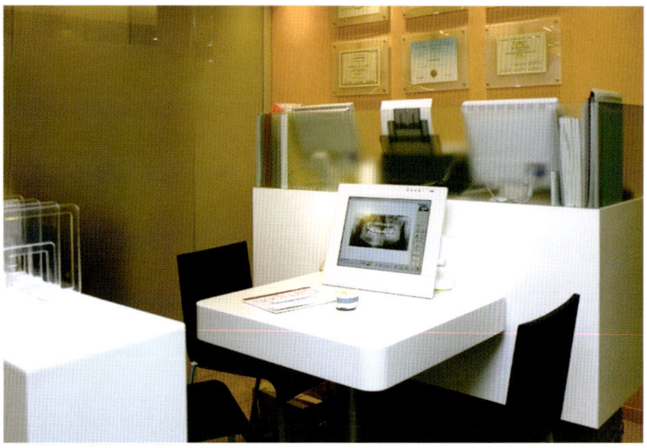

カウンセリングコーナーにもビジュアルマックス

血するかな、体調が悪い時や風邪気味の時ちょっと疼くかな…」という程度で。それを初診で写真を撮り、歯肉のブラッシングを実行すれば、2週目、3週目と写真を比べていくと症状の変化が分かる。患者さんも自分の写真を見て自覚するんです。また、予防はコンサルティングが重要で、さらに自覚的に予防歯科を進めると、大規模化は避けられない。4カ月使ってみて、その両面でビジュアルマックスはものすごく有効なことがわかりました。

ビジュアルマックスって本当にいい!!

理事長:ビジュアルマックスの良さは実際に使ってみないと分からない。また1台では分からない。本当のすごさはユニットサイドで使ってこそ実感できる。

院長:ビジュアルマックスの良いところは今撮ったばかりの写真やレントゲンをディスプレイに大写しできること。これには患者さんもビックリ。望んでもできなかったことができるようになって、モチベーションのスタートから次元が全く変わりました。

院長:ミラーやCCDカメラとは納得度が段違い。ディスプレイに画像を開いておくだけで患者さんは気づく。ミラーでは「後ろの方も治療しましょうね」と言っても患者さんの自覚を促せなかった。それが患者さんのほうから「ここも治さなくちゃいけないんですよね」と前向きになる。その流れの中でその場で「かかりつけ歯科初診」の書類を印刷できる。自分の画像が付いているから皆さん大事に持ち帰る。患者さんにもビジュアルマックスにも感謝したくなる瞬間(笑)。プラスチックのスタディモデルで説明しても、患者さんは動かない。自分の写真だから患者さんは動くんです。

理事長:術前・術後の写真2枚並べて表示すると、言葉などなくてもそれだけで患者さんは驚き納得する。審美ではなおさら。診断した症状を文章でカルテに書こうとすれば、「この歯はこういう向きでどのくらい傾いていて、歯肉はピンクより若干赤く…」とやっていくと10枚でも足りなくなる。写真は1枚でデータとして凝縮されている。微妙な変化も2枚並べれば分かる。こうしたことが、「時間」という経済的な効果をもたらしてくれるだけでなく、診療そのものを本質的にすごくラクにしてくれる。

理事長:これからの歯科医療では、平均化ではなく"One and Only"、個々の治療計画が必要。その実践にビジュアルマックスは非常に有効だと思う。

院長:衛生士なりに気づいたことをプラスαで色々説明するというスタイルが出てきました。説明されると患者さんも気になるから、やりとりが生まれる。患者さんだけでなく、衛生士をサポートするというパワーもすごくある。

理事長:予防歯科では衛生士が診療チームの主役に躍り出る。予防歯科ではメンテナンスが非常に重要。彼女たちが、自分たちが主役なんだという自覚をつかむきっかけづくりに、非常に役立っていると思う。

私たちはすっかりビジュアルマックス・ピープルです

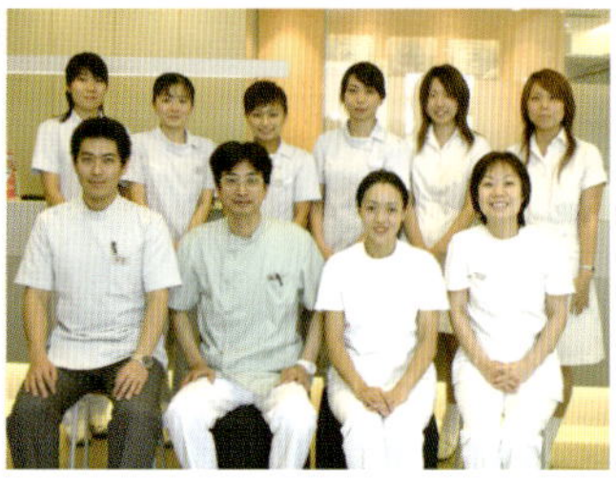

- 非常に扱いやすい。悩みなく使える。(スタッフ全員)
- 患者さんの実感の度合いがまるで違う。(スタッフ全員)
- 患者さんが初めて見る拡大画像の迫力。理解も納得度も全然違います。(スタッフ全員)
- 自分の口の中が大写しされるから患者さんは驚き、興味も持つ。意識がとても前向きになる。(湯浅DH)
- 歯ブラシをしない患者さんにはバーンと大写し! これで説明にも納得してくれます(笑)。(今井DH)
- ミラーだと見せたい部位を探すだけでも時間がかかりストレスになった。あの苦労は何だったんでしょう。(中澤DH)
- 大きく写して、ペンでマークする。患者さんの目がものすごく真剣になる。(戸川DH)
- お待たせしている時、じーっと画像を見ている患者さんが多い。興味を持ち、質問もくる。会話も弾んできます。(川田Dr.)
- 治療を行う道具ではないけれど、ワンランクレベルアップしたモチベーションを行うのに最適のツール。(岡田Dr.)
- ドクターは治療の説明と確認。衛生士は経過観察、成果の説明モチベーションに上手く使っている。(岡田Dr.)
- 患者さんの気持ちをつかんで伝える。コミュニケーションのスキルを上達させる力がビジュアルマックスにはある。(岡田Dr.)

院長:本当に衛生士の動きが良くなった。患者さんとのやりとりが実に楽しそう。そういう関係から患者さんが活性化するのは医師として一番望むところです。

理事長:勤務医を挟んでの症例検討でも、カルテを持ってくるよりも、口腔内写真とレントゲン写真だけでやりとりができ、認識の一致も相互理解も早い。現場での診療のしやすさも全然違う。医療としての本来的な水準を持っていれば、ビジュアルマックスは本当にさまざま活用できそう。付加価値を加える強力なパワーを持っている。

理事長:デジカメとビジュアルマックスによって、衛生士のストレスが小さくなった。気持ちが弾んでいる。これもビジュアルマックスの大変な効用です。

歯科医療を真剣に考えれば考えるほど心強いツールになってくれる

理事長:「医院の差別化」という言葉は嫌いですが、隣にないものがあるだけでも患者さんが感じるものは全然違うと思う。患者さんが真に満足を感じる医療サービスを行って、結果としてそれが経営効果になってくれればいい。まず、現場で患者さんに歯科医としてどんな医療提供をするかを真剣に考える。すべてはそこから。そのときのツールとしてビジュアルマックスは非常に心強い味方になってくれる。そこがいいんです。妻と二人、ユニット4台で始めた医院が、現在では本院・分院合わせて17台。これは意図した結果というより、患者さんの予防への理解がドライブした必然の流れ。それがスムーズに動き出したのは、電子カルテやビジュアルマックスなどIT化が業務もサービスも一変させたからですね。

Clinic Data

医療法人尚歯会　いさはい歯科医院　Isahai Dental Office

理事長:砂盃清先生(本院)/院長:砂盃亨子先生(分院)

いさはい歯科医院高崎駅前オフィス

　スタッフ数:Dr.3名・歯科衛生士4名・事務スタッフ2名・歯科技工士1名

　ユニット数:5units(うちケア専用2units)

本院(高崎市京目町)

　スタッフ数:Dr.5名・歯科衛生士11名・事務スタッフ5名・歯科技工士3名

導入システム:電子カルテシステム、ビジュアルマックス

群馬県高崎市

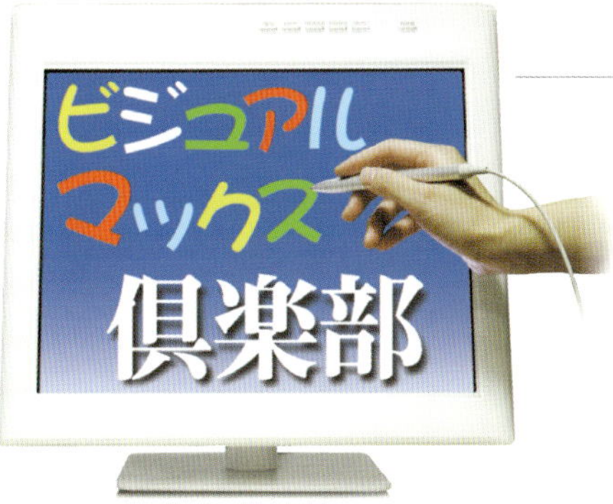

0502si

デジタル化抜きには考えられない「長期管理型歯科医療」の実践

愛知県岡崎市。JR岡崎駅前のシバタ歯科本院に柴田雅志院長(医療法人 清雅会 理事長)をお訪ねしました。シバタ歯科は、本院に小児歯科センターと訪問歯科事業部を併設するほか、愛知県内に3つの分院とNPO法人でデイサービスセンターも運営。
グループ全体で月刊レセプト6000枚を優に超える診療に対応するとともに、
規模・設備・教育研修を生かして「長期管理型歯科医療」をダイナミックに進めています。

制作・発行 メディア株式会社
〒113-0033 東京都文京区本郷2-15-13
TEL. 03-5684-2510(代表)

愛知県岡崎市 医療法人 清雅会 シバタ歯科 柴田 雅志 院長

自分にやって欲しい医療を患者様にも提供したいから

柴田院長は名古屋市立大学にて口腔外科を学び、学位取得後、お父上が開業していた現在地で本格的に臨床をスタート。しかもその当時からずっと長期管理型歯科医療をやろうと心に決めていたそうです。

「私は歯科医療が大好きです。そして自分にやって欲しい医療を患者様にも提供したい。これまでの道程はそれに尽きます。気持ちの底にあったのは“虫歯を治すついでに歯石でもとっておきましょうか”という歯科医療からの脱却です。

う蝕と歯周病はまったく別の疾患で治療の方法も違う。そうした歯科医療ではなく、本当に患者様のためになり、科学的にも根拠のある歯科医療を実践したい。それをベースにすべての診療室を長期管理型に移行していけば、患者様を一生診て差し上げられる。それをめざしているんです」。

スタッフ教育からビジュアルマックスを重用

「長期管理型歯科医療は患者様が必ず増えます。定期的にメンテナンスする医療だからです。増えるから、設備の増設、スタッフの増員は一貫したテーマになります。うちが特に注力しているのはスタッフ教育と院内インフラのデジタル化です」

臨床医にとって、患者様にわかりやすく論理的に説明する技術は非常に大切です。そこでスタッフ教育ではビジュアルマックスを用いた模擬問診が非常に重視されています。ポイントは『具体的で本質的な質問をするトレーニング』『自分が聞きたくて相手が答えたい(聞いて欲しい)質問を組み立てるトレーニング』の徹底。狙いは「ストライクゾーンに投げる質問力をつけること。的確な質問能力がつけば、患者様とのコミュニケーションがスムーズになります。言葉は“具体的”“わかりやすく”が鉄則。

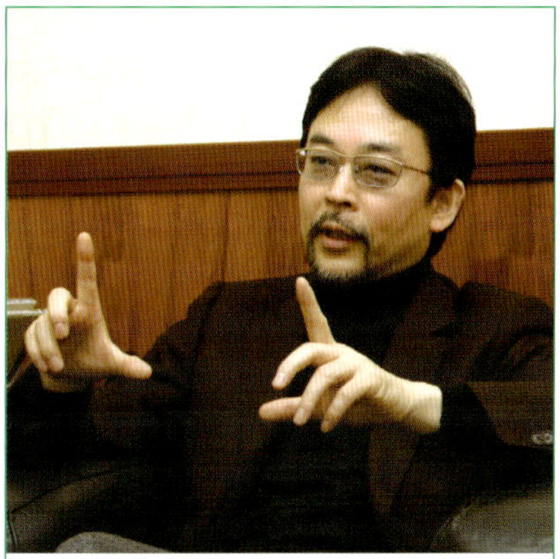
シバタ歯科院長:柴田雅志先生

さらに、初診時に対人力(接遇技術)の個人差によって診療のクオリティにばらつきが出ないよう種々のシチュエーションを想定したチームプレーのトレーニングも重視されています。

規格化・標準化が迷いをなくしクオリティを高める

デジカメ写真の撮り方は標準化されています。「いつも同じアングルで撮影し、画像品質を均質化する。それをやってはじめてデータとしての効果と信頼性が出るからです。初診時の基本は、上顎・下顎・正面・両測の5枚法で撮影。それをビジュアルマックスに映し出し、その説明をしたことを記録に残す。実施した処置はつねにA4用紙1枚に写真を取り込みコメント付きでデータとして残し、必ず患者様にもプリントして渡すことを標準化。さらにデジタルパノラマも、ビジュアルマックス上で処理して説明した後、プリントアウトして差し上げています。つまりうちの診療システムは、ビジュアルマックスがないともはや何も始まらないわけです(笑)」

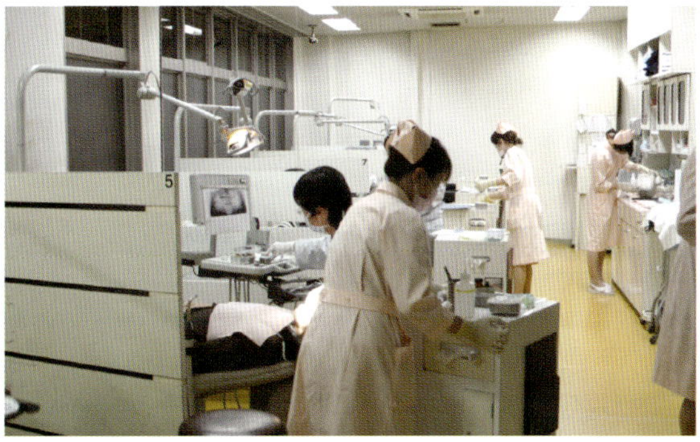
1年365日年中無休。1日来院患者数200～300人、新患が50人以上のことも。ここは1階の中央診療室。

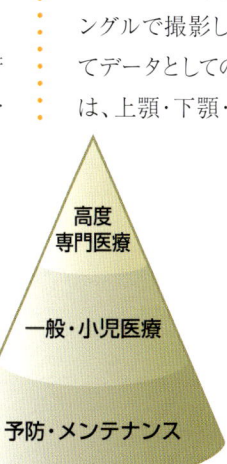

シバタ歯科が進める長期管理型歯科医療のコンストラクション

裏面に続く⇒

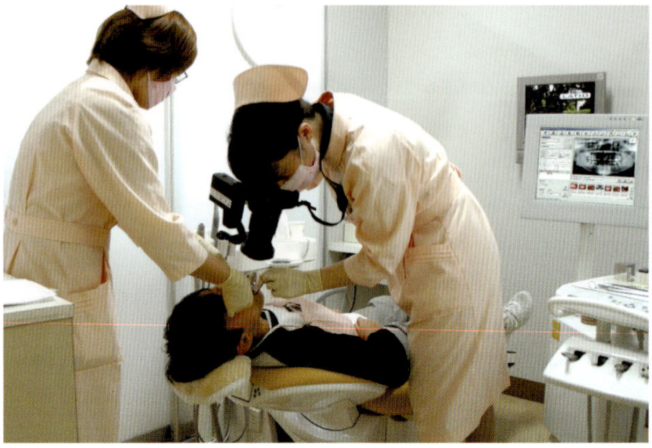

ビジュアルマックスがないと診療がスタートしないよう標準化されているシバタ歯科の診療システム。カメラは画角を正確に掴みやすいデジタル一眼レフを使用。助手がサポートできない場合は、患者様に協力していただいて撮影する方法もマニュアル化。
歯科衛生士さんと患者様との心弾むコミュニケーションが院内を活性化している。

かかりつけ歯科初診料が94点ですが、患者様の資料、医院のリーフレット、封筒など、すべてのコストが100円弱です。実は経済効果もバカになりません。

患者様と医療チームの関係をものすごく変えられるビジュアルマックス

目を見て目上の人と話せる人は稀です。しかし患者コミュニケーションのポイントは、“患者様の目を見て話す”が出発点。そこに永遠の難しさがありました。ところがこの難問にビジュアルマックスは、考えてもいなかったコミュニケーション形態を生み出すことを柴田先生は発見しました。

「ビジュアルマックスにはどんな患者様の目も釘付けになる。その目を見ながら話せるということ。目は画面に集中したまま、患者様は話も真剣に聞く。だから患者様との接し方が非常にラクになる。なんと素晴らしい三角関係（笑）。ビジュアルマックスは患者様と医療チームの関係をものすごく変えられるツールなんですよ」

さらに「ビジュアルマックスはスタッフの気持ちも掴みました。患者様を驚かせ、治療意欲を高めるパワー。より良い情報、より多くの情報を蓄積して、クオリティの高い診療を進められること。それが実感できますから」

また、本院2階の個室のケアルームでは担当衛生士制で定期的なメンテナンスを行っていますが、現在月に1000人以上の患者様が来院されます。さらに増加の一途をたどっているため、施設不足、衛生士不足に悩んでいます。

デジタルは病院運営の動脈に血液を送り込んでくれる

シバタ歯科では電子カルテシステムは病院システムの根幹として1992年から導入。ビジュアルマックスは、2年前から導入しました。一番新しい診療所で、2003年に豊田市に開院された『スタジアムデンタルクリニック』は7台の全ユニットにビジュアルマックスを配し、電子カルテシステムとデジタルX線装置とリンクしたフルデジタル化を構築しています。

「デジタル化は差別化という意味でやっているわけではありません。それは必須だから。われわれの考えている歯科医療を継続するための必須条件だから。デジタル化はあくまで手段なのです」

「デジタル化で、病院のシステムの根幹となるのは電子カルテシステムです。歯科の場合は頻繁に改正があり、開発に金がかかるしスピードも要求される。メディアはカルテ専業メーカーで母体も大きい。カルテ枚数がいくら増えても対応できる、医院の大規模化にも動じない技術力も対応力もある。そして、“正しいカルテを記載する”という理念から出発しているという決定的な違い。一番信頼がおけて永続性があるシステムだから選択したわけです。またビジュアルマックスは電子カルテとリンクすることで最大かつ最高の効果が得られる最強コンビ。どちらも戦略的ツールというのではなく、インフラそのものとして導入したもの。分院とのネットワークを介し、病院運営の動脈に血液を送り込んでくれるシステムです」。

次元医療をめざす

今後はさらに、日帰りではできなかった外科手術や、訪問診療では対応不能な患者様の集中治療を行う入院施設の新設（3床）、管理型歯科医療プログラムを盛り込んだ臨床研修医教育、勤務医の「学位」「認定医」取得のサポートなど…ビジョンは着々と具現化されていきます。

「長期管理型歯科医療が進めば、残存歯がたくさんある高齢者が増え、硬組織疾患が増えます。その時、訪問先でインプラントを抜去するような処置を訪問診療で行うべきではないし、また行えない処置があります。大学や病院歯科ではキャパがありません。しかしこうした患者様も、入院していただいて集中管理すれば対応できるんです。これからの人口動態を考えれば、このような疾患・疾病が増えてきますが、それに対応した医療機関はありません。それを作ろうと考えたのが「有床化」です。たとえば障害者の方でも、入院すれば何本もの歯も一度に治療することができます」

「個人医院と大学病院の両極が対応できない領域で、歯科医療における2次医療機関をめざしたい。もちろん、それは保健医療をベースとした長期管理型歯科医療の上に成り立つものです。そのために次を託す人材をどんどん育てて、その永続的なサイクルを作って行こうと考えています」。

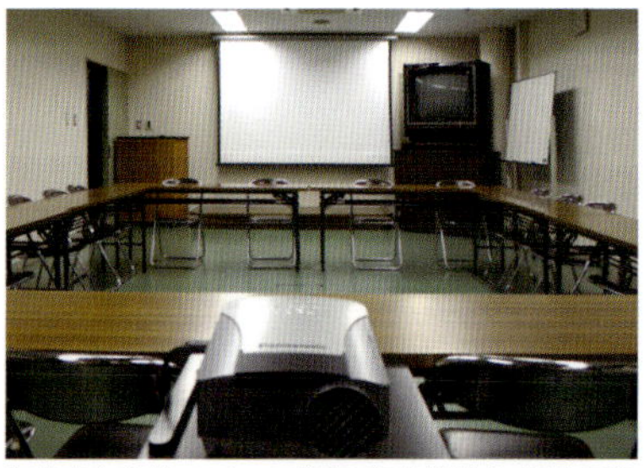

研修室も完備。スタッフ教育、臨床検討会、研修医臨床教育、研究発表、各種講習会などに活用されている

Clinic Data

医療法人 清雅会 シバタ歯科 Shibata Dental Office
院　　　長：柴田 雅志 先生
スタッフ数：Dr.20名・歯科衛生士30名・歯科技工士8名・受付及び歯科助手20名・滅菌消毒託児係6名・事務職員4名
ユニット数：24units
導入システム：電子カルテシステム、ビジュアルマックス
愛知県岡崎市

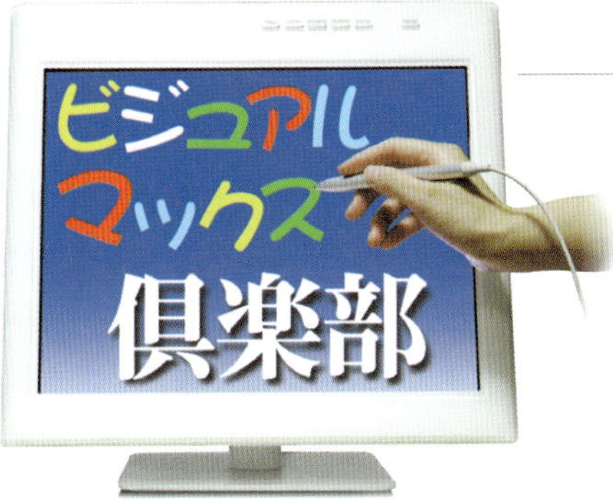

0505em

ビジュアルマックスは深いところで歯科のイメージを変えている

南に富士、北に八ヶ岳、南西方向に南アルプスという絶景に囲まれた山梨県甲斐市。勤務医を経て故郷にて開業して1年半、Mデンタルクリニック松野歯科を運営する松野英幸院長は歯科医院の既成概念を変える創意とともに、ビジュアルマックスを柔軟に駆使。その実態をご披露していただきました。

制作・発行 メディア株式会社
〒113-0033 東京都文京区本郷2-15-13
TEL. 03-5684-2510(代表)

山梨県甲斐市 Mデンタルクリニック松野歯科 松野英幸 院長

歯科医院の既成概念を変えたい

痛くも腫れてもいないのに、患者様が自発的に「歯医者に行こう」という状況になるには、どうしたらいいだろうか? もちろん医療成績を上げていかなければいけませんが、患者様は来院時に歯科医院のイメージをつかむとき、他の医院との比較ではなく、ホテルや銀行などの顧客対応との比較を行います。その意味では歯科医院のライバルはサービスを専門とする業種。そういう視点を持ち、配慮を行っていくという意味で、歯科医院の既成概念を変えたいですね。

ビジュアルマックスは美容院の鏡と同じ

開業の前は「リコール率を上げるにはどうしよう」ということばかり考えていました。そのために歯科業界で足りないことは何か? →歯科には来たがらないけど、なぜ女性はあんなに何回も美容院に行きたがるのだろうか? →それは、一回行くたびに、(自分の目で直接自分の頭は見ることは出来ないが)見る見るうちにきれいになっていく結果がビジュアルに確認できるから…! →口腔内も本人には見えない→観てもらうことのできるツールが必要だと発想したわけです。

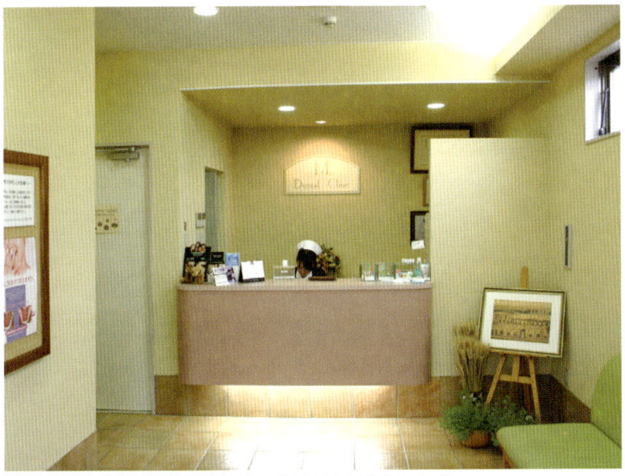

歯科医院らしくない雰囲気を大事にしたいというデザイン設計。
温かく柔らかな色調が実にお洒落。

ビジュアルマックスは美容院の鏡と同じ。観ることで満足し、感動が生じるからです。従って、差別化ツールとは思っていません。美容院の鏡と同様に歯科医院にあって当然のものと思って導入しました。

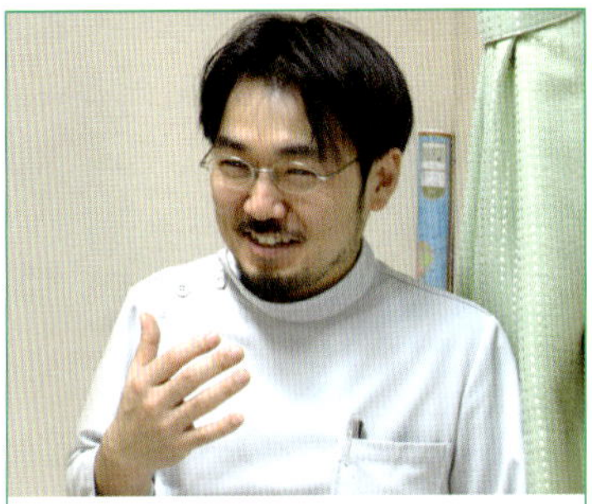

「歯科医院の既成概念を変えたいですね」と松野英幸院長

ことあるごとに写真を撮ってビジュアルマックスでお見せする

要所要所はデジカメで規格写真を撮り、治療プロセスを逐一撮っていくのはCCDカメラ。CCDで会話します。ビジュアルマックスの画像には、患者様は誰しも座り直して前のめりになります。気軽にライブ映像を映していけるCCDは、患者様とのコミュニケーションをサポートする側面を受け持つ。被爆の心配もないのでX線を撮るよりストレスもなく、重要なものは静止画像で保存します。子供にはプリクライメージで最初に顔を撮って、それを挨拶がわりに子供たちに配ります。

ビジュアルマックスがあれば良きにつけ悪しきにつけ円滑に進む

ビジュアルマックスは、今どういう問題が起きていて、どういうことが必要で、どういう選択肢があるかということを正確にお伝えするツール。一番説得力があるのは、長期管理を行っていく意義を画像で表現することができること。ケアコントロールがうまくいっていればもちろん、なかなか結果が出ていない場合も撮影し、つつみ隠さずお見せして、次のテーマへの資料づくりにする。すると、むしろ説得力が増す。経緯を正確にご説明すれば、流れが円滑に進みます。

裏面に続く⇒

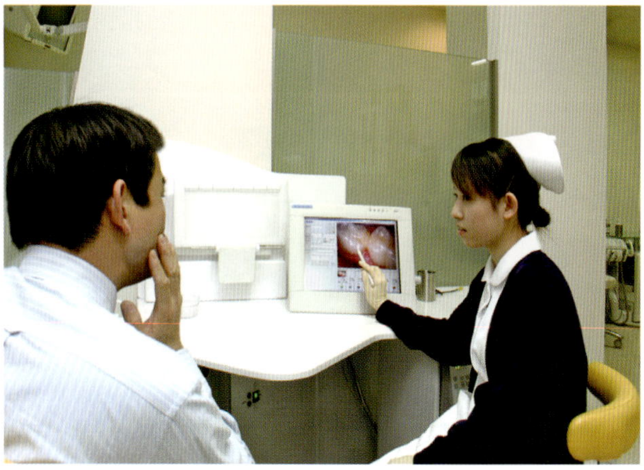

各チェアーでのコミュニケーション風景

治療は3回目から 煮詰めるまで話し合う

うちでは、治療は初診から3回目にならないと始まりません。1回目はレントゲン検査と規格写真を撮影して資料づくり。客観的に説明して「何をどこまで治すか決めてきてください」という宿題を出します。

2回目は、治療計画づくり。まだ決めかねている場合も多く、そのときは治療計画づくりを第3回目に持ち込みます。話し合う時間を十分にとり、そこでは採算を考えません。歯科は外科の色合いが強いので何もおこなわれないと、何か後ろめたさを感じがちですが、この流れについて患者様は疑問を挟みません。患者様も自分のことだから真剣なのです。双方が同じステージに立てるまではビジュアルマックスで煮詰めます。治療計画づくりは、疾病内容や患者様によって、ドクター単独、ドクター＋歯科衛生士、歯科衛生士単独など柔軟に対応。歯科衛生士は担当制にすることで、患者様とのパイプを太く密にしています。

ビジュアルマックスのわかりやすさが深いところで歯科医療のイメージを変えている

「虫歯がよくなっているよ」と言葉で伝えるだけではお互いが結果に対して共感はできません。歯科衛生士さんに一所懸命プラークコントロールのアドバイスを受けた、その結果いいところへたどり着いた…そうしたプロセスを踏んでの達成感。そこに、お互いの充実感が生まれる。ビジュアルマックスがなければそういう伝わり方も共感も生まれません。仕事が楽になるからではなく、同じものを見ながら共感しあって結果を出していく。それで、患者様の満足が大きくなるから、スタッフも感動するわけです。「初期の虫歯は治る」ということも理解されるようになり、ビジュアルマックスのわかりやすさが、深いところで歯科医療のイメージを変えていると思います。

お気に入りの機能は「比較表示」

術前と術後の写真を並べ、何がどのように変化したかを理解していただくために、必ず用いる機能が「比較表示」です。患者様の中には未だに歯の修復には必ず歯型を採るものと考えていらっしゃる方も多く、即日で終了してしまうCR修復などはたびたび仮封と間違えられます。そのためにも治療内容の比較表示は大切だと考えています。

「写真を撮ってくれる歯医者」という評判が口コミで浸透

ビジュアルマックスも電子カルテも、開業と同時に導入しました。ですから、この地域では「写真を撮ってくれる歯医者」ということになっています。たまたまプリントした写真を渡し忘れてしまった子がいたら「○○ちゃんはもらったのにうちの子はもらえないのでしょうか？」と言われてしまったこともあります。空気や水のように使うので、こちらの意識に関係ないところで患者様の間に自然に評判が広がったようです。

幼稚園の先生をチームスタッフに

小児患者が多いこともあり、小児の専門家としてスタッフに加わってもらいました。小さいときから口腔管理を始めて、ずっと生活をサポートしていくことになった場合、最初の介添え役としての任務を担ってもらうことにしました。受診経験の無い子供は診療室の雰囲気に必ず後込みしてしまいます。これを導く上で幼稚園での実践と経験が生きてきます。指導ぶりは親御さんにもご覧いただきます。治療効果が一番重要なのではなく、原因となる生活の習慣を変えてもらう意識変化が一番重要なのです。その指導効果がとても大きいですね。幼児に対する接遇の上手さや慣れは見事で、さまざまな発見があります。それが同世代の少子家庭にエールを送るようなイメージで伝わっているのかもしれません。チャイルドルームの利用率や紹介率も上がっています。

保険診療を基本に進める

基本的に保険の診療内で最高の治療を提供しようと思っています。まだ開業して1年半。予防歯科の取り組みはまだまだこれからという段階です。数字の不安を振り払うのは自分の信念を強く持てるかどうか、「既成概念を変えたい」というのもこの信念にかかっているのだと思います。勤務医時代に歯科医療が本当に好きになった。その勤務医時代より、リコール率が大分いいなと確認でき、それは大きな励みになっています。

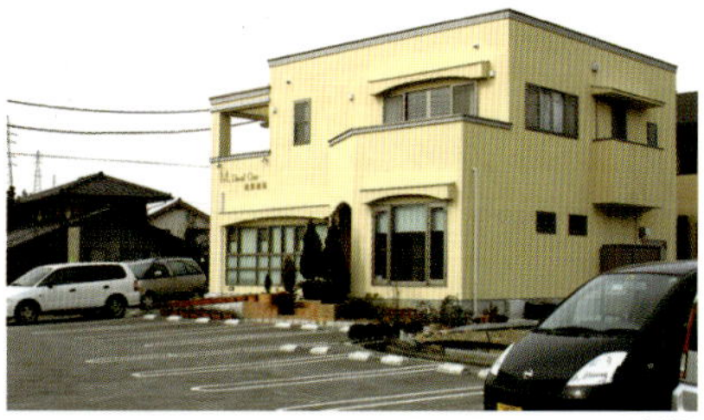

外観

Clinic Data

Mデンタルクリニック松野歯科 M Dental Clinic Matsuno

院　　　長：松野 英幸 先生
スタッフ数：Dr.2名・歯科衛生士4名・歯科助手3名・幼稚園教諭1名
ユニット数：4units
導入システム：電子カルテシステム、ビジュアルマックス
山梨県甲斐市

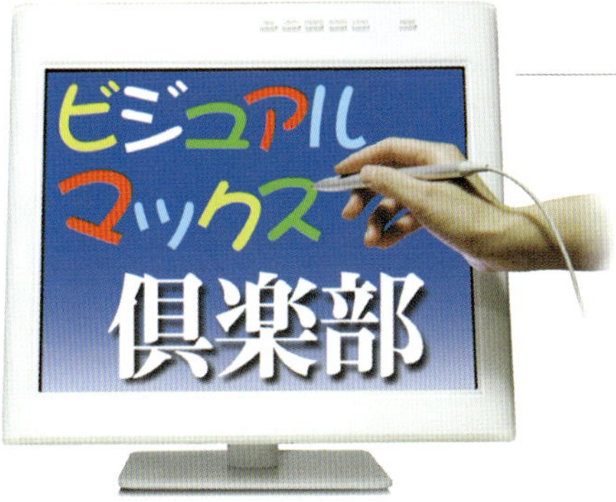

0507se

分院運営の生命線はフルデジタル化
グループの組織力と分院の独自性を両立

JR京都駅から電車で東に15分、JR瀬田駅前の瀬田グリーン歯科に、
緑和会グループを率いる古市嘉秀理事長をお訪ねしました。
緑和会グループの各分院は電子カルテシステムやビジュアルマックスに加え、
分院間VPN*でリンクしてフルデジタル化を敢行。
グループとしての組織力と分院ごとの独自性を相互補完的に両立させる
独創的な医院運営をダイナミックに進めています。

制作・発行 メディア株式会社
〒113-0033 東京都文京区本郷2-15-13
TEL. 03-5684-2510(代表)

滋賀県大津市 医療法人・緑和会 瀬田グリーン歯科 古市 嘉秀 理事長

「学術」と「経営」の両立をつきつめて分院運営

古市理事長のご出身は三重県鈴鹿市、長崎大学を卒業され、京都で勤務医を経た後、平成4年に大津市瀬田の地で開業されました。開業にあたってつきつめたことは「学術」と「経営」の両立。そこから描き出したグランドデザインが“組織の連携”による運営です。

「勤務医時代に多くを学びました。まず、一人で開業した場合は、いつまで経ってもピラミッドは1つ。組織にすれば複数のピラミッドを運用できる。組織も治療体系もピラミッドをつくり、その相互補完によって成長性もあり、安全性もあり、特殊性も出せる。ならば目標は患者様満足日本一、人財を育成し、変革をし続け、幸せな社会に貢献する組織をつくろうと開業したわけです」

古市理事長が考える分院の第一条件は2つ。1つは交通至便なこと。分院はすべてJR東海道線駅前。拠点となる瀬田グリーン歯科の場合、京都まで15分、大阪まで50分、名神高速道路のインターからは10分のアクセスです。もう1つの条件は、医院は中規模であること。大き過ぎると管理しきれず、小さ過ぎると効率が悪いからです。

「アクセス(交通・情報の流れ)がよくないと強い組織はできない。これは勤務医時代の経験からつかんだ運営戦略です」。

うちの生命は組織力。これをフルデジタル化でパワーアップ

創立から14年目、緑和会グループは「高度治療技術(矯正+インプラント+審美補綴)」「徹底した患者様サービス」「先進の経営管理システム」を3つの柱に、グループのチェア総数38台スタッフ総数約80名、(うちドクター20名)という陣容で、1日の来院患者数平均400名以上という躍進を遂げています。「運営の生命線はフルデジタル化ですね」と古市理事長。

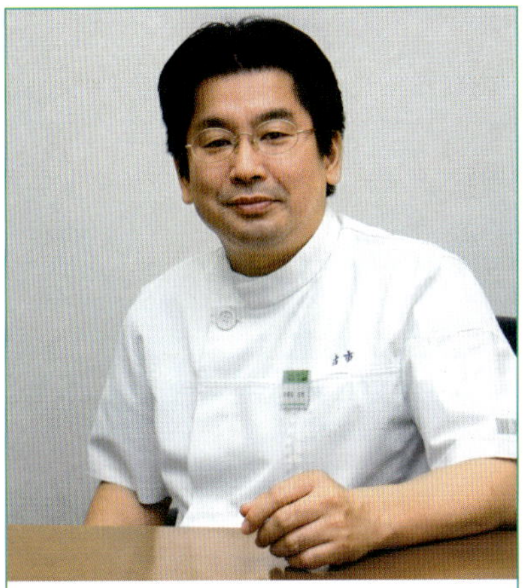

「学術」と「経営」の両立を追究し続ける古市理事長。分院をネットするフルデジタル化をバネに組織力を強化。1日の平均来院患者数が400名を超える組織力の診療に対応。

グループの一日は、TV電話を利用した10分間のTV会議(全分院を通信回線〈VPN*〉でリンクし、同じ時間に、face to faceのやりとりを行っています。このネットワークには各医院に配置された当社の各システムもリンクされており、グループ間の情報共有に大きな力を発揮しています。この一大デジタル化のグランドデザインは理事長ご自身がゼロから発案、構築したものです。

「分院システムで最も重要なことは、医院ごとにバラバラにならないこと。自費率が高まるのは誰しも望むところですが、基盤となる保険診療の充実には、医療品質ならびに経営品質の側面でも、分院のクオリティ管理がカギを握っています。その決め手として考えたのが全分院をつなぐデジタルネットワークです。メディアさんの勧めでVPNを導入して大正解でした」

これによってヒト・モノ・カネに加えて情報(文字+画像+音声)まで共有化。分院運営にありがちなムダ・ムラ・ロスを大幅に解消しています。たとえば在庫管理も情報共有の徹底で、なくなったら隣駅の分院から調達するというように、ムダを持たない連携体制を確立しています。

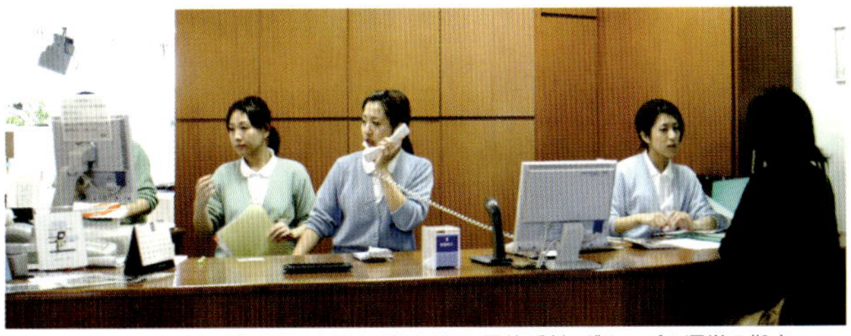

簡易CTIにより、電話を受け画面を見ながら円滑に予約受付。グループの運営の拠点「瀬田グリーン歯科」(JR東海道線瀬田駅前)

*VPN(ヴァーチャル・プライベート・ネットワーク):光通信やADSLを利用して低コストで構築運営できる疑似専用回線。

裏面に続く⇒

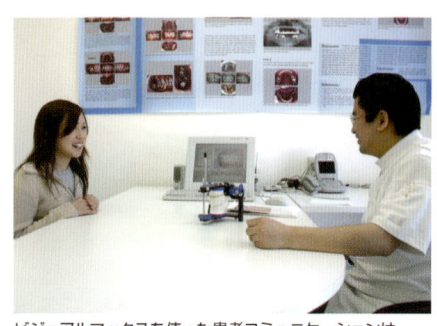

ビジュアルマックスを使った患者コミュニケーションは、まずカウンセリングから。

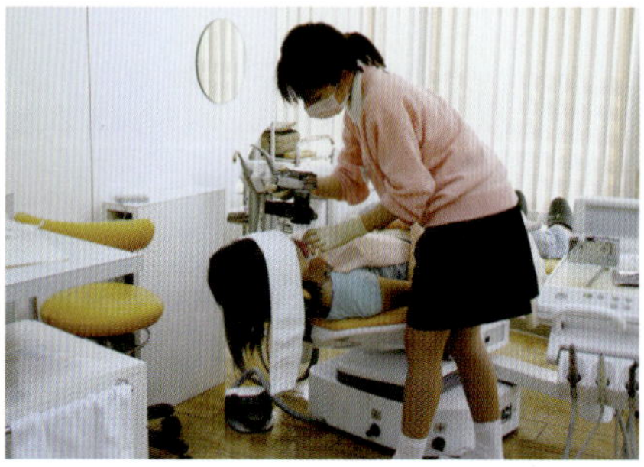
よどみなく一人でテキパキとビジュアルマックスに取り込む画像を撮影。

ビジュアルマックスと他システムでは扱いやすさの追求に明快な差がある

「朝礼が済むと、各医院ともチェアとビジュアルマックスの電源を入れることから診療がスタートします。ビジュアルマックスの利用は、チェアと同様に必須のものとして標準化しています。ビジュアルマックスが何よりいいのは、扱いやすさ。まるでTVのように誰でもすぐ操作できます。他社のシステムはコンピュータ。操作の煩わしさが解消されていない。いろいろ比べて得た結論です。治療計画書や見積書を患者様の目の前で発行できることも導入の決め手になりました。導入当初は操作の教育も行いましたが、ことさらそれを必要としません。誰でも簡単にすぐ扱えるからです。装備されている機能もフルに活用しています。少々高価でも、それを吸収して余りある効用があります」

ビジュアルマックスは、電子カルテ、デジタルX線装置などとリンクしてフルデジタル化。独自の使い方では、診療の合間に、スクリーンセーバーを使って診療サービスのインフォメーションを流しています。現在さまざまなパターンのスクリーンセーバーを開発中とのこと。「何事もゼロスタートから発想し、なければ創る」これが古市理事長の実践哲学です。新しいメディアの電子カルテで好評の「簡易CTI」(オプション機能)は、患者さんから電話がかかってくると、着信と同時にその患者さん情報を画面上に表示させ、予約受付を飛躍的にスムーズにするシステムですが、これは古市理事長のアドバイスにより商品化したものです。

スタッフにも患者さんにも「オープン」にする意義

古市理事長が医院運営の基本スタンスとして重視しているのは、「オープン(透明性)」ということです。まずスタッフ全員に対して、マネジメント上の情報開示を徹底。メールで必要なら画像を添えて、日報、症例数、アシスタント数、リコール率から理事長自身の売り上げまで配信。大きなオペの内容などもオープンにしています。

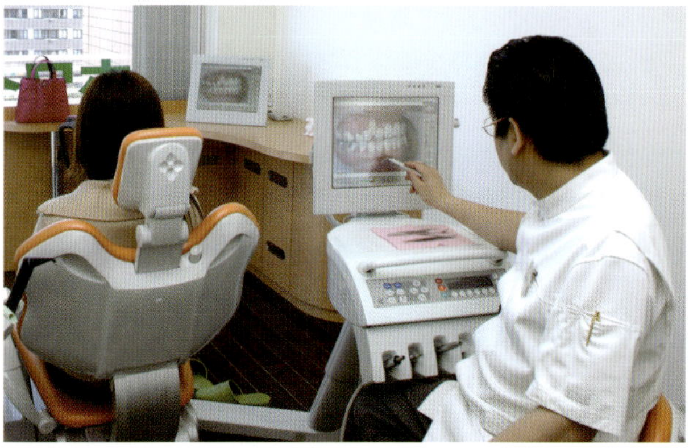
オペ室のビジュアルマックスには患者様とドクターのそれぞれにディスプレーを配備したデュアルディスプレー方式を導入(分院での運用例)。

また患者様に対しては、個人情報保護法に照らし、セキュリティに万全を期してカルテ開示の要求に対応しています。「情報をオープンにすることは、スタッフの自覚のレベルや責任感を高め、自己研鑽も促します。また患者様には、医院や診療スタッフに対する信頼感の醸成にもつながる。そのぶん私もスタッフも手が抜けなくなる。それがむしろ、医療品質や経営品質の向上を促す。そこに情報オープンの意義があると思うのです」。

生涯現役。学術に燃え、教育に燃え、第2段ロケット発射に燃える

古市理事長は人財の育成にも注力し、「学術教育」+「人間教育」の両面からスタッフ教育を進めています。医療技術は古市理事長(インプラント専門医)を頂点に、技術と組織力を生かして、保険診療を基盤に、インプラント、審美、予防、GBRやサイナスリフトなど再生療法まで対応。学術教育にもってこいの環境があります。その中で、理事長→院長、院長→スタッフ全般…と各層に沿ったピラミッド型の勉強会を恒常的に行っています。

人間教育では、他業種の人たちに揉まれることの大切さを重視して、外部の自己啓発研修にスタッフを送り出すほか、リーダーを教育、チームを変えながらの自己啓発の勉強会、朝は経営理念やキャッチフレーズの唱和から始めるなど、全人教育が文化として定着しています。「私は生涯現役。現場を離れた医院運営は頭にありません。燃える気持ちを持ち続け、もっと強い組織力にしようと燃えています。開業からこれまでの展開は第1段ロケット。実は、そろそろ第2段ロケットに点火しようと思っているのです」。

緑和会グループ経営理念 「喜びと人財の創造」

- 緑和会グループは、歯科業界において、患者様満足日本一を目標とし、変革し続ける同士のグループです。
- 緑和会グループは、常にプラス思考で責任ある行動をとり、結果の出せる人財を創造します。
- 緑和会グループは、人間を尊重し、活気ある環境を造り出し100%力を出せる職場を創造します。
- 緑和会グループは、本気で本物の技術サービスを探求し、豊かな価値を創造します。
- 緑和会グループは、仕事を通じ、全社員の物心両面の満足と取引業者との共存共栄を目指します。
- 緑和会グループは、歯科産業界のリーダーとして、喜びと人財を創造し、幸せな社会に貢献します。

Clinic Data

医療法人・緑和会 瀬田グリーン歯科 Seta Green Dental Office

院　　　長:古市 嘉秀 先生
スタッフ数:約80名(うちDr.20名)(グループ総計)
ユニット数:38units(グループ総計)
導入システム:電子カルテシステム、ビジュアルマックス
滋賀県大津市

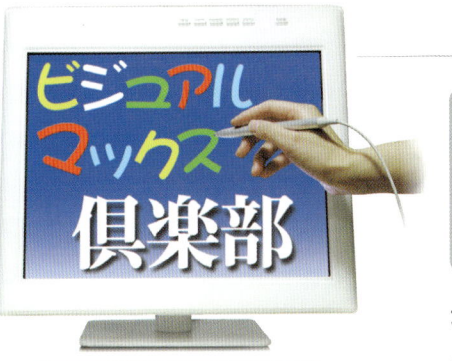

0509mi

先進医療をスピーディに、スマートに。

北陸随一の繁華街、金沢市・片町。この街で生まれ育ち、
お父様が昭和40年に開業した溝口歯科医院を平成12年に代替わり、
クリエイティブな発想ときめ細やかな対応で「先進医療」を展開している
溝口尚（みぞぐちたかし）院長をお訪ねしました。
平成16年1月には、Visual MAXをコアとするコミュニケーション改革をスタート。
それは「コミュニケーションの時代に選ばれる歯科医院」を
テーマになされたイノベーションでした。

制作・発行 メディア株式会社
〒113-0033 東京都文京区本郷2-15-13
TEL. 03-5684-2510（代表）

石川県金沢市　溝口歯科医院　溝口尚 院長

We are your “Natural Life Navigator”

平成5年に日本歯科大学を卒業し、3年半の勤務医時代に溝口先生は、将来の診療は「低侵襲治療」に移行し、レーザー治療、インプラント、予防歯科が主流になると直感しました。

「ところが当時は、予防のセミナーはガラガラでした。でも熊谷崇先生のセミナーだったのです。大変触発されました。さらにレーザー治療のセミナーは、誰も来ないし機器も高価という黎明期。結局レーザー治療の教則本は、試行錯誤しながら自分たちが書くことになりました」

そのときの蓄積が、日本レーザー歯学会認定医／指導医／評議員、米国レーザー歯学会認定医、日本口腔インプラント学会専門医として、溝口先生のキャリアに結実しています。そしてレーザー、インプラント、歯周病を中心に、一般、矯正、小児、口腔外科まで対応。再生医療と予防医療を医療全体のテーマとし、We are your “Natural Life Navigator” をキーワードに、患者様の自然治癒力を誘導させ、できる限り自然な姿で元に戻すというポリシーの医療サービスを打ち出しています。

患者様の記憶の中に、いかに効果的な情報と印象を残すか

「先進医療は、それ自体を解りやすい説明で短時間で理解していただく必要があります」。そのためには患者様の記憶の中に、いかにたくさんの効果的な情報と印象を残すかが重要になります。「ただし、先進医療を特別なものにしたくはありません。多くの情報のなかで正しい情報、そして我々の取り組みを、ふつうの会話の感覚で話すことが出来ればいいなとずっと考えてきました」

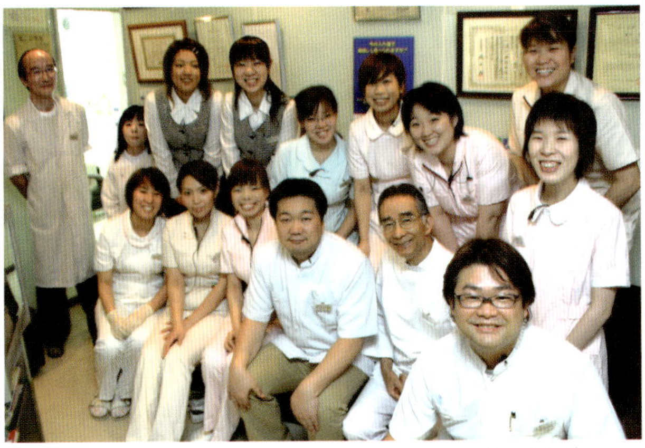

爆発するような明るさで満たしたいと溝口院長。お隣は先代院長（溝口寛先生）。
白衣はお揃いではなく「女性なのだから自分が一番美しく見えるステージ衣装として白衣を着る」というのがポリシー。

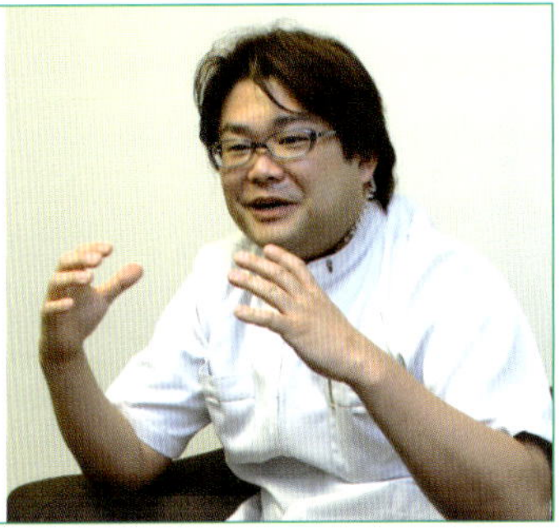

「先進医療を理解していただくためには、まずコミュニケーション。ふつうの言葉で話すコミュニケーションを大事にしています。チーム医療というコラボレーションも大好きです」。37歳。

インフォームド・コンセントが叫ばれはじめた時代に歯科医になりたてだった溝口先生は、「まだ歯科医としての腕が未熟だからこそ、治療内容や結果を1つ1つ納得していただいて進んでいくことが最も重要」という認識を持たれ、これが今日の「患者コミュニケーション」の原点になっています。また、商店街で生まれ育ったせいか、根っからのコミュニケーション好き。夜になると溝口先生はプロのジャズピアニストに変身、共演者とのイマジネーションの交換によって聴き手の五感を触発する、表現コミュニケーションのスペシャリストでもあります。こうした要素が基盤になって発想されたのがコミュニケーション改革です。

Visual MAXの導入はビジョンに合うという直感から

コミュニケーション改革では、NASA（米航空宇宙局）の「記憶に関する研究」（文字・音声・画像等の組み合せを変えた表現法による記憶の残り方を検証）から大きな示唆を受けたと言います。そうして数あるシステムの中からビジュアルマックスが選択されました。

「他社のシステムとあまり比較検討しませんでした。新しいシステムは活かすも殺すも使い手次第。絶対に自分に合う、という直感があったからビジュアルマックスに決めました。理由をあえて言葉にすれば、“画像を簡単に取り込める”“過去の画像もサーバーからすぐ呼び出せる”“画面に書き込みができる”、それとビジュアルマックスの“ブランド性”ですね」

裏面に続く⇒

その結果、6台のユニット全てのチェアサイドと、受付、院長室、談話室に、ビジュアルマックスをトータル9台設置。CCDカメラ、デジタルカメラ、デジタルX線をリンクしたコミュニケーションシステムが構築されました。治療計画はすべてビジュアルマックスの画面で表示し、9枚法を標準化していますが、時間短縮のため撮影はCCDカメラを使用しています。

的確なコミュニケーションの獲得によって得られる"集中力"

コミュニケーション改革は"先進医療をスピーディに! スマートに!"という理念でスタートしました。そして、医院の診療理念をご理解いただいた患者様だけに絞らせていただいてでも"医院価値を引き上げる! つまり、選ばれる歯科医院になる"という目標が平成16年の年頭に掲げられました。

「1年半経ってみて、予測をはるかに超える好結果を出してくれました。それはビジュアルマックスを全チェアサイドに設置したことで、院内で同時進行する患者様の五感へ連続アタックを仕掛けるスタッフ全体のチームワークが発揮され、非常に大きなコミュニケーションパワーを生んでくれたことによるものなのです」

「的確なコミュニケーションは相互の信頼関係を質の高いものに導き、より一層高い集中力を医療行為へ注力することができます。さらに結果として患者様を通じて質の良い口コミが拡がれば、運営面においても大きなメリットとなります。そして医院の持つ専門性が十分に活かせ、それを求めてくださる患者様でアポイントをお取りしていく。そのサイクルを生み出す基本構造がビジュアルマックスの導入で構築できたと感じています」。

溝口先生が実感した
Visual MAXの二大効果

①患者様の五感へ連続アタックできるという実感
②スタッフのモチベーションを高める効果

コラボレーション、クリエイティビティ、人間ウォッチング、ムダの中のヒント・・・

溝口歯科医院はクリニック名を「Mizoguchi Dental Office」とし、チーム医療をプロジェクトとしてとらえています。そしてスタッフは一般的な診療科目とは別軸に、「金属アレルギー外来」「口臭外来」「禁煙支援」「審美」「生活習慣病対策」「芳香療法(アロマセラピー)」のいずれかの専門性に必ず関わるというチーム医療を進め、ホームページでも紹介しています。そしてホームページや院内インフォメーションの表現は、患者様の便益と目線を熟慮した分かりやすさが印象的です。

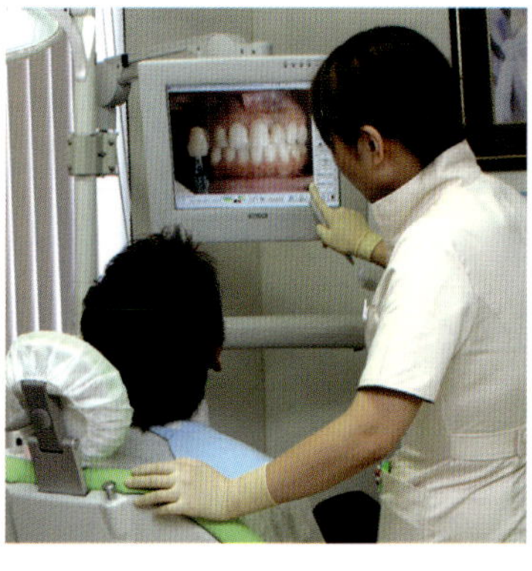

写真を撮る一瞬一瞬にストーリーを考え、患者様一人一人に即したコミュニケーションに結びつけていく。その基本構造の中に組み込まれているVisual MAXは、全チェアサイドで機能がフルに利用されている。

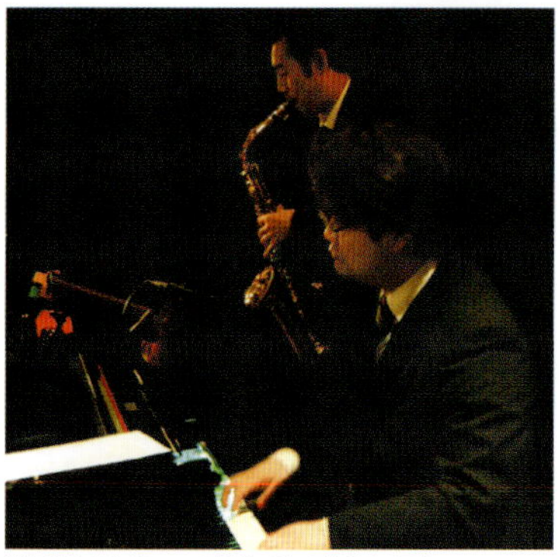

溝口先生のもう一つの顔は、ジャズピアニスト。
「ジャズは五感を総動員するコラボレーション。
実は医療も同じだと思うのです」。
ホテル日航金沢スカイラウンジ『ル・グランシャリオ』にて。

ビジュアルマックスの利用では「シャッターを切る瞬間に、この写真をどう患者様に説明するかというストーリーをつくって撮る」ことを標準化し、個人に合わせた診療の出発点としています。週1回の勉強会では抜き打ち的に「口腔内撮影オリンピック」なども行い、技の正確さと速さを皆で競い合い、楽しみながら研修するというスタイルもできてきました。

スタッフミーティングはワークショップ感覚。テーマに対する問題点を各人がカードに記入し、「解決に対する優先度」「必要時間」というグラフを作り、実現性を考慮に入れた上で、KJ法などを利用して〈解〉を導き、全体のバランスをみて最も有効かつ機能的な解決策をだし予算・担当・納期を決めていくことにしています。

「これは自分自身の生き方と関わっていると思うのですが、人を触発するコラボレーション(共同表現・共同作業)、人真似でないオリジナリティ、そして人間ウォッチングが大好きです。また、必要不可欠なものとムダと思えるもの、その両極のどちらにもつねにアンテナを張って、感覚が錆びつかないようにしています。なぜなら、"これは!"というヒントは一見ムダと思えるもののなかに存在することもあり、それが大きなヒントとなって新しい創造へつながっていくことがあるからです」。

Visual MAX 導入前には戻れません。

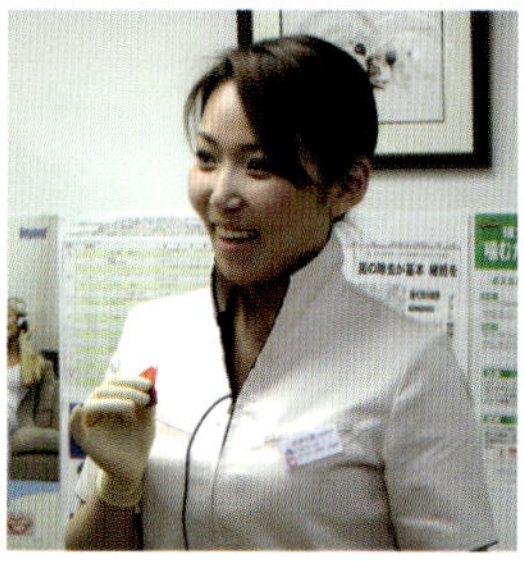

歯科衛生士 **日沖 千里**さん

小児と歯周病を担当しています。小児の場合、学校検診で指摘を受け、お母さんもご一緒に不安を抱えて来院されます。そこでVisual MAXで症状をお見せすると、一目で直ぐに納得されます。拡大したり比較表示したりも思いのまま。しかも画面に書き込みができるので、絶大なコミュニケーション能力を発揮します。先代院長(溝口寛先生=院長のお父様)の患者様はご年輩の方が多く、その方たちからも見やすく解りやすいと大好評です。導入されて1年半、最初の一週間こそてんてこ舞いでしたが、すぐ慣れました。楽しくて面白い。やりがいもすごく膨らみました。「導入前には戻れないね」は、スタッフ全員の思いです。

Clinic Data

溝口歯科医院　Mizoguchi Dental Office
院　　長：溝口 尚 先生
スタッフ数：Dr.3 名、矯正歯科専任 1 名、
歯科衛生士 8 名、歯科助手 1 名、
歯科技工士 1 名、事務 1 名、秘書 1 名
ユニット数：6units
石川県金沢市

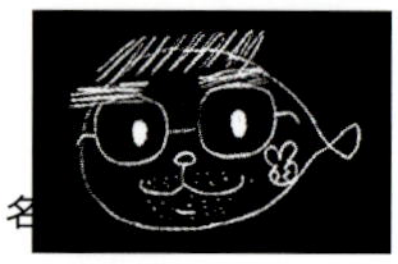

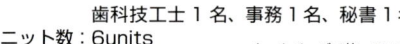

ホームページで使っている院長の自画像をカリカチュアライズしたゴマアザラシ「ゴマMIZOくん」

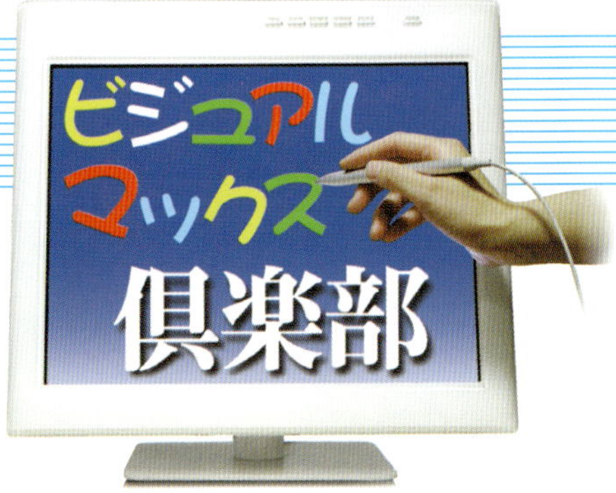

0511yu

制作・発行 メディア株式会社
〒113-0033 東京都文京区本郷 2-15-13
Tel.03-5684-2510(代表)

宮城県仙台市
Uクリニック五十嵐歯科
五十嵐博恵院長
五十嵐小児科U歯科
五十嵐　隆院長

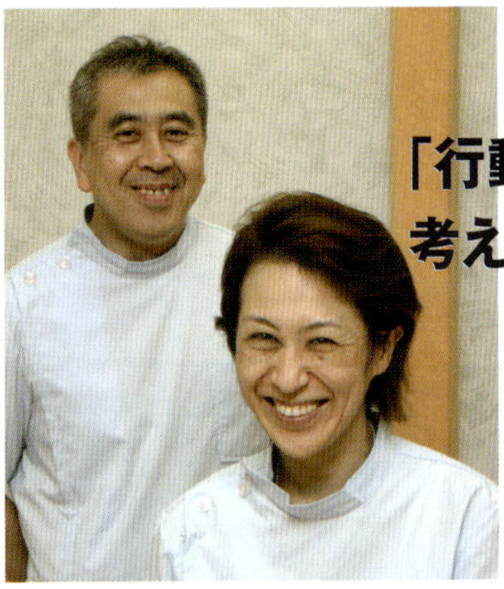

小児歯科16年のキャリアを誇る五十嵐博恵先生。
自立と連携の二人三脚でそれぞれ拠点を運営。

「行動変容療法」を応用した小児歯科を展開。考えもしなかったVisual MAXの効用。

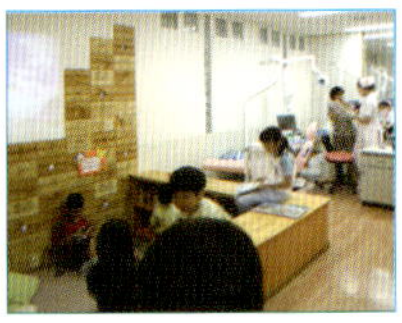

仙台市内で、ご夫妻がそれぞれの拠点で、緊密な連携をはかりつつ、それぞれの専門を生かして歯科医療活動を展開している五十嵐隆先生(タカシ先生)と五十嵐博恵(ヒロエ先生)。今回は小児歯科16年のキャリアをベースに、日々子どもたちとハツラツとわたりあうヒロエ先生に「地域のおばちゃん歯医者さんの患者さんとのお付き合い法」をお伺いしました。

小児科と緊密に連携した小児歯科の展開

ヒロエ先生の拠点であるUクリニック五十嵐歯科(仙台市青葉区八幡)では、一般歯科と併せて、小児歯科や障害者治療に力を入れており、自閉症の子どもたちとその親御さんたちがたくさん訪れます。また、口腔外科がご専門のタカシ先生のU歯科(仙台市泉区高森)においても、小児科の難治性疾患や高度専門医療を進める「五十嵐小児科(五十嵐裕理事長＝タカシ先生の兄上)」と一緒に、一つの病院の中で連携を取った歯科医療に取り組まれています。そして月曜日は、タカシ先生の拠点であるU歯科にヒロエ先生が出向いて子どもたちを診るという体制がとられています。

まるで遊園地のような

月曜日、広く明るく清潔なU 歯科の診療室は、子どもたちの笑い声、泣き声、それに負けないヒロエ先生の弾ける声が響いています。来院した子どもたちはスタッフ一人一人に「こんにちは！」と声を掛けながら院内のキッズコーナーに突進。「はいどうぞ」と呼ばれた子は、まっすぐユニットに向かい、それが当然のようにスタッフからVisual MAXのペンを受け取り、自分のスナップ写真が映っているディスプレイに落書きを始めます。また、診療を終えた子はスタッフと「またね!」「待ってるよ!」とハイタッチでサヨナラの挨拶を交わし合い、お母さんと一緒に家路につく。そこはまるで遊園地のような明るく元気なテンションがみなぎっています。

「いいでしょう、このにぎやかさ。これが私の幸せなんです」とヒロエ先生。そして、今ここにいる子どもたちの何人かは、自閉症を抱えているというのです。ヒロエ先生が心がけているのは、子どもたちが楽しみながら自らの意思で進んで参加してくる歯科治療。「めざしているのは歯科を通した育児室(歯科ナーサリー)。“私たちも一緒に育児に参加させてください” という姿勢で向き合っています」。

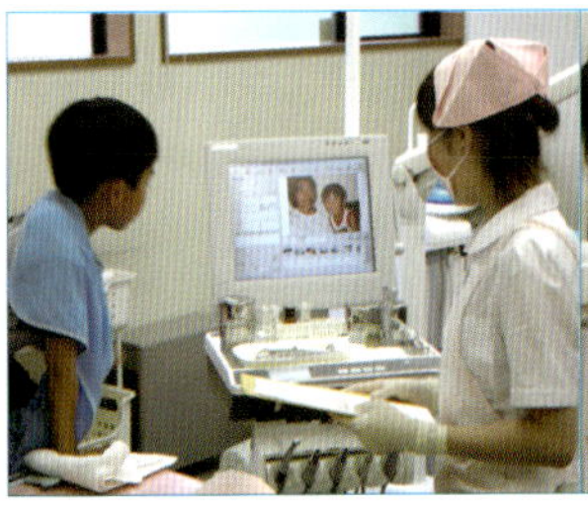

これがコミュニケーション方程式
(Uクリニック)

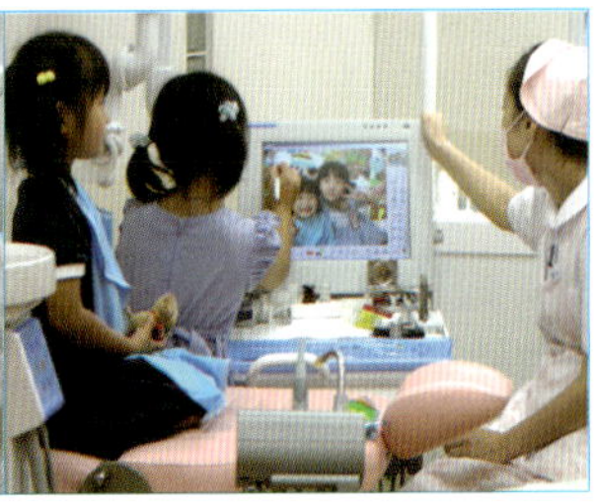

ユニットの上の落書き自由の指定席
(U歯科)

まずお母さんの話に耳を傾ける(行動変容療法の実践)

2つのクリニックを訪問し、何より強く感じたのは、患者さんとのお付き合いの親密さ。スタッフの一人が「うちは患者さんとの壁が薄いんです(笑)」と表現してくれました。

壁が薄い理由は「私自身のキャラ。それと『行動変容療法』を進めていることかな」とヒロエ先生。

※行動変容療法：障害者歯科ではすでに知られている心理療法で、普通の環境の中で、対人関係において適切な行動ができるように、どのようになれば問題が解決されるかを検討して、学習によって望ましい行動を強化する方法。

ヒロエ先生の診療は、まずお母さんのお話を聞くことから始まります。そして、お姉さん(スタッフ)がスナップ写真を何枚も撮り、それをVisual MAXに映し出して子どもと一緒に遊ぶ。この初期プロセスを非常に大切にしています。口腔内写真の撮影や歯の治療は、お母さんが診療方針に納得してから、そして子どもが歯科医院という場所に慣れてから開始します。

「障害や自閉症の子どもたちのお母さんは、一刻も早く治して欲しいという気持と、社会や世間に対するさまざまな不安を抱えて飛び込んできます」。そんな心理状態のお母さんに、「お子さんに一週間に1回、あるいは一カ月に1回キチンと通院する生活習慣を定着させること、できますか？」そういった問いかけと指導を丁寧

裏面に続く→

博恵先生が私の宝物と呼ぶスタッフの面々。二人の研修生も交えて(Uクリニック)

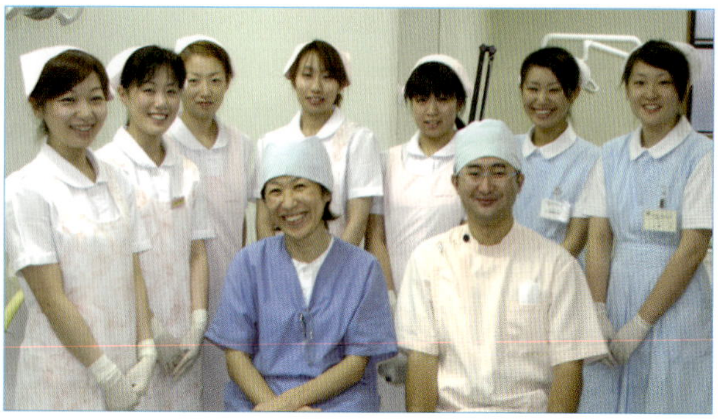

に行っていきます。神経を注ぐのは励ましと応援。「お母さんには母親の先輩としてびしびしと厳しいことを言います(笑)」。これがヒロエ先生言うところの“地域のおばちゃん流歯科医療”です。そしてそのコミュニケーションの真ん中にいるのがVisual MAXです。

行動変容療法を深いところで支えてくれるVisual MAX

お姉さんが撮った写真は愛情にあふれています。最初はカメラに見向きもしなかった子が、いろんなことに興味を持ち始めていく様子、嬉しそうにカメラに向けてポーズをとる姿、スタッフやヒロエ先生とのツーショット等々…。Visual MAXには子どもたちの態度や行動を見つめた足跡がいっぱい記録されています。そして、行動変容療法を進める上でVisual MAXの効果で特に大きいのは、①「客観性」を映し出し、②「集団で見る」「マンツーマンで見る」「自分で見る」ことができるという機能によって、③当事者(母、子、医療チーム)に“気づき”を与えることだと言います。

クリニックで子どもの遊ぶ姿を見てお母さんはリラックスする。その姿を写真に撮ってVisual Maxに取り込み、その場で画面に客観的に映し出す。子どもはそれを食い入るように見つめ、スタッフのお姉さんとのやりとりが活気づく。お母さんも交えた一体感がそこに生まれる。そうしてお母さんは肩の力が抜け、子どもとの生活を客観的に振り返る余裕が生まれてくる。さらにVisual MAXで自分たちが歩んできた足跡をふり返ると、“できない”と思い込んでいたことが、現実に画面を確認しながら“すごい! できるようになったね”と応援してくれるヒロエ先生とスタッフがいる…。

「行動変容療法を機能させるには当事者の“気づき”が不可欠です。Visual MAXはその“気づき”を与えてくれるということで、実は大変深いところで行動変容療法を支えてくれる。これは考えてもいなかった効用です」

Visual MAXの利用で気を配ったのは、口腔内写真を撮られるという煩わしさや重苦しい義務感を払拭すること。それが、スナップ写真でOK、時間が取れる時に口腔内写真を撮ればいいという発想です。

「そう割り切ると、Visual MAXはがぜん楽しくなります。自分が映っているから子どもたちの興味を引く。反応が豊かになり会話も弾んでくる。本当に楽しいですよ」。

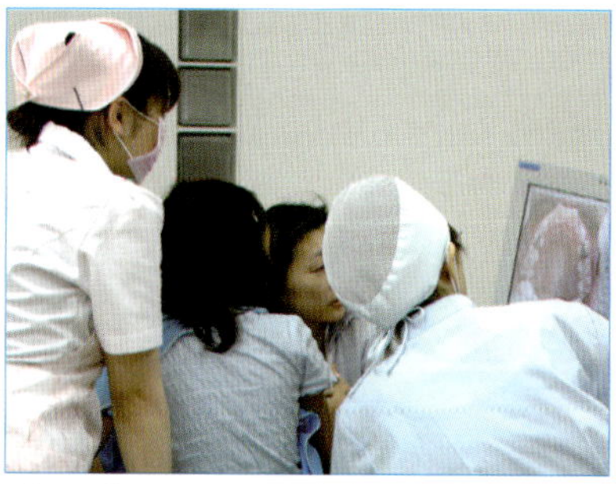

コミュニケーションのいつも真ん中にいるVisual MAX

隆先生とU歯科のスタッフ

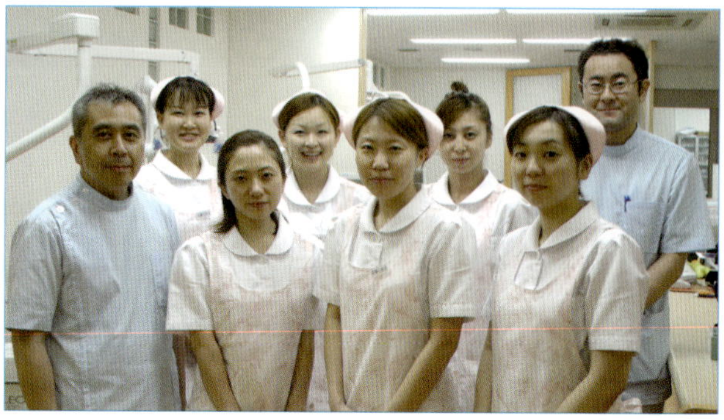

欠かせないビジュアルマックス 宝ものは患者さんとスタッフ

Visual MAXは、ヒロエ先生ご自身の“何か”を広げてくれたとも言います。

「まず、Visual MAXの画像に見入る患者さんの反応や表情を見て、その意味を考えて対応するということが自然なものになってきました。歯の修復は治療のゴールではありません。治療しても放置すれば元のモクアミ。そこに陥らないよう、歯の治療にとどまらず、生活環境を全人的にとらえるお付き合いをしていくというのがうちの診療スタイルです。歯科の臨床で生命に直結するケースはあまり多くありません。しかし歯科だからこそこういう治療を行うことで、ハートに深く関わることが出来るようになりました。患者さんとハートのお付き合いを続けていくにはVisual MAXは欠かせません。でも、私にとって何よりの宝ものは患者さんとスタッフ。患者さんとスタッフがみんなで、私の考え方も行動も後押ししてくれるからこの医療は成り立っているのです」。

臨床のリアリズムを学ぶ(五十嵐隆先生)

「口腔外科が専門で、大学病院勤務医生活が長かった私は、ヒロエ先生から歯科臨床の基本、リアリズム、患者さんとの接し方などさまざま教えられました。水曜日は私がUクリニックに出向いて応援します。規模や連携を生かした高度医療の他、新しいチャレンジとしては口臭外来を設け、口臭治療やそれに付随するドライマウス治療もスタートしています」。

スタッフから

●ここで明るいお付き合いに慣れてしまったので、それが当たり前のように感じていますが、前に勤めていた歯科医院はシーンとしていました(笑)。
●子どもに対する接し方は真似ができない。先輩みたいになりたいと思っても同じようにはできません。だから私は、見て、体験しながら接し方を育てています。
●誰よりも患者さんと仲良くし、親身になってあげたいという気持ちがあります。
●患者コミュニケーションはVisual MAXを使い、気を遣い、応援しながら進めます。
●Visual MAXで画像を見せると、話を聞く姿勢がどんどん変わってきます。
●Visual MAXは患者さんの悩みを解消し、スタッフ間の共通認識を高める、大きな効果があります。
●ブラッシング指導も模型だときれい過ぎますが、Visual MAXだと本人の画像なので、個人の歯列や形に沿った正確な指導が行え、患者さんにも分かりやすいと、とても好評です。
●Visual MAXには歯科衛生士・歯科助手の研修生も「ワッ楽しそう」とビックリします。

医院データ

Uクリニック五十嵐歯科 U Clinic Igarashi Dental Clinic
院長:五十嵐博恵先生
スタッフ数:Dr.2名、歯科衛生士3名、歯科助手1名、受付1名
ユニット数:7units (宮城県仙台市青葉区)

五十嵐小児科U歯科 Igarashi pediatrics U Dental Clinic
院長:五十嵐 隆先生
スタッフ数:Dr.2名、歯科衛生士4名、歯科助手1名、受付1名
ユニット数:7units

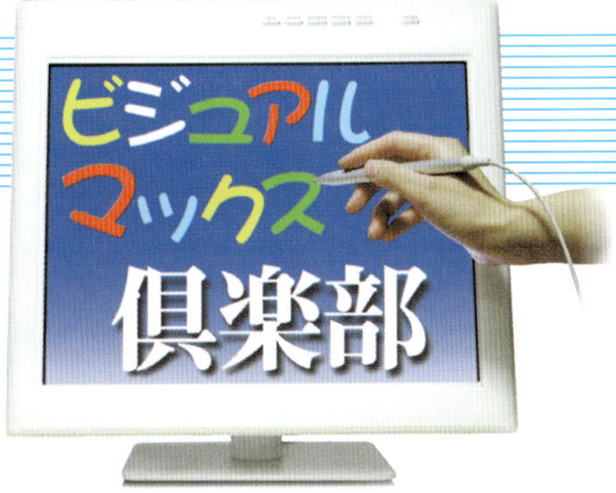

0602ma

制作・発行 メディア株式会社
〒113-0033 東京都文京区本郷 2-15-13
Tel.03-5684-2510(代表)

富山県富山市
丸の内歯科医院
永森　司院長

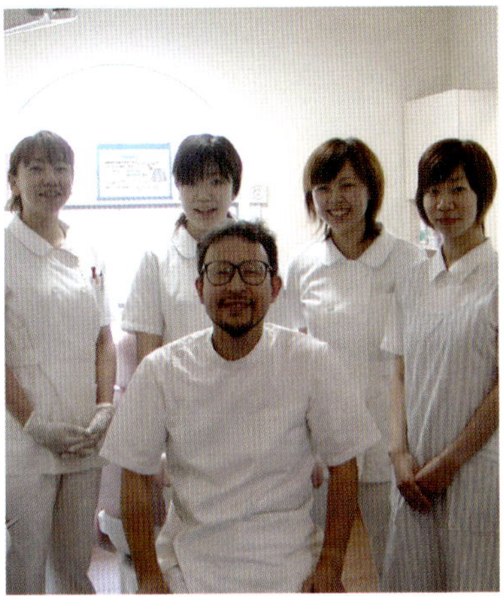

予防を軸とした診療へのシフトが使命感と結束力を高めた。明るさとチームパワーが自慢の永森院長とスタッフ一同。(後ろ、左から竹澤さん・八ッ橋さん・大橋さん・竹林さん。前列中央が永森院長)

「予防」を軸とした長期管理型歯科診療への転身

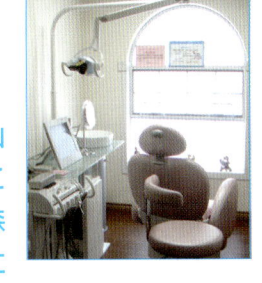

晴れた日には南に勇壮な立山連峰が望める富山市の市街地は、歯科医院がひしめく激戦区。この地で丸の内歯科医院を運営されている永森司先生は、2年前から「予防」を軸とした診療にシフト。カウンセリングとケアが核となる診療において、ビジュアルマックスがコミュニケーションツールとして患者さん・スタッフ双方のモチベーションを高め、大きな成果を上げています。

“削って、詰める、かぶせる”からの脱却を！

永森先生は、大学を卒業後、横浜市立大学と富山医科薬科大学のそれぞれの付属病院で合わせて10年間、口腔外科医として勤務された後、お父上のクリニック(1960年代に開業)でGPとしての道をスタートされました。しかし、ご自分が取組まれている診療のあり方について、徐々に閉塞感を感じ始めたそうです。それは、“削って、詰める”を繰り返す歯科医療のあり方に対する疑問が鬱積することによるものでした。

「タービンを持って患者さんを待ち構えるという歯科医療に疑問を感じるようになったのです。その都度、きっちり治療して、患者さんにも喜んでいただいていた。しかし同じ患者さんが又、やって来て同じように“削って、詰める、被せる”を繰り返す。これで本当に患者さんの立場に立った歯科治療と言えるだろうかとカベにぶつかり、悩み続けたわけです」

これを根本的に改善する歯科医療のあり方を模索するうち、永森先生は予防を軸とした“長期管理型歯科診療”への移行を決断しました。そして、さまざまなスタディグループ、研修会、実践者の集まりなどに積極的に参加して予防歯科に必要なメソッドを吸収されました。

不安はあったが・・・。

「“予防”への移行にはもちろん不安もありました。スタッフが理解してくれて、受け容れてくれるだろうか？ 果たして患者さんは？と…。でも心を決めてスタッフに一大宣言し、2年前、予防歯科をスタートさせました。ビジュアルマックスの導入もこの時期です。特に留意したのは、第一は保険診療を基本にすること。第二は、“管理”するという感覚や姿勢ではなく、予防歯科を通じて“患者さんを支える”という姿勢を堅持するということです」

不安は杞憂に終わりました。リスクコントロールという予防歯科のセオリーを、ビジュアルマックスによる患者コミュニケーションを図りながら進めるという手法は、患者さんにもスタッフにも抵抗無く受け容れられたのです。その成果は月の総来院患者数の増加はもちろんメンテナンス患者数の増加、という点で顕著に現れました。2年前と比較してメンテナンス患者数は40名から200名以上へと増加し、日々ユニット不足を痛感するまでになったのです。

裏面に続く→

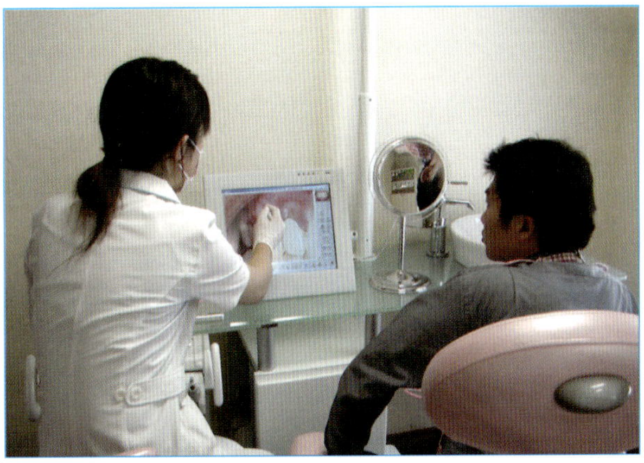

予防のモチベーションを飛躍的に高めたビジュアルマックス。
メタルボンドの色合わせなど自費診療にもビジュアルマックスを活用。

これは、①ほとんどの患者さんの反応・理解の度合いが良く、メンテナンスを快く納得・同意してくれたこと ②スタッフのモチベーションが非常に上がり、やりがいが生まれたこと ③それを支えてくれたのはビジュアルマックスの機能、画像による説得力だと永森先生は説明されます。

規格写真+「顔写真」というアイデア

丸の内歯科では、初診時と再評価診療時(主訴の治療終了時)の2回、規格写真としてデジタルX線写真(10枚法)と口腔内写真(12枚法)を撮影することを標準化。口腔内写真の撮影はすべてスタッフが担当し、デジタルカメラで撮り、ビジュアルマックスに取り込みますが、一人で3分以内に撮影するスキルを皆さんが身に付けています。独自の工夫は、初診時に患者さんの「顔写真」も撮影し、ビジュアルマックスに取り込むこと。これは永森先生のアイデアで、治療計画書や院内管理用の電子書類に添付することで1枚の顔写真が院内情報の共有化と患者さんとの良好なコミュニケーションの実現に大きな成果をもたらしています。

「最初はなんで顔写真?と思ったのですが、やってみたら効果てきめん!口の中は覚えていても患者さんの顔はうろ覚えということがなくなりました(笑)。症例検討会でも理解が早まりました。“1枚の顔写真”の威力は結構すごいです」とスタッフにも大好評の、取扱説明書にもないビジュアルマックスの活用法です。

ビジュアルマックスと患者さんの満足

「初診時、ビジュアルマックスに映しだされる自分の口腔内画像に患者さんはまず驚きます。これはメンテナンスを維持していくための基礎資料ともなります。早い段階で患者さん個々の担当歯科衛生士を決め、共に患者さんをみていきます。再評価時の写真は、ビジュアルマックスの比較画像の機能を使います。初診時との比較によって、必要な説明を行うことで患者さんは“納得を超えた感動”を覚えます。それは決定的で、そこでメンテナンスを継続していく確固たる意志を決意される患者さんがほとんど・・・。そこからリコールのサイクルができていくというのが、丸の内歯科のパターンになっています」

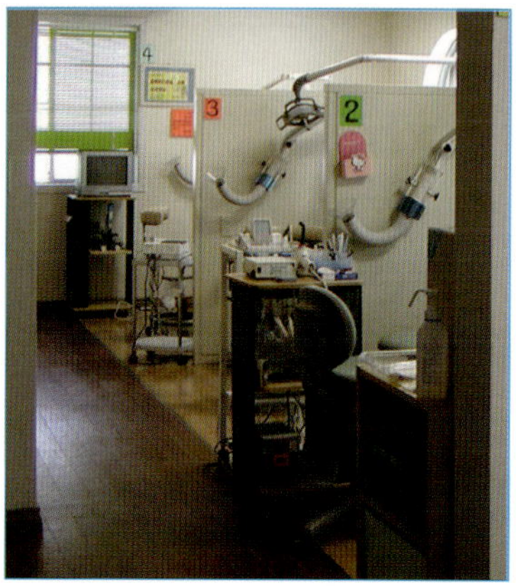

予防専用ユニットを含め5台のユニットすべてにビジュアルマックスを配置

ビジュアルマックスはその一連の流れの中で、患者モチベーションに欠かせない必須ツールになっています。「治療やメンテナンスの成果を画像という事実で確認でき、自分の歯の健康にはその先何が必要かを気づかせ、さらに前向きの決断を生む。満足が意識を高めていくわけです」

丸の内歯科医院全景

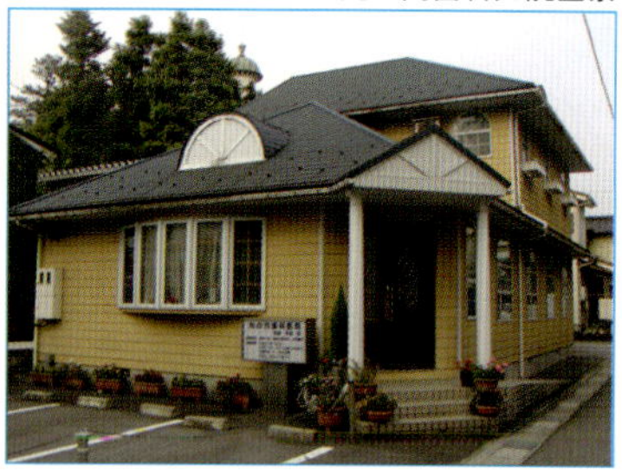

丸の内歯科医院の“予防”へのシフトは、富山市街地での激戦を勝ち抜くための差別化を意図したものではありません。

「患者さんの口の中から、大きく言えば国民の口の中からう蝕と歯周病をなくしたい。そのリスクを未然に防ぎたい。予防を通じて生涯患者さんを支える。家族ぐるみ患者さんを支える。それを夢とし、使命とする歯科医療を進めたいという気持ちからスタートしました。それが2年経過した今、確実な成果が出たことに半ば驚きを感じているというのが事実なのです。患者さんの理解が得られたこと。スタッフの理解と協力が得られたこと。それが何よりも増して私の力の源泉となってくれたことに感謝しています。また、予防歯科においてビジュアルマックスがもたらすコミュニケーションパワーの大きさを再認識しています。ユニット不足、スタッフ不足の解消が当面の課題ですが、スタッフ一丸となって、『予防的サポートによる保険歯科診療』を着実に進めていこうというのが、現在の気持ちです」。

スタッフの満足

スタッフは歯科衛生士3名と助手1名の計4人。チームを引っぱる竹澤歯科衛生士(担当患者数300名)は、「以前はスライド撮影だったので患者さんに自分の口腔内をすぐに見ていただくことができませんでした。ビジュアルマックスを取り入れてからは診療時期によってきちんと規格写真を撮影することにより患者さんに自分の口腔内の変化を見て頂くことができる、それがメンテナンスへの理解につながっていると思います。」

- ●人の役に立てるという憧れがあってこの仕事に就きました。ビジュアルマックスは患者さんが非常に興味を持つのでコミュニケーションがうまく進んでいると思います。(大橋歯科衛生士)
- ●自分の歯が1本でも残っている人がメンテナンスに訪れてくれるようになりました。私とお話するのが楽しみと言ってくれる年輩の方もいます。責任の重い仕事ですが、それだけやりがいもあります。(ハッ橋歯科衛生士)
- ●予防歯科をやっているというので「何か違う!」と直感。患者さんと生涯お付き合いしていきたいです。(竹林歯科助手)

医院データ

丸の内歯科医院　Marunouchi Dental Clinic
院長：永森　司先生
スタッフ数：歯科衛生士3名、歯科助手1名
ユニット数：4units(うち予防歯科専用unit1)
富山県富山市

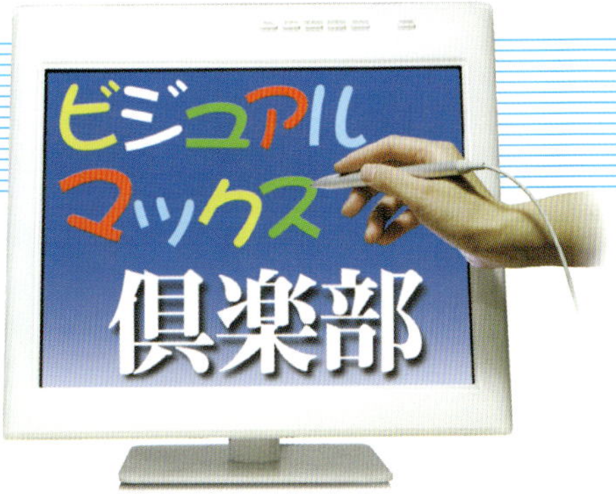

0602ho

制作・発行 メディア株式会社
〒113-0033 東京都文京区本郷 2-15-13
Tel.03-5684-2510(代表)

東京都世田谷区
医療法人 星友会・星野歯科駒沢クリニック
星野　元 院長

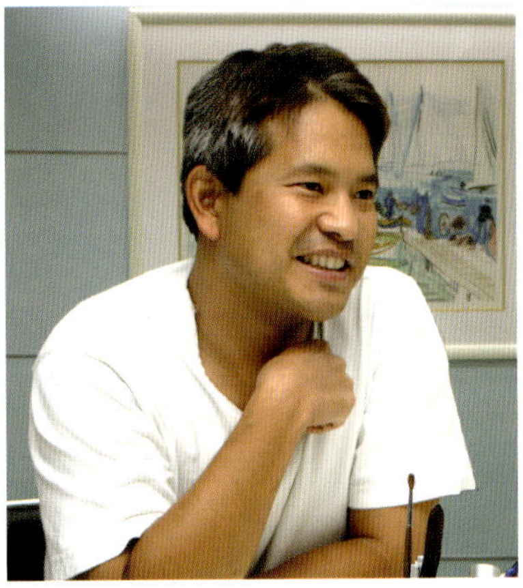

「ビジュアルマックスにはコミュニケーションとマネジメントの両面で診療サービスのクオリティを高めるパワーがありますね」と星野院長。さまざまなビジョンを話してくださったオフタイムのひととき。

再訪　単なるコミュニケーションシステムから医院運営の基幹システムとなったビジュアルマックス。

『ビジュアルマックス倶楽部』の第1号にご登場いただいた東京都世田谷区の星野歯科駒沢クリニックを再びお訪ねしました。
ビジュアルマックスを使い始めて2年になるのですが、1年程前から活用法を拡大したところビジュアルマックスの存在価値が劇的に変化したというご報告を受けたからです。
ビジュアルマックスが何をどう変えたのか。その実体を検証するために星野 元 院長にお話をうかがいました。

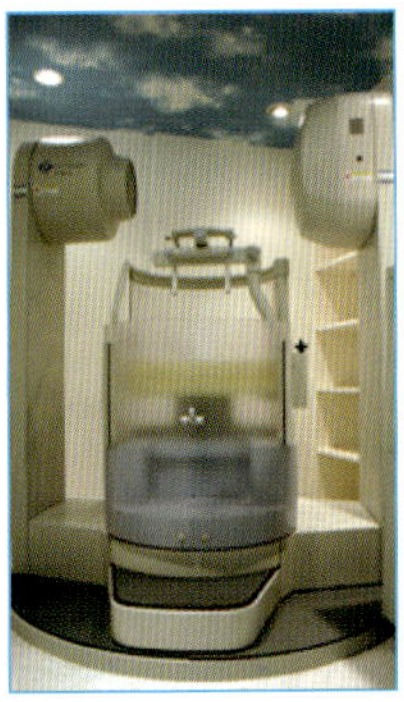

新たに開設された歯科診断CTセンターのデジタルX線断層撮影装置。ビジュアルマックスとリンクした運用を実現するネットワークシステムも完成間近。

導入後1年間の成果
患者様に喜ばれ、スタッフの士気やスキルも一気に向上しました　でも、それはほんのさわりに過ぎませんでした

星野院長は開業当初から自費診療を中心とした診療を進めてきました。2年前にお訪ねした時は、「ホームページでインフォームドコンセント」「ビジュアルマックスで患者コミュニケーション」というコンセプトでホームページの開設とビジュアルマックスの導入を図り、その効果が現れはじめた時期でした。

“客観的で透明性のある診療サービス”を診療理念に、インプラント、ペリオ、再生医療、矯正（至近の場所で矯正クリニックを運営）を中心とする診療体系を確立。それが「新規患者様の8割がホームページから」という“星野スタイル”に結びつきはじめた時期でした。

「ビジュアルマックスを導入した狙いはピタリ。患者様に喜ばれ、かつスタッフの士気もスキルも一気に上がりました。予防コンサルティングの効果的な利用法も定着し、中断/転院防止の効果もすぐ実感できました。でもそれは1年前までの話。ほんのさわりに過ぎませんでした」。

あらためて感じるビジュアルマックスのすごさは“使い勝手のよさ”

「ところが1年前、見積書や治療計画書も作れる機能に興味が湧いたためスタッフ中心の運用から、私自身もビジュアルマックスを積極的に使いはじめてみたんです。するとこれが非常に効果的でしかも使いやすい。そこで搭載されているあらゆる機能を試してみたら、どれも本当に使える機能ばかり。一気にビジュアルマックスにのめりこんでしまったのです」

星野歯科では平成17年春、さらなるステップアップをめざして院内のフルデジタル化を進め、メディアの電子カルテを中心にビジュアルマックスのフルチェア配備とデジタルX線撮影機を導入。ホームページもリニューアルされました。

「使えば使うほど、あらためてすごいと感じるのは、なんと言っても使い勝手のよさ。今ではドクターも全員ビジュアルマックスを使いこなし、どのチェアでも毎日フル稼働。全症例に使っています」

星野院長はビジュアルマックスをフル活用するようになって実感したのは次のようなことだと言います。

●一番基本的な効果

ビジュアルマックスを使った画像コミュニケーションはとても細かいことまで短時間で正確に伝えることができるので、患者様の理解度が格段に高まる。また、搭載された機能は例外なく、簡便な操作で活用しきることが出来る。更にビジュアルマックス自体が取り込んだ画像を自動的に整理・保管してくれる機能を持つので、従来は毎晩深夜まで及んでいた画像の管理作業からも解放された。

●タッチペンの威力

患者様との会話の流れの中で気づいたことをタッチペンで画面に書き込む。それを全部保存すれば、あとでカルテに書き忘れたことでも、画面を確認すればすぐ対応できる。そうした電子画像カルテ的な使い方がルーティンになり、毎日の使用頻度が非常に高まった。

●見積を目の前で瞬時に出せるインパクト

手書きから、ビジュアルマックスで見積書を作成する方式に転換。患者様の目の前で、画面でお見せしながら見積書を作る。

裏面に続く→

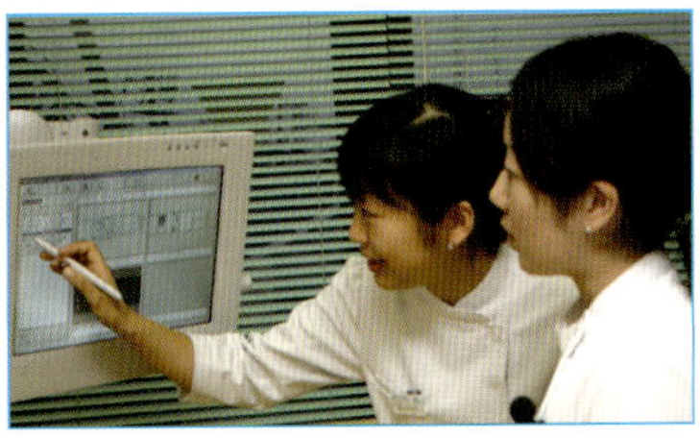

「口腔内写真もレントゲン画像もイラストも取り込め、タッチペンで書き込みもできる。その全部を融合した資料を患者様に出せる。そこがビジュアルマックスのいいところですね。」と、長谷川良子歯科衛生士(左)/今寺麻友歯科衛生士(右)

患者様に与えるインパクトは絶大。自費診療の価格を全て登録し、全ての症例で治療計画書と見積書を患者様の前で、画面でお見せしながら作成。

インプラントを中心に成約率が飛躍的に向上しているのは、診療サービスの信頼感を高める効果が大きかったからだと思う。現場に本当に必要な機能を考え抜いた上で開発・搭載しているのだと。更に、自分の医院に応じたカスタマイズにも適切に対応できている。

●使わないと意味がない。使えば使うほどパワーを感じる

写真を撮りビジュアルマックスで管理していく。まずそのことで診療クオリティのレベルが上昇する。それが自信になり患者様とのやりとりもうまくいく。その相乗効果で院内が活性化する。これはドクター全員にビジュアルマックスの利用を標準化してから感じている大きな変化。

インプラント年間400本超
基本は2段構えの初診コンサルテーションから

星野歯科では、インプラント治療は週4回のペースで植立を行い、月間30〜50本、年間400本以上のオペをコンスタントに手がけています。ちなみに星野院長がインプラントをはじめたのは14年前、現在までの臨床実績は3000本に達しています。「診療に対する理解は初診時の対応でほぼ決まってしまいます。」と星野院長。そのパワーアップを図ったのが“全メンバーでビジュアルマックスのフル活用”をベースとする2段構えのコンサルテーションです。

＜第1段＞(1時間：歯科衛生士による撮影と資料整備30分＋歯科医師の説明30分)

歯科衛生士による口腔内写真(5枚法)とパノラマレントゲン画像の撮影、歯周病検査。そのデータが全部ビジュアルマックスに入った段階でドクターが登場。問診から始め、ビジュアルマックスを使って症状や治療方針の説明後、患者様の希望に耳を傾け、見積提示まで持っていく。その流れの中で患者様の共感と納得が得られ、一気に距離が縮まると言います。

「初診には時間をかけます。ビジュアルマックスがあるとすごく話し込む。ホームページで予備知識を持たれてくる患者様は、自分の症状を大写しで確認できるビジュアルマックスを使った正確でわかりやすい説明に、驚き、納得し、信頼します」

水も漏らさぬインフォームドコンセント。しかし星野院長は「患者様の気持を考えると、ドクターとの対話だけでは言いたくても言えないところがあると思うのです。そこで患者様の希望を聞き直す配慮として、もう一つさらに踏みこんだコンサルテーションを設定しています」。

＜第2段＞(DHによる聞き直しコンサルテーション)

歯科衛生士がビジュアルマックスを使って患者様と対等の立場になって希望を聞き直します。“先生にはちょっと言いづらい…。”“治療費がもう少し安くならないか…”などの率直な気持ちも打ち明けてもらい、あらためて一致点を探ります。

「2段構えのコンサルテーションは、信頼づくり、安心感のサポートという観点から。診療の成否は初診でいかに時間をかけて話すかということに尽きます。患者様の言うことに耳を傾けそれに誠実に対処する。ここまでやっていることが自費率の向上にも結びついていると思うのです」。

ビジュアルマックスを介した
次なる一大ステップアップがスタート

「初めは、ビジュアルマックスはスタッフがメインで使うコミュニケーションシステムととらえ、予想以上の効果が得られたのでそれでよしとしていました。ところがプレーイングマネージャーであるドクターとしての立場で、私自身が使ってみたら、診療サービスのマネジメントを行っていく上でも非常に大きな効果が出てきた。気がつけば、単なるコミュニケーションシステムという存在ではなく、もはや医院運営の基幹システム。発展性のある深く大きなパワーをビジュアルマックスに感じるのです」

そんな思いを胸に星野院長はあらたなステップを踏み出しました。皮切りは、3次元的に診断できるCTシステム(断層撮影X線システム)を配備した歯科診断CTセンターを別棟に開設。そのCTとビジュアルマックスを通信回線で結び他の診療室やカウンセリングコーナーでもCT画像が見られるシステムも構築。同様に本院・分院(矯正クリニック)並びにラボの3カ所をVPN*でリンクさせたビジュアルマックスネットワークも完成しました。これにより本院・分院・ラボを結んだ画像データを駆使したリアルタイムの交信が可能となりました。

*VPN(ヴァーチャル・プライベート・ネットワーク)：光通信やADSLを利用して構築できる疑似専用回線。

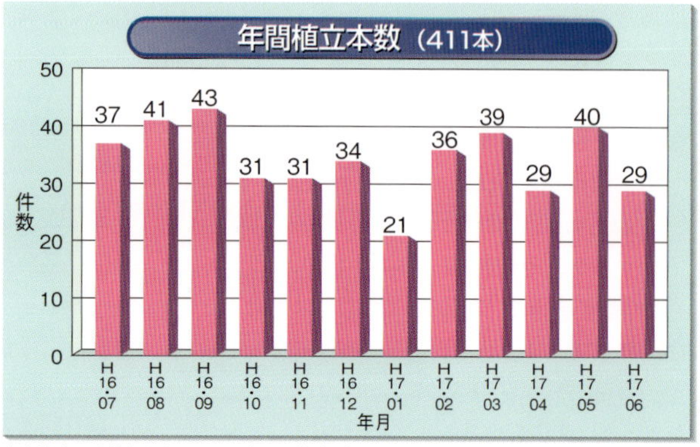

自費診療の中核をなすのはインプラント治療。年間400本の植立オペをコンスタントにクリア。

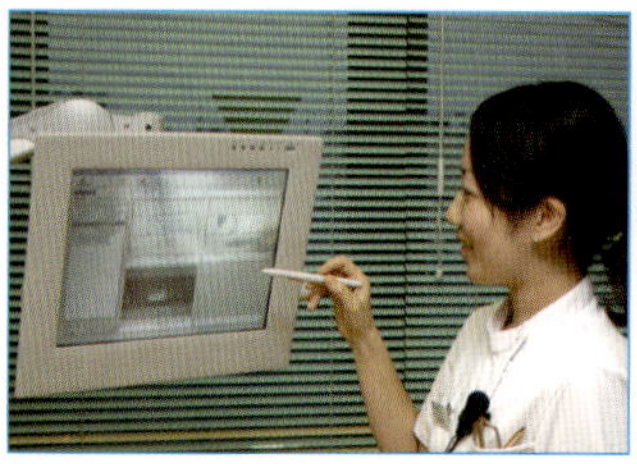

最近増えている唾液検査。リスク菌の培養試験結果について患者様の質問に耳を傾ける今寺歯科衛生士。

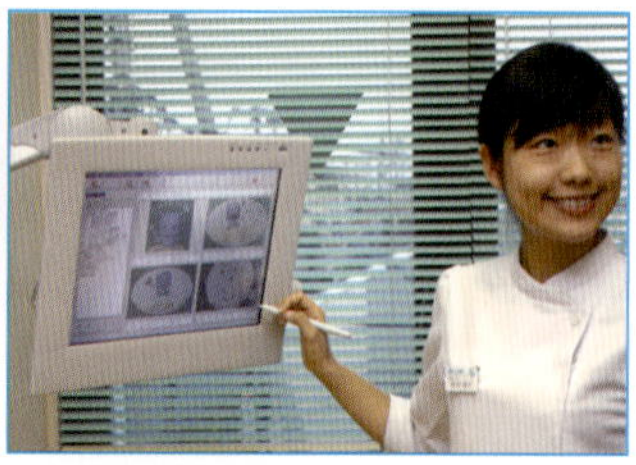

お絵描き機能で描いたイラストも混ぜ、さまざまな画像を組み合わせてストーリーづくり。「紙芝居感覚で説明すると患者様も楽しんでくれます」と長谷川歯科衛生士。

スタッフの声

歯科衛生士：長谷川良子さん

ビジュアルマックスを一番使うのは初診時のコンサルテーション。あとは歯周病に関する術前・術後、プラークの磨き残しの確認、治療の経過観察の確認など。ビジュアルマックスで作って必ず患者様に渡しているのは治療計画書とレポートです。ソフトも進化しているので、その分私たちの診療のレベルも患者様の理解のレベルも上がっていますね。

歯科衛生士：今寺麻友さん

院長と一緒に初めてビジュアルマックスを見た時、「こんなシステムがあったらいいな」と言いました。そうしたら入ってきました(笑)。それからは患者様との会話が俄然楽しくなりました。最初は歯科衛生士の独占システムでしたが、最近はドクターもフルに活用していますね。私の場合最近では唾液検査時の活用が多くなりました。

医院データ

医療法人星友会　星野歯科駒沢クリニック
Hoshino Dental Komazawa Clinic
院長：星野 元先生　スタッフ数：Dr.4名・歯科衛生士5名・助手3名
ユニット数：8units　(※前回取材時：Dr.3名・歯科衛生士3名・助手3名・5units)
東京都世田谷区

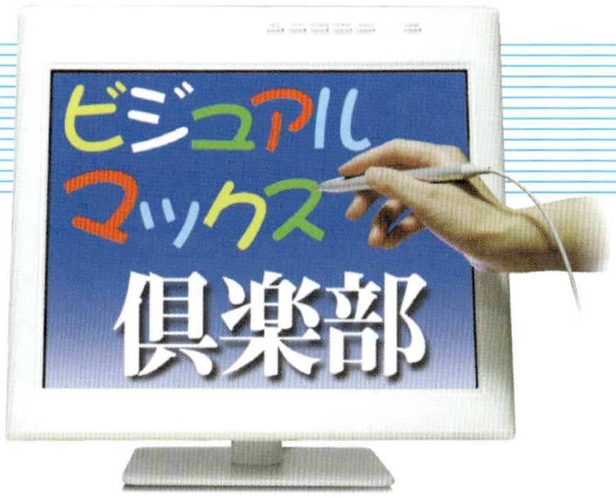

0602us

制作・発行 メディア株式会社
〒113-0033 東京都文京区本郷 2-15-13
Tel.03-5684-2510(代表)

大阪府東大阪市
医療法人 晴和会・うしくぼ歯科
牛窪　敏博 院長

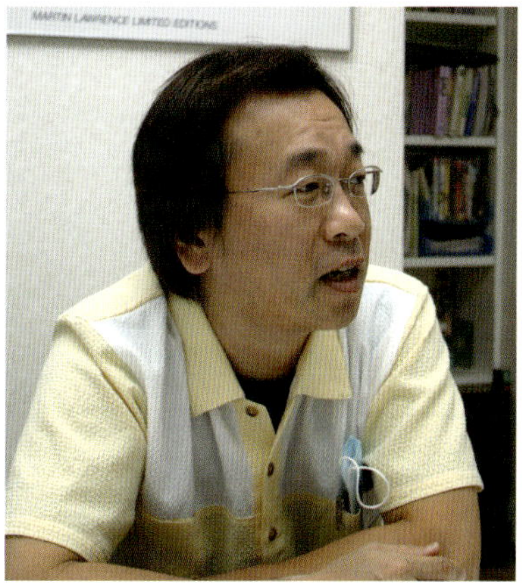

「ビジュアルマックスを導入後3カ月で自費率が跳ね上がった。自分の考えている治療が患者様に伝わりやすくなったという証明と言えるのではないか」と牛窪院長。

基本がしっかりしているから患者様にもスタッフにも伝わるものが大きいビジュアルマックス。自費率の上昇はこれが原因としか考えられない。

今回は、東大阪市の住宅地で開業されているうしくぼ歯科医院にお伺いしました。こちらでは牛窪敏博院長と4人の勤務医とがそれぞれの専門分野(歯内療法、歯周治療、補綴治療、予防歯科)で患者様を担当する診療サービスを提供しています。
新たにビジュアルマックスを導入したことで、**自費率に顕著な変化**が現れ始めたとのことでした。

保険治療にも専門的な治療技術で対応していく

牛窪院長は診療理念として、“自分たち歯科医師自身が本当に受けたいと考える治療を患者様に提供し、そのための環境づくりを常に創造すること”を掲げられています。

「保険だからどう、自費だからしっかりやるというスタンスではありません。保険治療でも専門的な治療技術で対応していくというポリシーです。一人のドクターがGPとしてすべてをこなすのではなく、アメリカで定着しているような、専門性を打出した診療所こそ歯科医院のあるべき姿だと私は思うのです」

その実践として、専門医を配置し治療を進める一方、専門性をチーム医療として展開する上で欠かせないスタッフ教育にも大変力を注いでこられました。さらに2003年にはISO9001を取得され、診療環境や医院運営の品質管理という側面からも、患者様に最良の治療を提供する体制を整えられています。

順番を飛ばさない。一歩一歩積み上げていく

牛窪院長はこの診療理念を実現させるために“今ある一歩を確実に、そして今日の一歩よりも明日の一歩を”という経営理念を掲げておられます。

この理念の実践として、例えば、「滅菌」。患者様の口に触れるものは全て高圧蒸気滅菌、ガス滅菌を実施。また、症例によっては歯科用マイクロCTや医科用ヘリカルCT(系列の日本先進技術歯科センターに配備)で撮影して、3次元レベルでの診断を行う。

「私の専門はエンド。エンドは歯科診療の基礎工事としてとても大事な部分です。基本と原則を大切にし、一歩一歩突きつめ、積み上げていく。うちの運営手法やクオリティコントロールは、私がエンドを専門にやってきたことの影響を受けているかもしれませんね」。

高度な医院運営や新しいものの導入にはコストがかかる そのコストは自費診療比率の引き上げで回収

しかし、滅菌、先端設備の充実といった高度な医院運営や、スタッフ教育の強化も、大きなコストがかかります。特にスタッフ教育では、業域があまり明確ではない歯科助手の皆さんが誇りを持って仕事ができるよう「インフォームド・カウンセラー」という呼び名を商標登録し、患者様とドクターとの架け橋になる「職制」の実現をめざした教育をスタートさせました。しかしながらこういった医院運営や新しいシステムの立ち上げには驚くほどのコストを要します。

「こうしたコストをどこで吸収していくのか。これを保険診療のみで解決することはなかなか難しい。となればやはり自費診療の比率を上げていかざるを得ない。そこで可能性を感じたツールとして導入したのがビジュアルマックスです」。

裏面に続く→

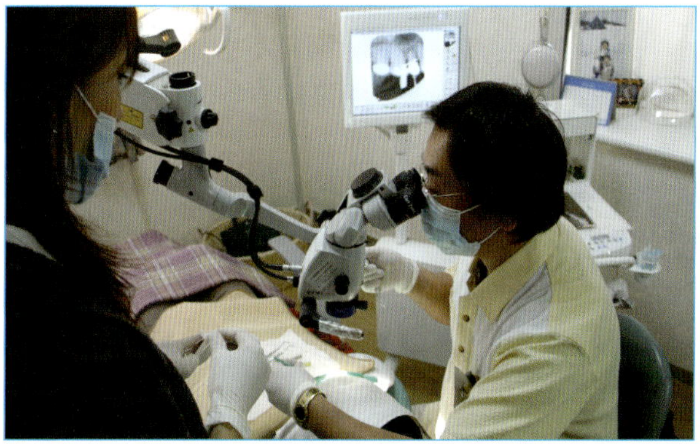

マイクロスコープを使っての根管治療。
ビジュアルマックスはチーム医療の必需品になった。

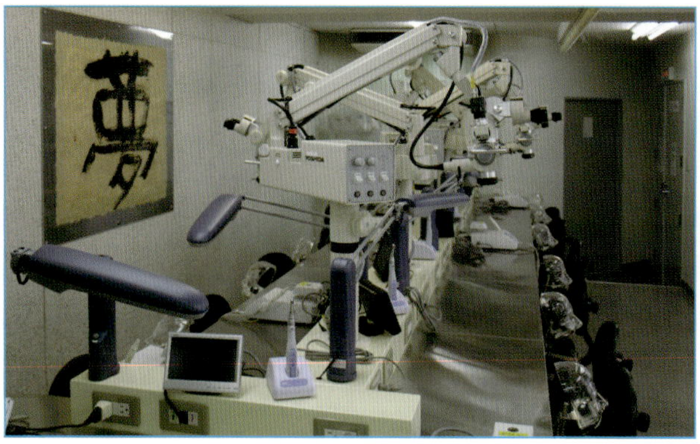

技術研修のための設備機器も完備　ユーズ歯科診療所。(難波)

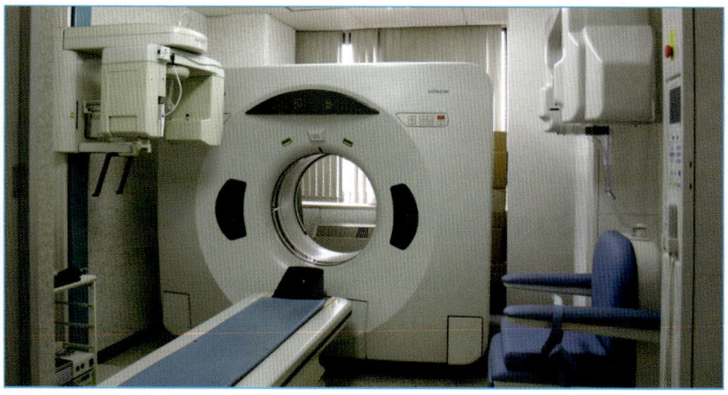

難波のユーズ歯科診療所には医科用ヘリカルCTスキャナ、デジタルパノラマレントゲン装置、3次元画像撮影システム3DX(デジタル3次元画像撮影装置)を完備。(難波)

ビジュアルマックス導入後3カ月で 自費率が30%以上もアップ

うしくぼ歯科では、かつてはパワーポイントで症例をまとめ、それをパソコンの画面で患者様にお見せしてきたので、画像コミュニケーションの効果は既に実感されていました。いわば画像コミュニケーションのスペシャリストが、パワーアップのために選んだツールがビジュアルマックスだったのです。

「ビジュアルマックスの強味は何といっても、「取扱い易さ」。患者様の症例写真を撮影と同時に取り込み、同時に見せて、リアルタイムで説明することが可能となったこと。画像に慣れているうちの患者様も、レスポンスの早さ、大写しで表現される画像の迫力にビックリ。さらに、比較画像の解り易さと説得力に皆ついうなずいてしまう。この一連の流れが短時間で患者様の理解や納得につながり、自費を選択される比率が明らかに増加しています。狙いはズバリ的中しました。自費率は変動要素が大きいので、これが絶対的な数値とは言い切れませんが、導入してわずか3カ月で自費率49%という数字が出たのにはビックリしました。それまではずっと10～20%を推移していたのですから…」

その結果、保険診療も増額基調を維持しながら、自費率が急上昇し、総診療収入が増加するという結果につながっています。

なるほど「これは使えるいける!!」 ビジュアルマックスの大きな効果

導入して日が浅いにも関わらず、「これはいける」と感じたことを牛窪院長は次のようにまとめてくださいました。

- **導入後、短期間で予想以上に自費率が急上昇した。**
- **撮った写真をすぐに患者様にご覧いただけるという基本機能がとにかく素晴らしい。**
- **見積書作成スピードと仕上がりの良さ。患者様に対する説得力が大きく、これにより自費の成約率が非常に高くなった。**
- **デジタルレントゲン・電子カルテおよびビジュアルマックスとのシームレスな連携(院内デジタル化)が実現。その結果として、フィルム代・現像液代も不要となり、デジタル加算と相殺すれば導入コストの大部分を吸収出来る。**
- **初めから全てのユニットに設置したために、使い勝手の良さや患者様への説得力は想像以上**
- **タッチペンは便利、落書きも楽しい。場所柄子どもが多く、みんな大喜び。プリクラ感覚の利用で評判は上々**
- **導入後は院内の雰囲気が以前より増して明るく楽しいものとなり、スタッフのモチベーションも更に向上した。**
- **多くの患者様が撮影した瞬間に、大写しされる画像に感激！思わず「進んでますねぇ」。**

「実は、まだ基本機能さえも十分に使いきれていない段階。活用法のマニュアル化作業はまだ完了していません。それでも効果を実感している。現状は、エンド治療ではレントゲンのデジタル画像を写し出しドクターが主に使い、補綴治療や予防コンサルティングの場面ではスタッフが主に使っている。歯科助手が3人いますが、インフォームド・カウンセラーとして早く独り立ちして欲しいので、ビジュアルマックスの使用を早い時期に日常業務の中に標準化して組み込んでいこうと思っています」。

これからがもっと楽しみなビジュアルマックス

牛窪院長がうしくぼ歯科医院で診療に当たるのは火曜日と水曜日の週2日間です。月・木・金は難波のユーズ歯科診療所(日本先進技術歯科センター)を活動拠点とされています。東大阪のうしくぼ歯科医院では保険診療中心の地域密着型、難波の診療所では自費診療にシフトした高度先進歯科医療を展開しています。

「一番やりたいのはエンド。専門としての根管治療」とおっしゃる牛窪院長が、今後も更に力を入れていこうとしているのは①学術および技術の研鑽 ②教育研修(歯科医師・歯科技工士・歯科衛生士それぞれを対象) ③設備の充実です。根底には"保険治療でも専門的な治療技術で対応していく"という気概が貫かれています。

そんな牛窪院長にとってビジュアルマックスは「思っていた以上に使えるシステムだなという感触を持っている。技術指導を含む教育研修にも利用できそうですね。基本構造がしっかりと出来上がっているだけに、活用していくと想定外の効用を生み出していく。ビジュアルマックスは奥が深くて面白い。これからが楽しみです」。

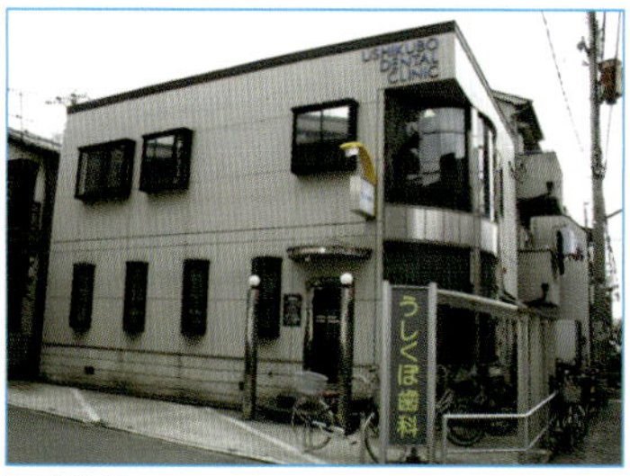

医院全景

医院データ

医療法人　晴和会・うしくぼ歯科 Ushikubo Dental Clinic
院長：牛窪 敏博先生
スタッフ数：Dr.4名　歯科助手4名、歯科衛生士5名、受付2名
ユニット数：8units
大阪府東大阪市

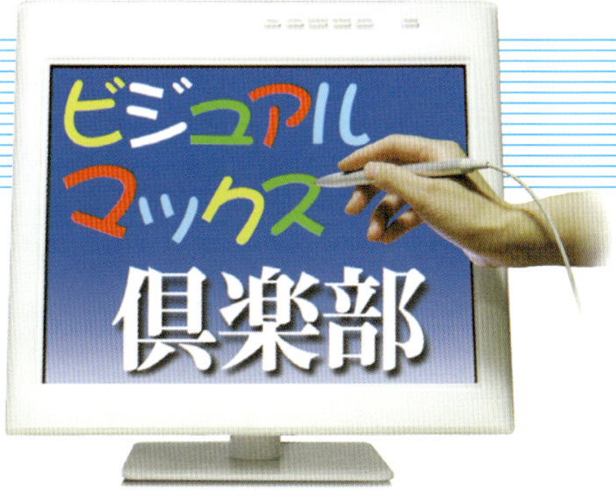

0602te

制作・発行 メディア株式会社
〒113-0033 東京都文京区本郷 2-15-13
Tel.03-5684-2510(代表)

兵庫県姫路市
てらだ歯科クリニック
寺田　昌平 院長

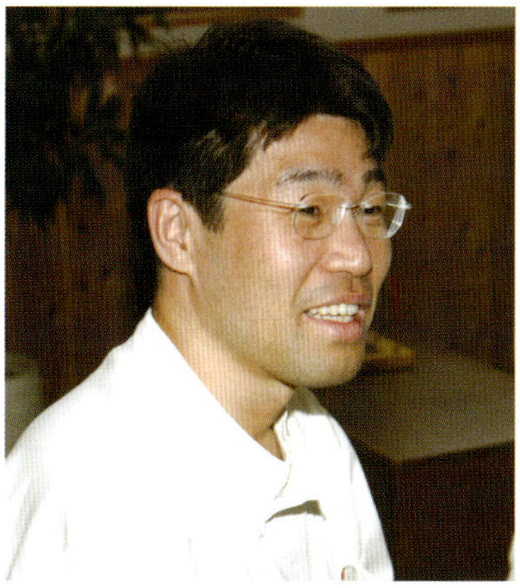

開業して8年。
院内LANを構築して、理想の診療所づくりに邁進する寺田昌平院長。

「健康を守り育てる診療室」として コミュニケーションツールを何より重視。

てらだ歯科クリニックは、姫路市の南部に位置する郊外の住宅地域で、歯科医師用ユニット4台と歯科衛生士用ユニット2台を配して、予防をベースとした診療活動を展開しています。院長の寺田昌平先生は、「健康を守り育てる診療室」を実践理念とした医院運営を進めています。そしてこの理念の一層の具現化をめざし、平成16年8月に院内ＬＡＮの整備と併せてビジュアルマックスを導入されました。

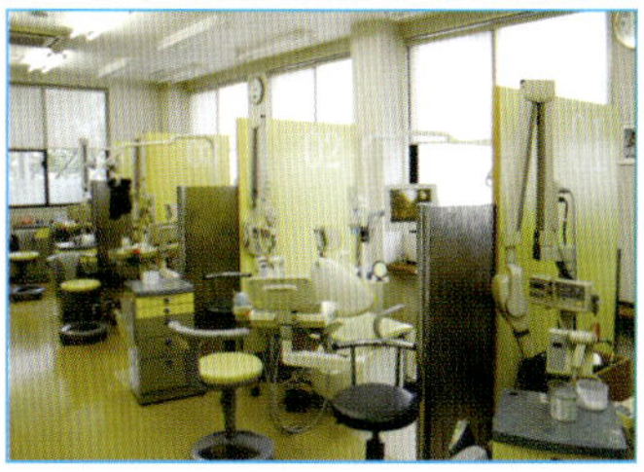

4台のユニットを配備した一般診療室。

自負が根底からくずれたアンケート結果

ビジュアルマックスを導入する契機となったのは、患者様を対象に実施したアンケート調査の結果によるものでした。「健康を守り育てる診療室」の実践では、患者様に対する説明精度が極めて重要であると認識されている寺田院長は、患者様に対して解り易い表現で懇切丁寧に説明を行うよう心がけてこられました。また、開業以来、患者様の数もずっと増え続けていたので「うちの患者様は、私たちの説明を十分に納得されて治療を受けておられる」という自負もありその成果の確認も兼ね、アンケート調査を実施されたのです。

ところが驚くことに「実は、患者様にはほとんど何も伝わっていないことが判明しました。あんなに一所懸命説明しても伝わっていないのか。我々の説明とは一体何だったのか…と、愕然としてしまいました」

そこで、デジタルX線装置の導入と同時に、説明精度を上げるためのキーツールとしてビジュアルマックスの導入を決断されました。このデジタル化により、ビジュアルマックスを全てのチェアに配置し、電子カルテ・予約管理・画像管理(口腔内写真・X線画像)・説明資料管理などをすべて院内LANでリンクさせた環境が整いました。寺田先生はこれを、「健康を守り育てる診療室」という実践理念に基づき、①患者様に対する説明の精度を上げること ②スタッフ間のチームワークをより機能的なものとすること ③患者様からの共感を得られる診療の流れを構築すること等を狙った、医院運営の基幹システムとして位置付けされました。

患者様を育てるという診療所づくりに舵を向ける

現在、1日の平均来院患者数は60人程度。自費診療と保険診療の比率は概ね1対9。予防を基調とした診療活動のためこの比率は開業時から余り変化せず診療収入総額は増え続けています。特に、ビジュアルマックスを導入してからは、新患数の増加を確かな手応えとして実感されているとのことです。

「この地域は歯科医院が多い激戦区ですが、差別策を打出すということは考えていません。頭にあるのは我々の診療理念に共感して来院される患者様を応援していくこと。そのためにこれからは、情報を発信し続け、患者様を育てていくことが必要だと考えます。いわば狩猟型から農耕型の診療室への移行です。ビジュアルマックスの導入は、我々の理念を確実に実践していくために最も効果的な戦力であり、また患者様の利益を考えてもこの投資は確実に実りあるものになると考えたからです」。

裏面に続く→

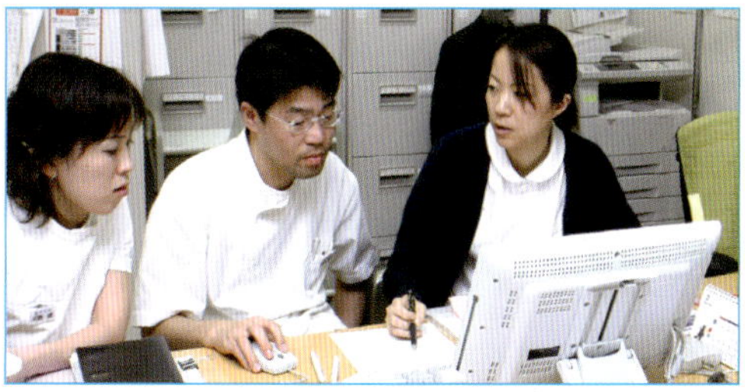

経過観察検討会。スタッフ間のコミュニケーションにも不可欠となったビジュアルマックス。

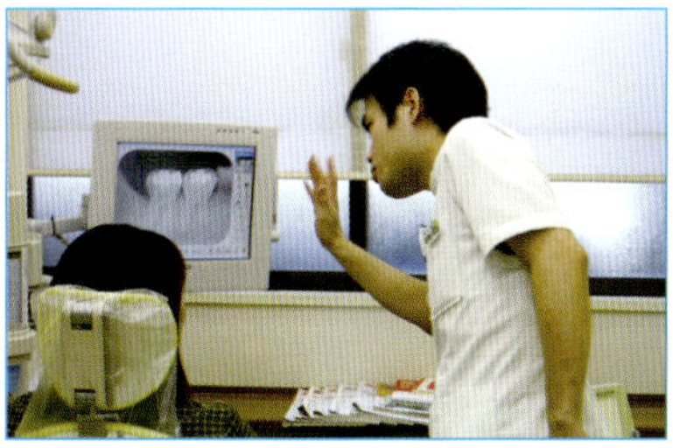

患者コミュニケーションを改善したビジュアルマックス。

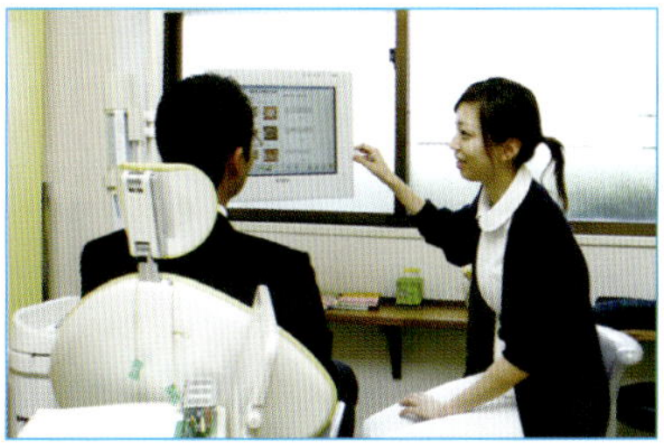

予防歯科専用ルームでのカウンセリング風景。

歯科医師チーム、ビジュアルマックスを語る

てらだ歯科クリニックにおいては、スタッフだけでなく総勢5人の歯科医師も毎日フルにビジュアルマックスを活用しています。そこで今回は歯科医師の皆様のご意見やご感想をいくつかご紹介します。

◆中藤先生……………………………………………………

自分なりに一所懸命説明したのに、患者様には何も伝わっていない場面がとても多かった。小さなデンタル写真や模型で説明しても、何も伝わっていなかったのです。それが、ビジュアルマックスの導入で大写しの画像を使って説明できるようになった結果、患者様の関心も全く違ってきました。

ミラーを使って説明するのと、ビジュアルマックスに映し出された画像を患者様と共通の視点で一緒に観ながら説明をするのでは全く理解の度合いが違います。患者様と同じ目線で説明や対話ができるのがとても素晴らしいですね。

◆平野先生……………………………………………………

画面を観ながら主訴部位以外でも「先生これ何ですか？」とよく質問されます。治療を受けているという受身の姿勢から自らも治療に参加して一緒に治していこうという意識が患者様に芽生えてきました。特に子ども達は、タッチペンの使い方もよく知っていて自分の画像をいじりながら「先生、きょうはどの歯を治してくれる？」「右から３番目！」「大きな画で見せて!!」という調子。自然と参加型の診療スタイルになり、とても楽しいですよ。

◆岩野先生……………………………………………………

うちの歯科衛生士は規格化された口腔内写真をとても上手に撮ってくれます。ビジュアルマックスはそれを拡大・トリミング・比較画像など色々な見せ方ができる。さらにその写真を治療計画書に添付してプリントアウトしてお渡しすることで、伝わり方や理解の度合いがより強まる。また、ビジュアルマックスには規格写真を後になってからでも確認できる便利さがある。患者様が横にいなければ確認できなかったことがいつでも確認できるようになった。こうしたことがさまざまな波及効果を生み、それが診療の質の向上にも結びついていると思う。

うちの歯科衛生士はなぜあんなに楽しそうにビジュアルマックスを使っているのだろうと傍から眺めていました。しかし、実際に自分で使ってみるとすぐに扱いやすさや楽しさを体感することができ、彼女達の気持ちが理解できた。使い勝手のよさということがこのシステムの最大の強味なのだと思う。

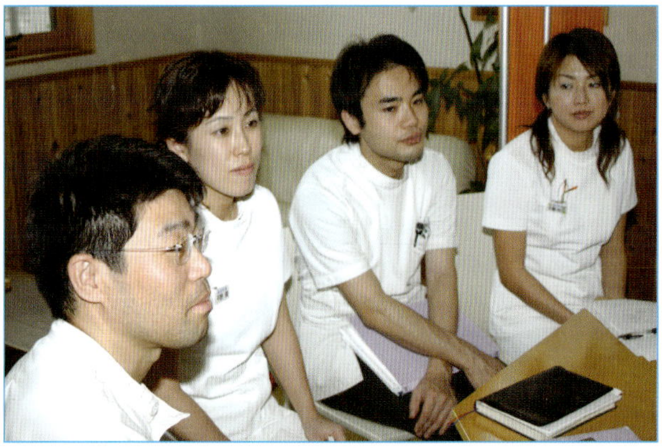

左から寺田院長、平野先生、岩野先生、中藤先生。

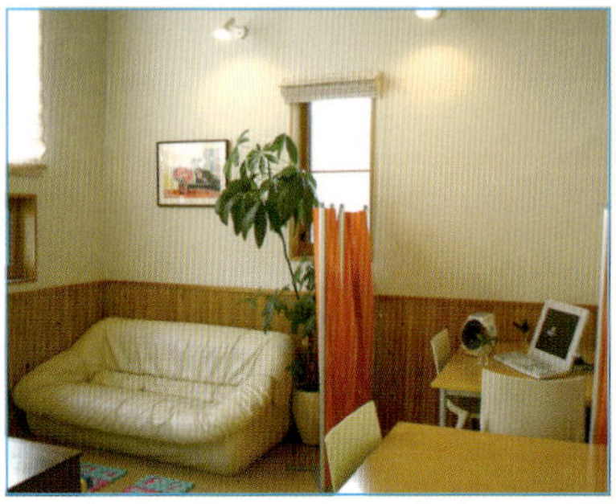

吹き抜け構造の素晴らしく伸びやかな空間に、ビジュアルマックスのあるカウンセリングコーナー（右）と子供用プレイゾーン（左）。

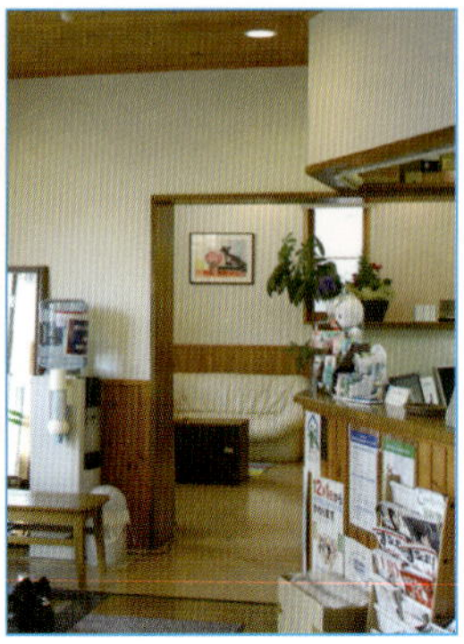

建物はバリアフリー設計。

◆寺田院長……………………………………………………

ドクターとスタッフ間での「情報の共有化」がとても円滑に進むようになった。写真を介在させるのでお互いに確認し、認識のズレを極小化させた対話が可能となった。患者様が帰られた後でも経過観察の検討が行える。こういった日常業務の流れが標準化されてきたことに大きな意義がある。「治療の経過」を大写しで表現することが可能となったことにより、「治療の質」も患者様に大きく明確に呈示されるようになる。この相互作用が我々の臨床レベルを向上させていくことに大きく貢献してくれる。使ってこそ体感できる素晴らしい効果をさまざまな場面で実感している。

「健康を守り育てる診療室」という理念を実現するツールとして、ビジュアルマックスはもはや医院運営に無くてはならない基幹システムとして定着している。

毎日少しずつでもいいから、一歩ずつ着実な歩みで・・・・

院内LANシステムの構築に続き、寺田院長が取組んだのは、「ミーティングの重視」と「ホームページの開設」です。

「私のやりたい診療は一人だけではできません。スタッフが緊密に連係したチームプレーで展開していくスタイルです。そこでスタッフ間のコミュニケーションを密に図るために昼食前のミーティングや目的や状況に応じたいくつかのミーティングを標準化しました。

またホームページは、患者様に私達の考え方や診療の内容をあらかじめ知っていただける窓口と位置付けて開設しました」。

院内LAN・ビジュアルマックス・ミーティングの重視、そしてホームページの開設・・・・患者様を守り育てていこうという診療室の土壌づくりは着々と具現化されています。

「大事なことは、自分たちがやろうとすることを、患者様に理解していただきながら抵抗無く喜びをもって受け入れていただくこと。毎日反省して、一つでもいいから変化を起こして、一歩ずつ着実な歩みで、この診療室に通ってよかったと喜んでいただけるような診療室にしていきたいのです」。

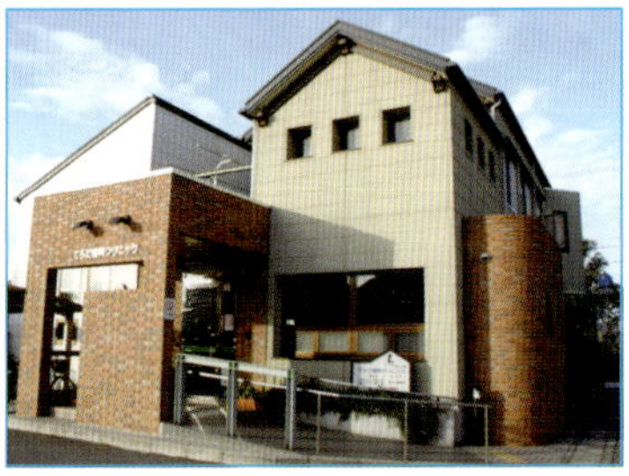

てらだ歯科クリニック外観

医院データ

てらだ歯科クリニック　Terada Dental Clinic
院長：寺田昌平 先生
スタッフ数：Dr.5名・歯科助手２名・歯科衛生士９名・受付２名
ユニット数：6 units
兵庫県姫路市

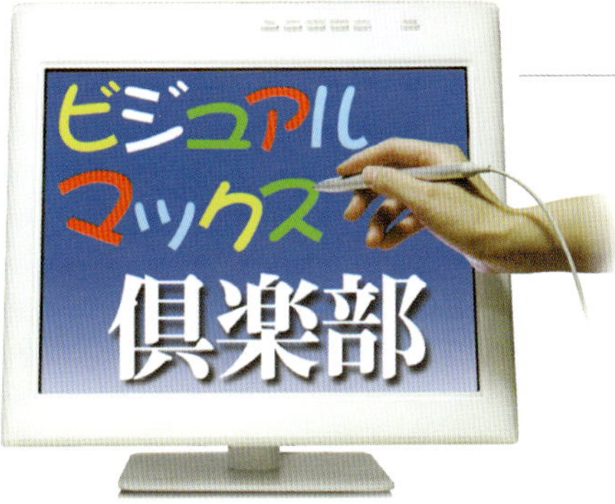

0604yo

制作・発行 メディア株式会社
〒113-0033 東京都文京区本郷2-15-13
TEL. 03-5684-2510(代表)

ビジュアルマックスが弾みをつけた医療維新のダイナミックな新展開。

チーム医療による地域への貢献。ビジュアルマックスで大学病院との連携に着手。

熊本県で系列3医院を統括する徳治会グループの本拠地でもある吉永歯科医院では、2005年10月より、系列3医院にビジュアルマックスと電子カルテを配備。X線のデジタル化と併せてそれぞれ院内LANを構築し、さらにADSL回線を利用して各医院の電子カルテとビジュアルマックスをリンクさせて運用するシステムを導入しました。「徳治会を通して私が進めてきたのは色々な意味での医療維新。ビジュアルマックスはそれを具現する新たなキーシステムとして導入したもの」とおっしゃる院長の吉永修先生に、導入後の経過報告、さらには今後のビジョンをお伺いしました。

熊本県宇城市　医療法人社団・徳治会　吉永歯科医院　吉永 修 院長

「自らと周りへの貢献」を原点に永続的な医療維新を……。

吉永先生が進める医療維新は、理想とする治療サービスを100パーセント実現するには何が必要かを「宿題」として見つけ、その答えを出しながら前に進み、そこからまた新たな宿題を見つけて答えを出していくことを、吉永先生一代限りではなく、組織として永続して実践していこうというもの。「患者様に一番いい治療は何か、地域に本当に必要な医療サービスは何かを、究め続けるということです」

目的意識としては、予知性の高い歯科診療を追究し、地域の人々の歯科意識を高めていくこと。特に注力されているのは、インプラント治療、矯正治療期間の短縮、P総診を応用した長期管理（予防）型診療など。体制づくりでは小児から寝たきりの方まで治療・ケアできるシステムを整え、訪問診療への真摯な取り組みは、地域の人々に広く知られるところです。

「患者様が幸せにならなければ我々も幸せになれない。我々が幸せにならなければ患者様も幸せになれない。だから、まず自分自身を人間的にも医療人としても高め続けなければなりません。同時にそのような人材も育成していく。一言でいえば“自らと周りへの貢献”。それが医療維新の原点としているところです」。その新たなステップアップのために導入したのがビジュアルマックスだと言います。

ビジュアルマックスを使い出してから患者様の反応がぐっと前向きに。

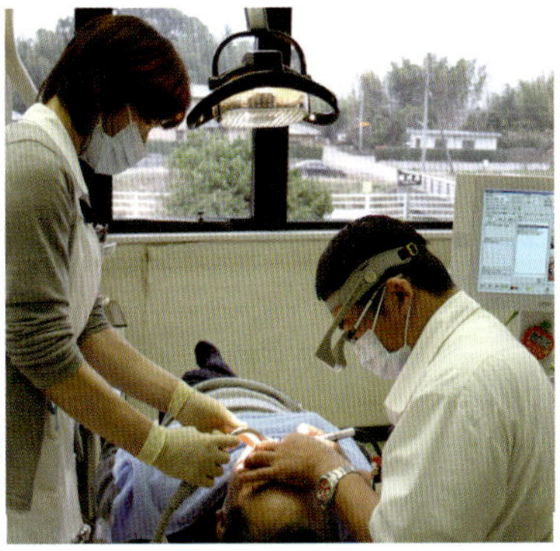
「ビジュアルマックスは患者様との相互理解をどんどん深めてくれる」と、吉永先生と中山副院長。

吉永歯科医院では、計9台のチェアサイドすべてにビジュアルマックスを配備。初診に限らず診療中はずっと使うというスタイル。まず歯科衛生士さんが画像を使いながら説明し、ドクターはドクターの観点から患者様とのコミュニケーションにビジュアルマックスを活用しています。

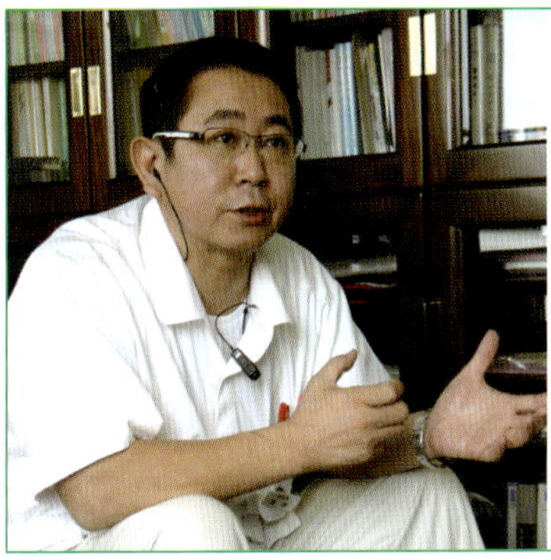
「ビジュアルマックスの導入は単に患者コミュニケーションシステムとしてではなく、我々の今後の医療維新に欠かせないシステムになると直感して決断したのです」と吉永修院長。

「以前から写真をよく撮り、また3年前からスタッフ全員がパソコンを習ってきたこともあり、特別なトレーニング期間も設けず、スタッフもドクターも翌日からビジュアルマックスを使っています。ほとんどタッチペン操作だけで扱えますから本当に楽ですね」と中山節子副院長。スタッフのリーダーとして抜擢された歯科衛生士さんです。そして4カ月使ってみて次のような変化を特に感じると言います。

- 患者様の治療に対する姿勢と反応がとても前向きになってきたこと。
- スタッフと患者様とがよく話し込むようになり、更に良好なコミュニケーションが実現したこと。
- 自由診療や予防歯科に対する患者様の理解が格段に高まっていること。

「患者様のご要望には可能な限りお応えするというのがうちの姿勢ですが、ビジュアルマックスを使い出してから、とにかく患者様の反応が前向きになってきました。説明責任を果たすという義務感よりもずっと踏み込んだ相互理解がその場で生まれるのです。それはビジュアルマックスがお互いのストレスや不安をものすごく解消してくれるからではないかと思うのです」。

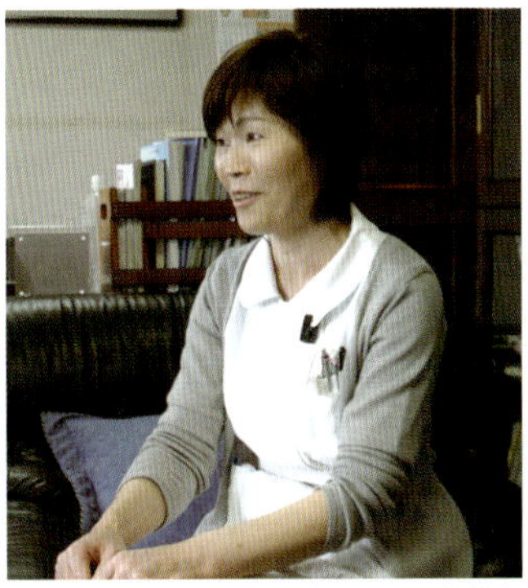
「ビジュアルマックスには扱いやすさを超えた力を感じます」と中山節子副院長。

裏面に続く⇒

使ってはじめて分かった 想定外のビジュアルマックス効果。

「副院長の話は、ビジュアルマックスの基本機能が期待通りの効果を上げ始めたなということ。**P総診を応用した長期管理型診療などめざましく増加しています。**（グラフ参照）しかしそれは想定内のこと。実は考えてもいなかった効用を私は感じています」と吉永先生。

「ビジュアルマックスの導入（平成17年10月末）以降、明らかにOJT※の時間が短縮されました。その結果、スタッフに時間的なゆとりができ、自主的に勉強していこうという意識が生まれ、スタッフ教育がスムーズにいくようになってきました。これは全く想定外のことで驚いています。おそらくメディアの開発者スタッフも考えてはいなかったと思います。ビジュアルマックスには情報共有やスタッフ教育にこのように作用する力があることを実感しました。面白いですよ」。

※OJT（on the job training）職場内教育
社員教育方法の1つで、実際の仕事を通じて、必要な技術、能力、知識、あるいは態度や価値観などを身に付けさせる教育訓練。

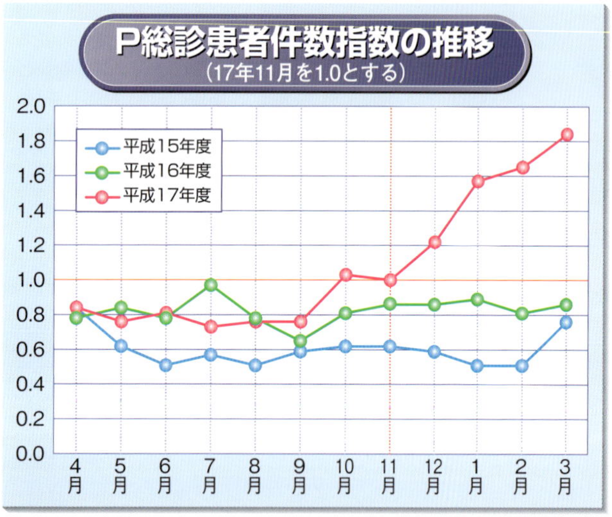

ビジュアルマックスを介して 大学病院との連携を。

吉永先生の医療維新には、医療人としての心構えに基づいたチーム医療による地域貢献ということが強く貫かれています。「一つの所で何もかもやろうとしてもなかなかできません。だから同じ志を持つドクター、スタッフ、関連機関が皆で手分けしていい方向を見つけていく。これが基本的な考え方です」

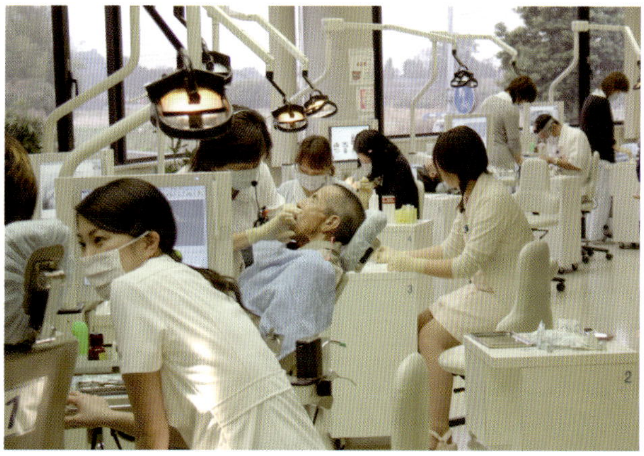
明るく広々としたメイン診療室は、ユニットすべてにビジュアルマックスを配備。

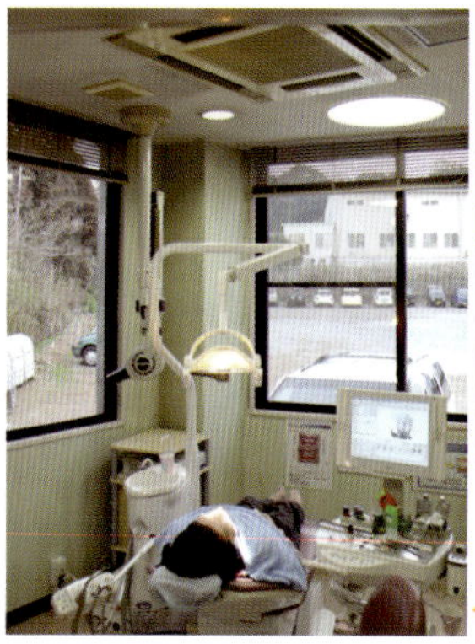
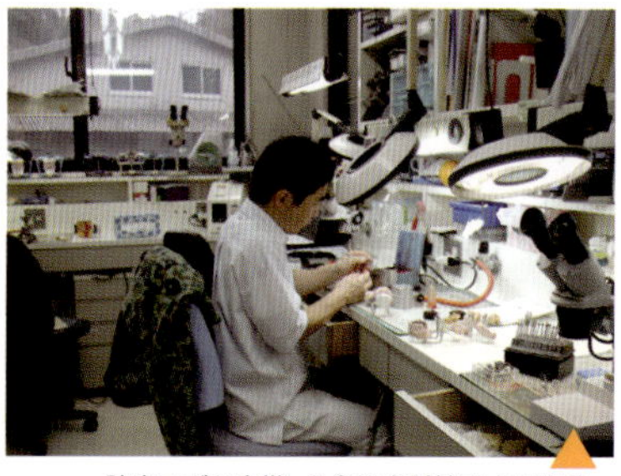
院内ラボも完備。8名の歯科技工士を配置。

高度なオペを行う特別診療室（個室）。

そしてさまざまな構想の中で、現在、特に大きな宿題として取り組んでおられるのが「大学病院との連携」です。ビジュアルマックスの導入はその具現化を視野に入れたもので、相互に配備したビジュアルマックスを仲介システムとして、画像データの交信によって“スピード・情報精度・診療品質”3拍子そろったチーム医療を展開しようというものです。

「今後、色々な構想を広げていこうと思っていますが、日本の歯科でこれまで手が付けられてこなかったのが“学術との連携”です。しかし患者様に対する責任を全うできる診療の質とサービスを提供する体制づくりとして、大学病院とのコラボレーションをずっと望んできました。ただそのためのツールがなかった。それがビジュアルマックスを知り、メディアさんの対応能力を知ることで、その具現化に着手したのです」

大学と開業医とがそれぞれの存在価値を明確にしていく。そして、その両者の中間的な機関を構築して臨床研修の成果を上げていく。構想の方向性はすでに具体的に見えてきました。

「私は更に、それにスタディグループとの連携もからめていこうと思っています（吉永先生は熊本SJCD会長も務める）。ビジュアルマックスをキーシステムとしてどのように展開できるか大変楽しみです」。

1日たりともムダにはできない。

吉永先生は意欲的に医療維新を追究し続けていくことで、歯科臨床の重要性、医療人としての使命、人材の育成など取り組むべき重要な宿題はむしろ増え続けていると言います。

「大きいところが生き残るのではなく、あらゆる環境に対応できるところが生き残るのです。その具現化の途をビジュアルマックスは示してくれました。次の世代に引き渡す体制づくりのために、1日たりともムダには過ごせないのですよ」。

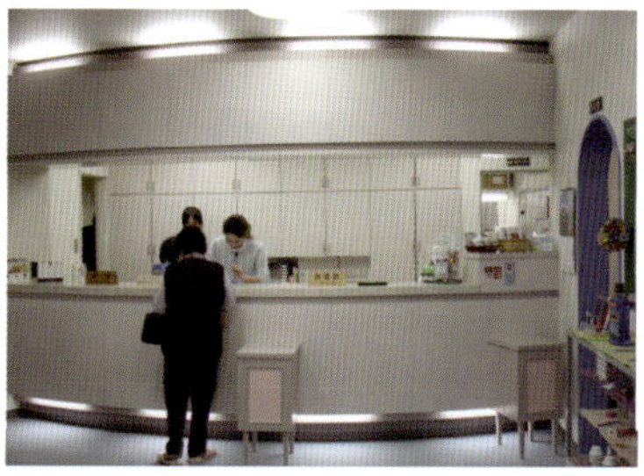
モダンで清潔な受付。バリアフリー設計、マッサージチェア、ミネラルウォーターのサービスなど、待合室のホスピタリティの追究も実にきめ細やか。

Clinic Data

吉永歯科医院 Yoshinaga Dental Clinic
院　　長：吉永 修 先生
スタッフ数：<外来診療科>Dr.4名・歯科衛生士8名・歯科技工士8名・歯科助手2名・受付3名
ユニット数：9units
熊本県宇城市

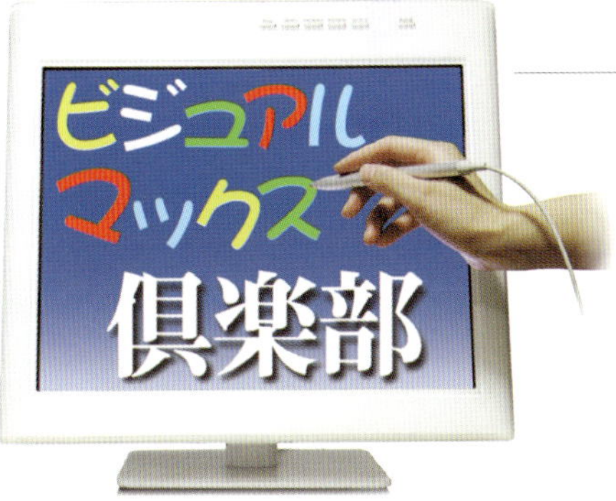

0610wa

ビジュアルマックスは患者様の歴史と感動と笑顔を創ってくれる。

丹波の山あいながら、半径50メートル以内に4軒、町内に都合10軒の歯科医院がひしめく激戦区で、"人が輝く医院づくり"を進め、スタッフも患者様も明るく輝いている歯医者さんと評判の「わく歯科医院」。和久雅彦院長は「当院がめざす"人が輝く医院づくり"において最も重要な役割を果たしているツールがビジュアルマックス」と言います。

制作・発行 メディア株式会社
〒113-0033 東京都文京区本郷2-15-13
TEL. 03-5684-2510(代表)

兵庫県丹波市　わく歯科医院　和久 雅彦 院長

"歯を診て人を見ない"を繰り返していた

和久院長は、病院の口腔外科勤務を経て、お父上の運営するクリニックで勤務され、1997年より院長に就任されました。

口腔外科出身の和久院長にとって、以前の関心ごとは「症例報告のための仕事」だったと言います。その結果という訳ではないのですが、スタッフとの弾んだ会話も無いままに、チェアで待つ患者様はふくれ面という場面も多く、そんな環境の中でひたすらスライド写真を撮りながら診療を進めるスタイルを「良し」とし、まるで笑顔が無い職場には、スタッフ間のもめごとも頻発していたそうです。

そんな日々が続く中、ある方から、「組織は責任者の顔がそのまま映し出されます。歯医者さんでも同じなのでは？」と指摘され、初めて自分自身と自分の医院の実態を振り返るようになりました。「私がやっていたのは、木を見て森を見ない、歯を診て人を見ない診療。ただ、ふんぞり返っていただけなのです」。

院長改革なくして、医院改革なし

「元凶は私自身でしたから、"院長改革なくして、医院改革なし"を改革のスタートとしました。しかし当時は、現在のように歯医者の経営意識の改革までを対象としたセミナーなど存在せず、仕方なく一般企業の経営者を対象としたセミナーに参加することにしました」

そのセミナーで知り合えた多くの企業経営者との交流の中から、「素晴らしい企業には必ず＜経営理念＞が存在する」ということを学び取ったと和久先生は言います。

これを契機に、自分が目指す医院とは何かを問いかけながら3年かけて練り上げたのが、『患者様、地域、ともに働く仲間の健康を通したしあわせづくり、ひとづくりを使命とする』という理念です。これを実践する心得として、「私たちは口を診るのではなく、こころを見、患者様の思いをかたちにできるよう努めます」と掲げています。

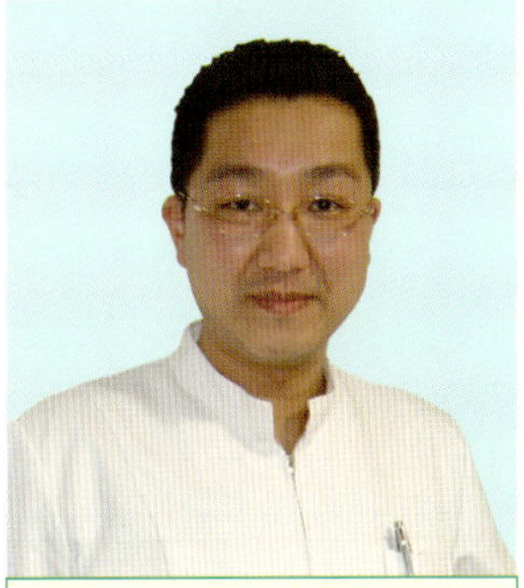
理念にもとづく医院改革に果敢に取り組む和久雅彦先生

診療方針では「**予防型歯科医院へのシフト**」を、スタッフワークでは「**"優秀な歯科衛生士より志のある歯科衛生士を！"という観点からの歯科衛生士の育成**」を柱として改革を進めてきました。

そして、わく歯科医院の大改革において「ビジュアルマックス」（平成15年10月導入）は改革を具体的に推進するための効果的なツールとして非常に重要な役割を果たしました。

わく歯科　七つの溢れる思い

- 来るだけで癒され、明るく元気をもらえる、皆の笑顔に溢れた医院
- 生涯健康な自分の歯を守って戴くための、正しい情報に溢れた医院
- 安全、清潔、快適で安心感に溢れた医院
- プロとしての誇りを持って、自らの意思で考え、行動する、自律的精神に溢れた医院
- 最高水準の医療を目指し、変化を恐れず、ともに学び成長し続ける向上心に溢れた医院
- 互いに足らざるを許し、補い、助け合うことのできる援助精神に溢れた医院
- すべての人に、できごとに、謙虚な気持ちで感謝し徳を積める、ありがとうに溢れた医院

スタッフも私もハマッてしまったビジュアルマックスのアミューズメント性

予防歯科を導入するに際し、和久院長は当初、徹底した詰め込み教育を進めたと言います。「これできっと医院が変われる！」「これで患者様がどんどん増える！」と。ところが、院内の空気は益々重いものとなってしまったのです。スタッフの潜在意識に"やらされ感"ばかりがつのり、それが徐々に増幅されてしまったからです。

この時「この状況を打破するためにどうしたらいいのだろうか?」と院内の全員で徹底的に話し合いを繰り返しおこなったのですが、「予防は楽しくなければ続かないのでは？」という素朴な疑問がスタッフからふと出てきたのです。

裏面に続く⇒

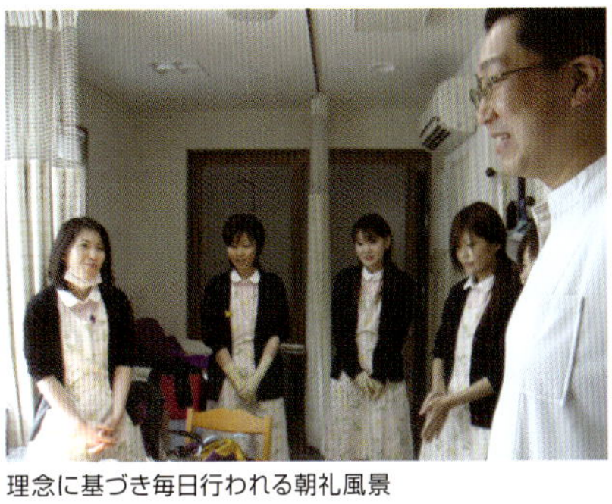
理念に基づき毎日行われる朝礼風景

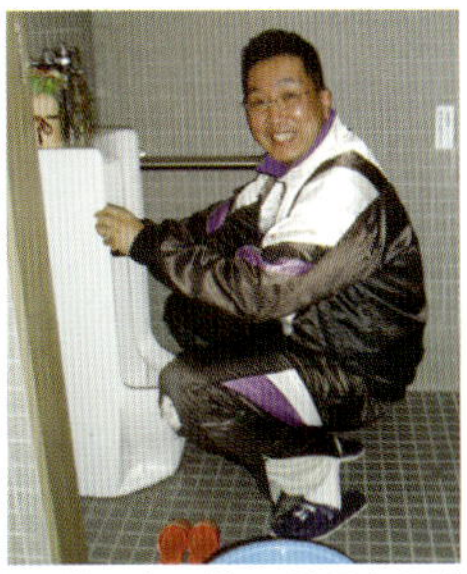
経営理念に従い、院長自らが楽しくトイレ掃除に励む姿

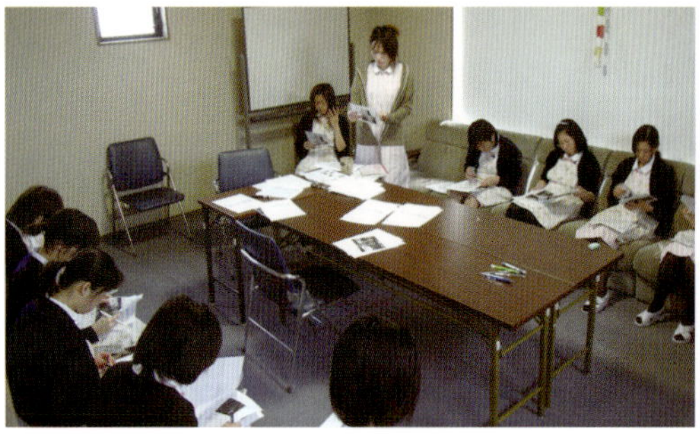
どんな些細なことでもミーティングの場で皆で
話合いを行い、決定していく

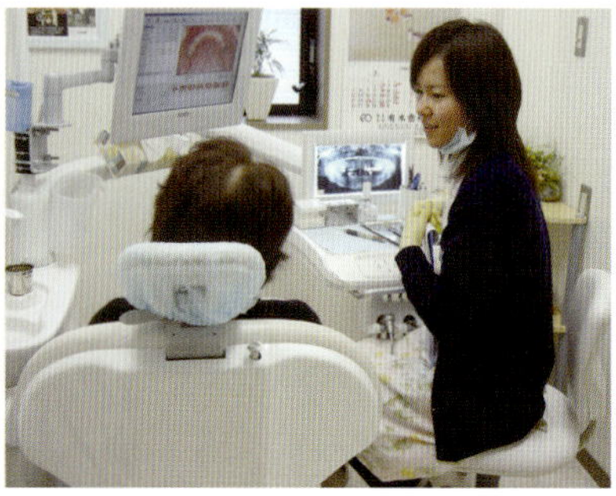
スタッフ自らモチベーション
ビジュアルマックスさえあれば、チェアーサイドがカウンセリングルーム

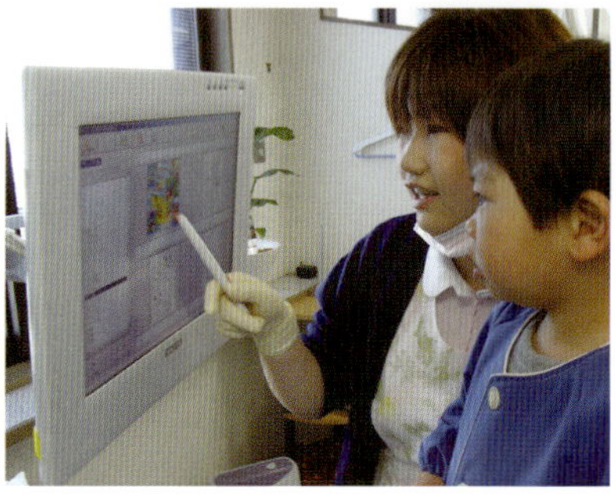
ビジュアルマックスのショー効果。小さな子供も
じっと画面を見つめてスタッフの説明を受ける

「このときの話し合いから生まれたのが“人が輝く歯科医院になろう”という合言葉です。患者様にとって歯科医院というのは“行きたくない場所”。だからこそ、患者様もスタッフも、そしてドクターも生き生きと輝いていくにはどうしたら良いのか？

わく歯科医院を、患者様が“行きたいと思うからやって来る場所”へ変えていくためにはどうしたら良いのか？ 皆でさまざま模索する中から見つけ出したのがビジュアルマックスだったのです」

ここで着目したのはビジュアルマックスが持つ「メチャメチャな面白さ」、つまり院内で患者様に対する「SHOW」を任せることが出来る程の機能と傑出したアミューズメント性でした。

「デモを受けた時スタッフも私も全員でその楽しさにハマッてしまいました。これは楽しい、メチャメチャ面白い、という確固とした認識を共有したのです」。

わく歯科医院での ビジュアルマックスの役割

導入して2年。和久院長はビジュアルマックスの役割を4つに分類して捉えています。

❶コンサルテーションツール：
ビジュアルマックスで初めて見る世界の感動。

合わせ鏡で得られる情報は本当にたかが知れていることが歴然とわかる。ものすごく大きな反応が得られる。

❷モチベーションツール：正しい情報の発信源として。

“サンプル集は医院の顔”という観点に立ち、患者様一人ひとりの歯の疾患が全身とどうつながっているか、さまざまな角度から情報を伝える。

❸アミューズメントツール：
自然とコミュニケーションが楽しくなる。

落書き、メモ書き、塗り絵も自在。患者様の個性や興味に合わせた楽しいコミュニケーションスタイルを作れる。

わく歯科医院の自費率の推移

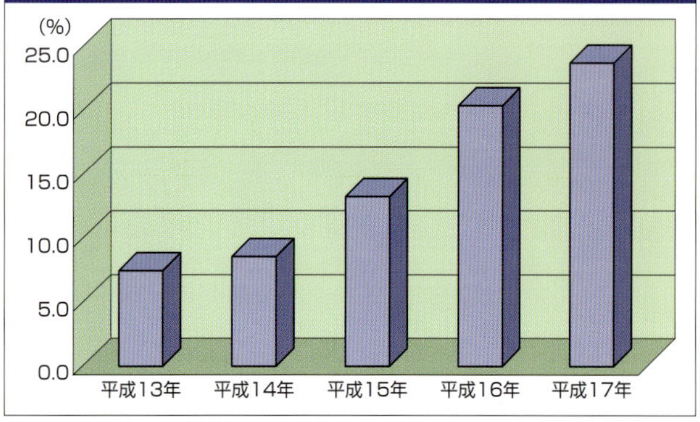

❹ファイリングツール：
デジタル一眼レフと小型デジカメを併用して画像を取り込み。

2年間でビジュアルマックスに収めた画像データは約4万枚。アナログスライド写真は小型デジカメで接写して取り込む。記録は歯科衛生士の血と汗の結晶。記録があるから具体的に比較・評価・激励ができる。

「使ってみて驚いているのは、コンサルテーションツールとしての威力。

ビジュアルマックスで初めて見る世界に患者様は大変驚く。一方医療チームには、コンサルテーションを通して自らの仕事の評価と向上心が喚起される。これが患者様の信頼感につながって受診意欲を顕在化させる。そしてアミューズメント性が“歯医者にしかない我が家のアルバム”という気分を育み、歯科医院を「行きたくない場所」から「行きたいと思うからやって来る場所」へ変えていく。ビジュアルアックスにはそういうパワーを強く感じます。患者様に見せたときの効果、扱いやすさ、楽しさということが本当によく考えられています」。

ヘルス・プロモーション診療とスタッフ育成

ビジュアルマックスをコアツールとした長期管理型医院に転身させた和久院長は、“医療技術の裏付けのあるヘルス・プロモーション診療”に取り組んでおられます。

「あくまで腕を磨いていくことが医師の務めと考えるからです。患者様に明確に示せる症例がなければ、どんな理念も空論にしかなりませんからね」

また、スタッフ採用と育成のための長期戦略の一環として、地元の高校の進路ガイダンスに講師として出かけていきます。「地域のつながりの中で、歯科衛生士の仕事の意義や素晴らしさを理解してもらうための、最適なステージだからです」。

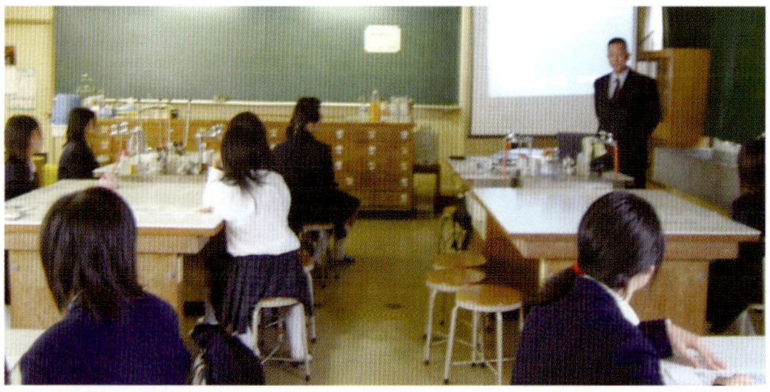
地元の高校での進路ガイダンス風景
和久院長が歯科衛生士の社会的な意義や将来に向けての夢を語る

わく歯科医院
院 長：和久 雅彦 先生　兵庫県丹波市

デジカメ使って13年。予防にシフトして6年。何としても患者様の歯を守りたい。

長野県松本市　医療法人 和合の里　小川歯科クリニック　小川 浩樹 院長

制作・発行 メディア株式会社　〒113-0033 東京都文京区本郷2-15-13　TEL. 03-5684-2510(代表)

長野県松本市は人口20万人強に対し歯科医院数120～130軒と言われる過密エリア。その中心街から南におよそ5キロの街道沿いに、2007年12月1日、医療法人 和合の里・小川歯科クリニックが総2階・総面積200坪という新拠点をオープン。開業13年の蓄積をベースに、格段にパワーアップされた予防診療とビジュアルマックスの関係を小川浩樹院長に伺いました。

1994年開業、デジカメ画像を使ったコミュニケーションで上々のスタート

小川院長は大学の口腔外科病院の勤務医を経て1994年に開業されました。以来一貫しているのは“患者様の幸せ”の追究です。

その実践として開業時から、“患者様には説明が大事”との観点から、デジカメ写真を使ったカウンセリングを行ってきました。最初は、デジカメで撮影してTVモニターに映し出し、ホワイトボード用のサインペンでモニター上に書き込みながら説明するという方式。自力で考案したスタイルでした。

「ビジュアルマックスと似てるでしょ？（笑）。ホワイトボード用のサインペンは拭けば消えますし…。それで、写真を撮ってきちんと説明してくれる歯医者という評判が広がり、開業から5～6年まですごく伸びて、上々の滑り出しでした」。

壁にぶち当たる 「予防」に道を見出す

好スタートを切った小川院長は次に、しっかり説明するというポリシーに加えて、もっと患者様を幸せにする歯科医療を提供しようと、歯周外科やインプラントなど新しい治療スキルを精力的に吸収しました。

しかしながら突然カベにぶち当たりました。患者様のために良かれと思う治療を実践し、一所懸命学んだ最先端の治療を行っても、なぜか患者様とうまくいかないケースが出てきたのです。原因を探っていくうちに膨らんできたのは、修復治療だけでは患者様の歯を助けられないのではないかという絶望感。出口が見つからずさまざま模索する中で、予防歯科を提唱する先生方との出会いにより、「目からウロコが落ちた」思いを体感されたと言います。

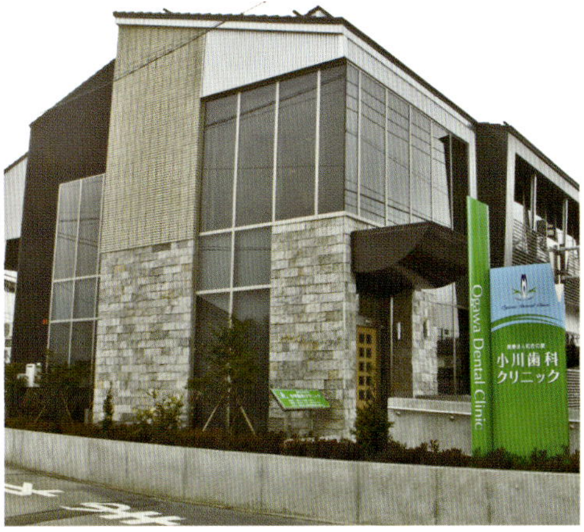

2007年12月1日にオープンした小川歯科クリニックの新拠点

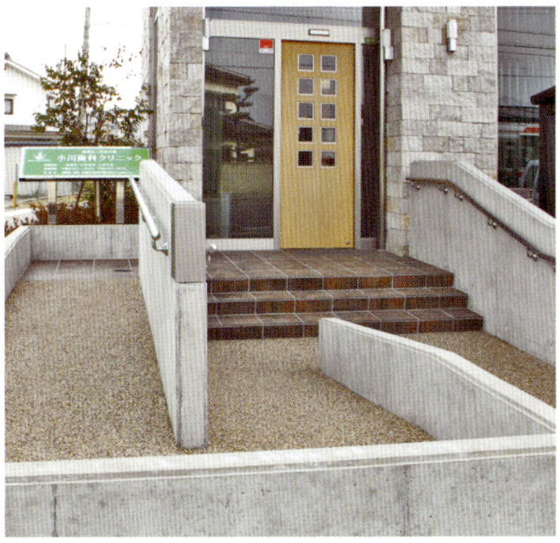
入口に設けられたバリアフリースロープ

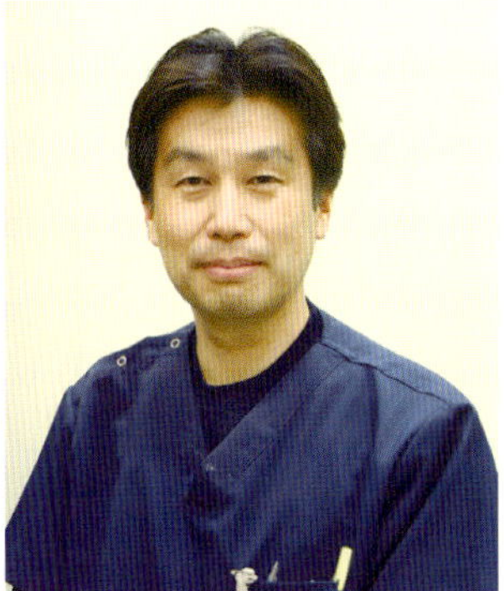
“何としても患者様の歯を守りたい”が小川院長の診療理念。「ビジュアルマックスは思想そのものからドンピシャだった！」と2004年2月から導入

中面に続く⇒

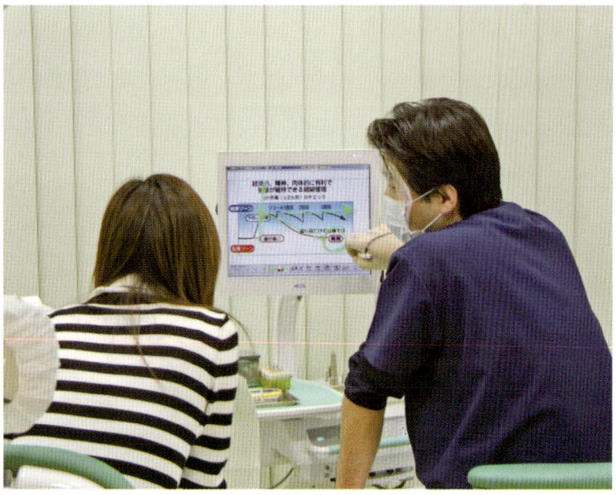

修復治療室での初診カウンセリング。
「真剣にやると患者様も身を乗り出してくるので、
予定時間をついオーバーしがち・・・反省してます(笑)」

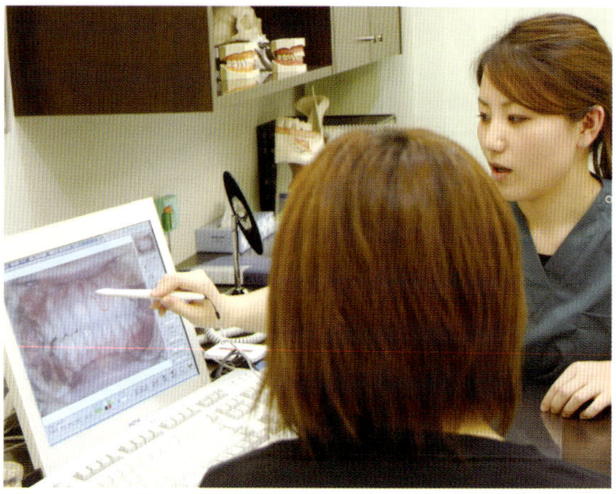

スタッフのアイデアとキャラクターを生かして行われている
ビジュアルマックスコミュニケーション(カウンセリングルーム)

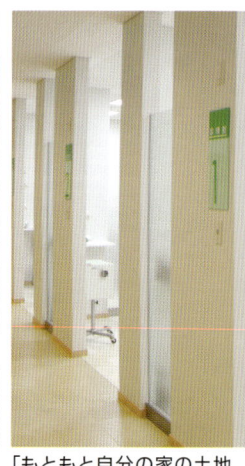

「もともと自分の家の土地
だったので、建物や設備に
投資を注げました」

「歯科の疾患は本来慢性疾患で、生活習慣病であること。だからそれは内科的な疾患と考えて早めに診断を下して基本治療を行い、メインテナンスによって疾病を発症させないという方向に歯科も変わらないといけないということに気づいたのです。予防はまだハシリの時代でしたが、歯の健康を全身で考えることが発想のベースにある予防歯科を自分の進むべき道と決めました」。

2007年12月、新拠点オープン
「予防」の浸透による患者増に対応して

小川歯科クリニックは2007月12月1日、新築移転し新たな拠点をオープンしました。来院患者数が月平均900～950人、そのうち4割(約450人)をメインテナンスが占めるようになって手狭になったからです。患者層は30代の女性とそのお子さんたちが突出しており、親子併行メインテナンスが中核をなす流れを形成。予防の定着を明瞭に物語っています。

新しい拠点は、外観も大きく、中に入ると、さらに広くゆったりと感じられる造りです。2階にはエレベーターでも上がれます。

待合室は20人以上のスペースがありキッズコーナーを併設。診療室はすべて個室で、1階はカウンセリングルーム、主に修復治療をする5つの診療室、2つの予防専用診療室、2つのレントゲン室、消毒滅菌室、スタッフステーションを配置。2階には予防専用特別診療室、30人以上収容できる研修室、2階専用レントゲン室を配置したほか、メインテナンスをさらに充実させていくための準備も完了しています。

「スタッフステーションは個室化によるスタッフ間の意思疎通の低下を防ぐ目的で造りました。個室は病室と同じですから診療室にはナースコール(呼び出しボタン)もあります(笑)。スタッフにとっては自分たちの拠点ができたことからプロ意識が芽生えています」

個室化によるスタッフの動線の寸断に対しては、カウンセリングルームと8つの診療室すべてにビジュアルマックスを配備し、電子カルテシステム、デジタルレントゲンシステム、位相差顕微鏡などと連携させ、情報のシームレス化が図られています。

まず最初に予防の意義と
診療のシステムをじっくりと説明

予防の成否は患者様の意識を変えられるかどうかにかかっています。修復がゴールではなく、修復を終えたところからスタートするからです。通常の修復治療とは発想そのものから違うため、患者様とのコミュニケーションが特に重要です。

「うちでは初診の患者様に、院長の私から最初に予防の意義と診療システムについて約20分説明しています。これからは健康維持のために通うのが歯医者だと考えてください。大事なのは基本治療とメインテナンスです。まず健康なお口をつくりましょう。それが終わったら修復治療をしましょう。修復が済んだら次にメインテナンスをしましょうと、じっくりお話します」

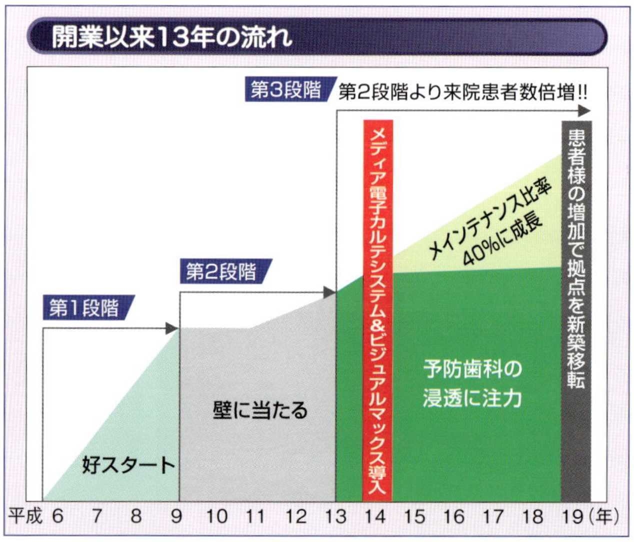

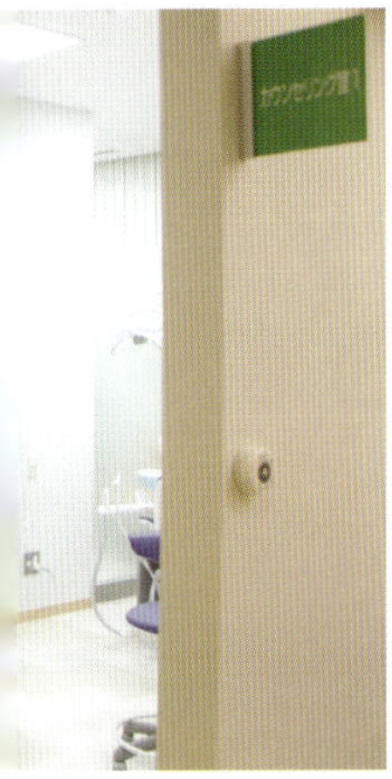

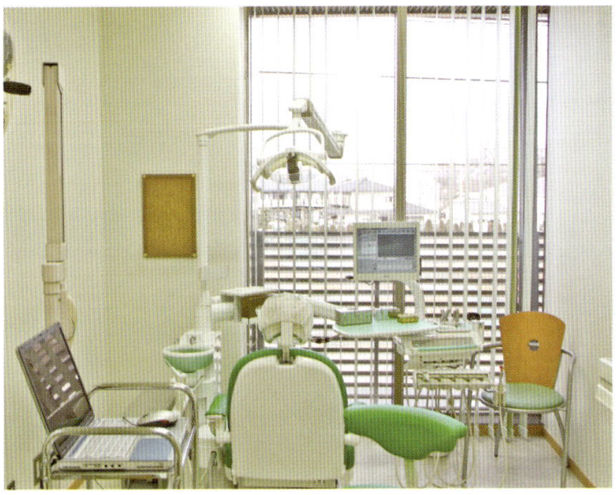

2階にある予防専用特別診療室

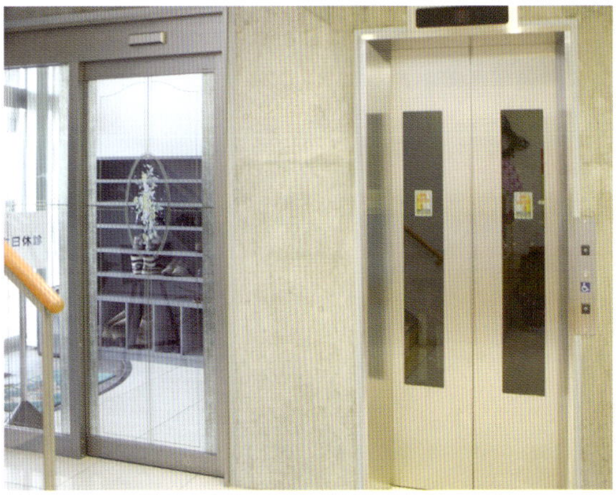

バリアフリー設計+エレベーターを完備

ビジュアルマックスを使って、患者様の口腔内写真(13枚法)、レントゲン画像、位相差顕微鏡画像、サンプル画像、診療プログラムを画面で見せながら説明します。

ビジュアルマックスほど考え抜かれたコミュニケーションシステムはない

筋金入りの画像コミュニケーション実践者でもある小川院長。予防への移行で画像の活用法も変わりました。予防以前はどの歯を治療するかの説明用に画像を活用。それが、メインテナンスの記録管理として多角的に画像データを撮り、メインテナンスのたびに画像や検査データを全部プリントして、患者様専用のファイルに入れてお帰りいただくというスタイルになっています。そのコア・システムとして2004年2月よりビジュアルマックスが導入されています。

「われわれ医療チームが蓄積するだけではなく、見せてお渡しするということが今は基本になっています。患者様専用ファイルはいわば健康管理の詳細を蓄積していく写真集。メインテナンスを受ける励みになり、長く続けようという動機づけにもなっていると思います。そこでパワーを発揮してきたのがビジュアルマックスです。初めて見たとき、自分の発想と思想が同じだったから驚きましたが、ドンピシャ。すべてがよく考え抜かれていますね」

特に重要なのはタッチペンと小川院長。「マウスは単なるパソコンのスイッチです。対して、モニターを挟んで患者様の表情を見て会話しながら、画像表示から文書作成やプリントアウトまでタッチペンで簡単に進められるビジュアルマックス。タッチペンは落語家の扇子と同じで、会話の流れの中で指示棒にも歯ブラシにもお箸にもなり、しかも正体は色分けして書き込みができるペンであること。ドラえもんふうに言うなら"なんでもタッチペン"。マウスとは思想そのものが違うのです」。

患者様はスタッフに会いたくて来る真剣に説明すれば思いはこもる

予防における医療チームの主役は歯科衛生士のスタッフです。患者カウンセリングの心得として小川院長が常々スタッフに伝えていることが2点があります。

「患者様は小川の治療を受けに来ているのではなく、みんなに会いたくて、みんなの力を信頼して来てくれる。だからスタッフは患者様の悩みを聞き、十分それに答え、安心してメインテナンスを受けてもらって満足して帰ってもらうようにしましょう」

「人を納得させるには思いを通じさせなきゃいけない。真剣に説明すれば思いはこもる。ただ顔だけを見て何も手立てをしない説明ではだめです。ビジュアルマックスがあるのだから、何がしかのツールを使い、絵を使い、自分の身内を説得するつもりで説明してほしい」。

自費診療をどう考えるか

「予防に踏み込めば、患者様も歯を通して健康の理解が深まります」。小川歯科クリニックではそれが大きな川

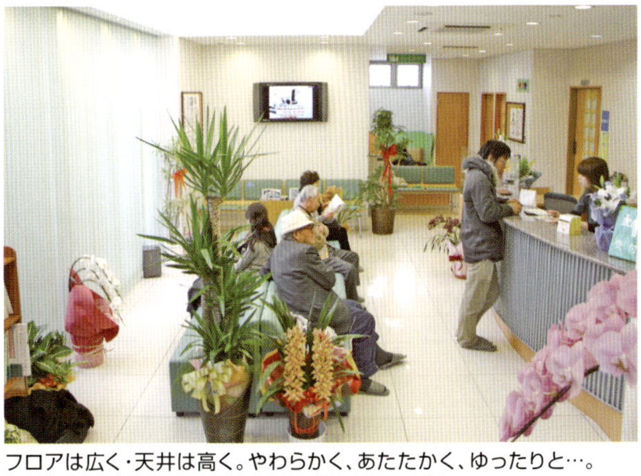

フロアは広く・天井は高く。やわらかく、あたたかく、ゆったりと…。
上品にホスピタリティが演出された院内環境づくり

裏面に続く⇒

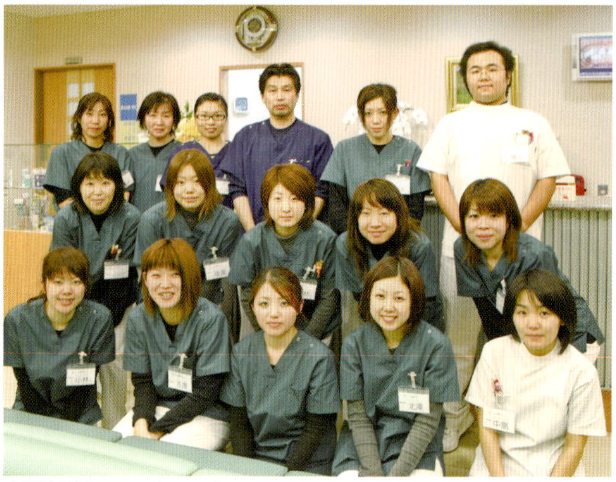

小川歯科クリニックのスタッフ

のような流れ、点でも線でもなく、面で流れはじめています。

「今来ている患者様は一時的な波ではなく、患者様に何かない限りずっとお付き合いいただける方ばかりだと思います。納得していただけた患者様はほとんど予防診療をお受けになります。だから、自費治療については、インプラントにせよ審美にせよ矯正にしろ、こちらからどうしますかと説明する前に、患者様の方からぜひやってくださいと信頼していただけるかどうかで決まるもの。それが自費診療のあるべき姿ではないかと思うようになりました」。

“和合の里”に込めた思い

「和合の里」という法人名もユニークです。

「和合とは実はオフクロの故郷で長野県最南端にある里の名で、私にとっての黄金郷です。奥深い山里ですが、手つかずの自然と温かい人情が訪れる人間を気持ちよく癒してくれる…。患者様の理想郷のような歯科医院を作れたらいいなというイメージを膨らめていったら、“和合の里”というネーミングが自然と浮かんできました。今日詰め物をした患者様とメインテナンスでつながり、その歯を最後に、あれから1本も歯を抜かず、1本も歯を詰めていませんねという話を10年後にできれば幸せですね」

いろいろ構想していた夢を集約して新しい拠点を造られた小川院長。これを第一歩として、“何としても患者さんの歯を守りたい”という診療サービスの、新たな夢に向けたスタートを切ったところです。

ビジュアルマックスは考え抜かれている

小川院長

・似たものはあるが、ここまで簡単で高度なシステムはない。
・歯科衛生士が患者様の意識を変えるために使うツールとして最高のシステム。
・患者様の関心を引きつけ会話が弾むようになる。
・使いたい機能が完備していて、そのすべてが簡単に使える。
・機能も操作も会話の流れが途切れないよう考えられている。
・サンプルや文書発行機能も充実していてどれも利用しがいがある。
・パソコンの経験がなくても使いこなせるように考えられている。

だからビジュアルマックス!

歯科衛生士のみなさん

・使いやすい! 説明しやすい! 会話も弾んで楽しい!
・スタンダードな機能がよく使えるいいシステム。
・いろいろな使い方ができるので説明しやすい。
・マウスではなく、直接ペンで書き込めるのがなんといってもいいです。
・会話を進めながらペンタッチで何でもできるのは本当に強力!
・比較表示が当たり前のようにできる。画像補正もすごく簡単!
・自分の口の中を見たことがない患者様にもわかりやすく説明できる。
・患者様の歯に対する理解が早まる。
・患者様にはこんなによく診てくれるんだと驚かれる。
・勤めてまだ1カ月。先輩の撮った写真をカンニングペーパーにして説明してます。
・よく考えれば、ビジュアルマックスがあるから説明できる。なかったら大変。
・ビジュアルマックスの良さは、すべては撮った画像がすぐ見せられる強味から出ている。
・スタッフが使いたいように使うのが小川歯科流。マニュアルはありません。

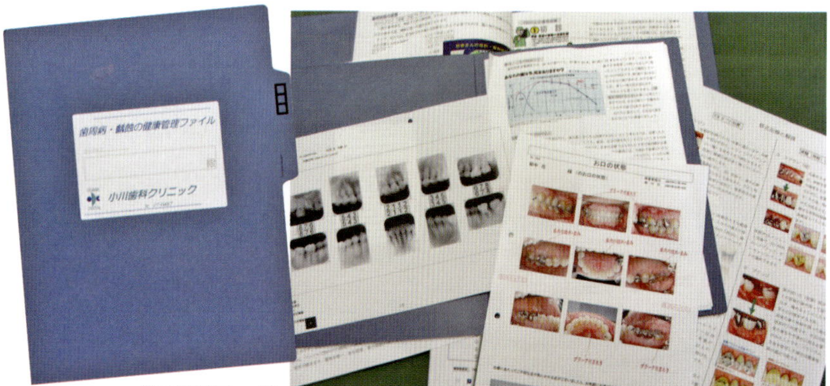

健康管理ファイル

Clinic Data

医療法人 和合の里　小川歯科クリニック

院　　長：小川 浩樹 先生
スタッフ数：Dr.2名、歯科衛生士8名、看護士1名、歯科技工士1名、受付2名、清掃スタッフ1名
ユニット数：8units
長野県松本市

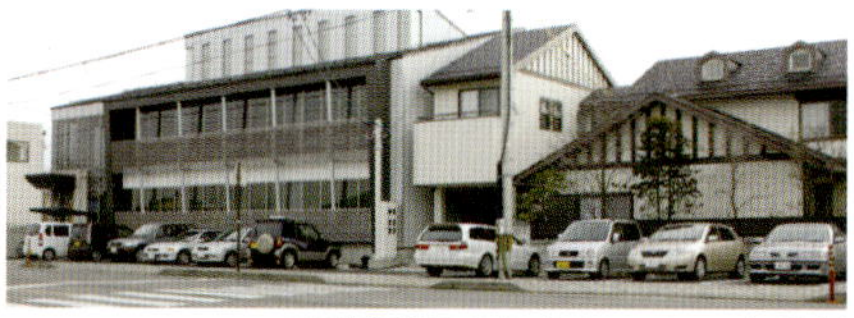

駐車場は12台分のスペースを確保

ビジュアルマックス倶楽部

Visual MAX Club

0805 ko

2005年の開業時　自費率を高める目的で導入されたビジュアルマックス物語

大阪市北区　こばやし歯科クリニック　小林　実　院長

制作・発行 メディア株式会社　〒113-0033 東京都文京区本郷2-15-13 TEL. 03-5684-2510(代表)

JR大阪駅から大阪環状線で西へ一駅、福島駅北口一帯のビジネス街。ここで小林院長は2005年夏からABC朝日放送局と路地ひとつはさんだ向かい側に歯科クリニックを開業。スタートから自由診療比率を高める目的でビジュアルマックスとメディアの電子カルテという最強コンビを導入。専門のエンド治療をベースに審美治療、矯正、インプラントへと領域を広げ、しなやかな歯科医療活動を進めています。

自由診療のウエイトを大きくしていきたい! 審美治療をメインに取り組みたい!

2005年の開業に際し小林院長は、「自由診療のウエイトを大きくしていきたい」という経営ビジョンを掲げました。その柱として考えたのは審美治療です。

審美治療を進める準備は開業前に完了していました。勤務医の時代にSJCD*を主導する先生方の高度な審美治療の技術と理念を間近で学んでいたからです。その過程で、修復補綴の長期安定には、失活歯に対する専用技術が不可欠と感じてその習得に打ち込み、それがベースとなって大阪SJCDのエンドの講師として学術に携わるというキャリアも蓄積されてきました。

「SJCDはインターディシプリナリー・アプローチを日本で構築したスタディーグループの一つ。基礎の蓄積があるから、その応用の流れの中で複雑な審美領域の治療も導入できたのだと思います。だから基盤を持った中で審美修復等の治療を提供していくという理念を本来的に持っています。幸いにもそのリーダーの先生方の間近で学んでいたことが開業の原動力になりました」。

*SJCD(Society of Japan Clinical Dentistry)

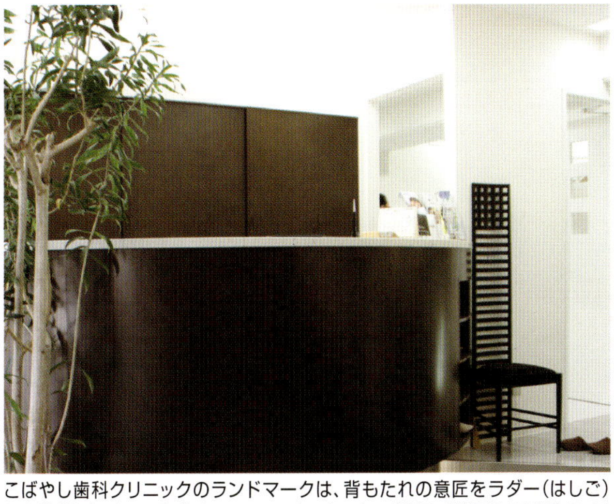

こばやし歯科クリニックのランドマークは、背もたれの意匠をラダー(はしご)から着想したチャールズ・レニー・マッキントッシュ(英国・建築家)のデザインで知られるラダーバックチェアー。直線基調なのに木質部が温かみを醸し出す逸品

開業するにあたってよぎった不安

ただ、開業するにあたってよぎった不安がひとつ。それは学術に力を入れてきたがゆえに、知らず知らずのうちに患者さまに治療を押しつけるような診療をしてしまうのではないかという不安です。そしてそう陥らないためにはどんな方法が良いのか、患者さまに自分が主体という認識を持っていただいた上で最善の治療を提供していけるインフォームド・コンセントのあり方を検証されたと言います。

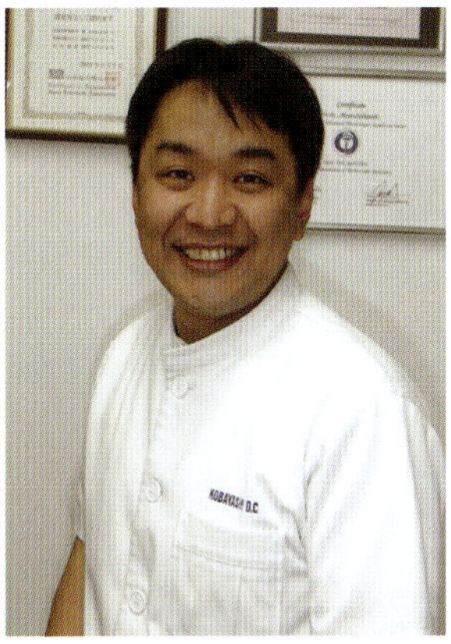

こばやし歯科クリニック小林院長

「その不安を解消できる手応えを与えてくれたのがビジュアルマックスでした」。

ビジュアルマックスを患者さまとの特別な信頼関係をつくるキーツールとして

ビジュアルマックスになぜ着目したのか。歯を見えない内側から見つめる、患者さまには非常に伝わりにくいエンドの世界。外に症状が出ていない歯をなぜ治療しなければならないかということをその場で理解していた

中面に続く⇒

だくには、ビジュアルマックスが最良のツールになると直感したからです。

そこからさらに、「自費診療のウエイトを大きくしていきたい」「予防診療に取り組む」「術者優先型の治療を押しつけたくない」などテーマや要求に照らしてビジュアルマックスを検証。その結果、ビジュアルマックスの本領は、患者さまと特別な信頼関係を築くコミュニケーションパワーをつくり出すところにあると確信。船出するこばやし歯科クリニックの患者コミュニケーションを担うキーツールと位置づけて導入を決断されました。

以来2年半、こばやし歯科クリニックではビジュアルマックスを3台のチェアサイドすべてに配備し、さらにカウンセリングルームにも1台。電子カルテも各チェアサイドでカルテが打てるように配備。ビジュアルマックスには院内LANを介してデジタルレントゲンと電子カルテをシームレスにつなぎ、画像取り込みにはデジタル一眼レフカメラとCCDカメラを利用。将来的には4ユニットに拡張できる準備も図られています。

開業時からの中間報告

「患者コミュニケーションツールを使うのは初めての経験でしたが、ビジュアルマックスにして本当に良かったと思います。これまで聴覚だけに訴えていた患者さまへの説明が、視覚に訴えて画像をバンと拡大したり対比して見ていただける。実際に運用してみるとインパクトも効果も想像以上。自由診療にウエイトを置いた診療所づくりに期待以上の役割を果たしてくれています」

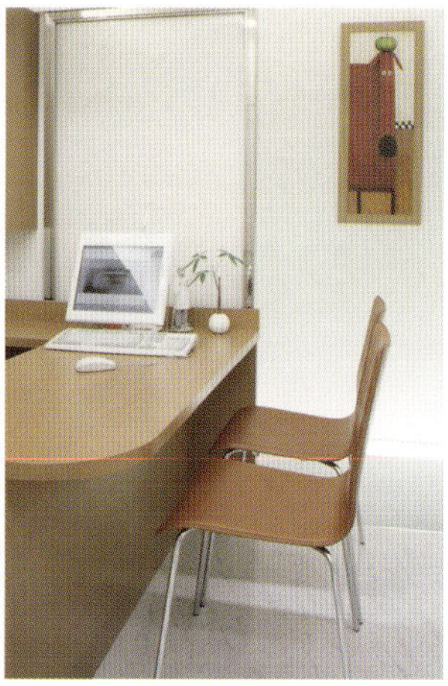

自由診療ではインフォームドコンセントが特に重要です。「それがビジュアルマックスを使うと、患者さまのほうも“ストーリーを期待しながらモニターを観る”という関係になる。そういう関係がごく自然に生まれてくるところに、ビジュアルマックスの底力というか本当の価値のようなものを感じています」

伝わりにくかったエンド治療では、ビジュアルマックスとデジタルレントゲンの連携で**術前や術後の説明も信じられないほど楽になった**と言います。スタッフと治療計画を話す時も、ビジュアルマックスを囲んでやるというスタイルになっています。

「スタッフにとっても私にとっても、自分が撮った写真や記録したデータがずっと残りますから、自分のスキルの変化も確認でき、業務の品質管理が自然とうながされる。実はこれもビジュアルマックスの重要な効用だと思います」。

■1日当たりの来院者数

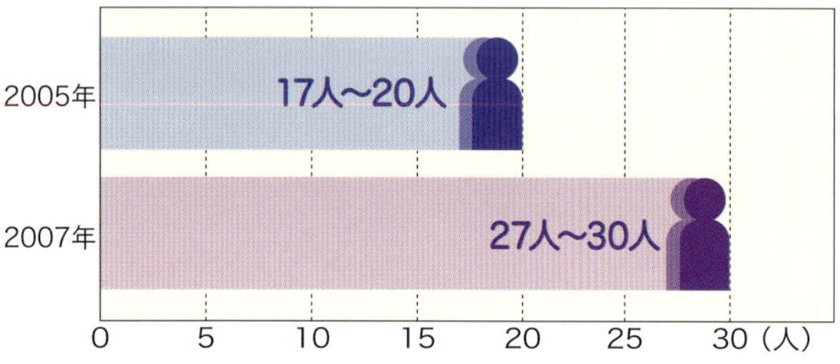

■自費：保険

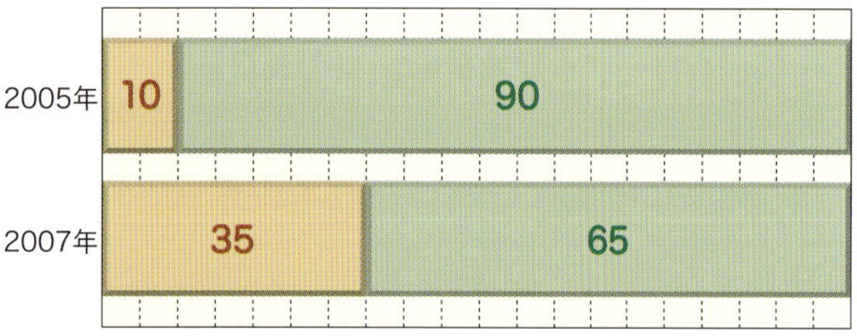

■来院患者の分布

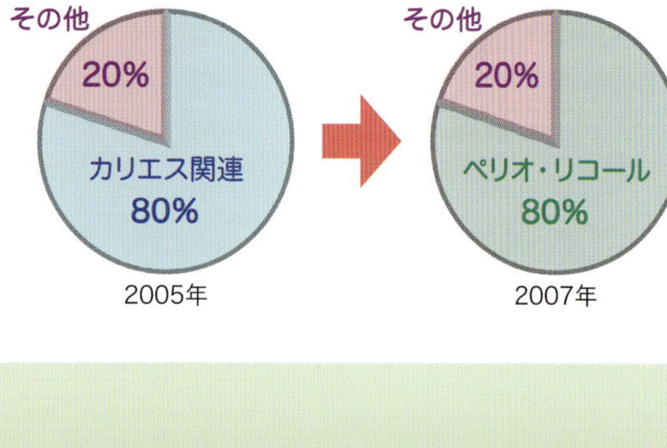

ビジュアルマックスは画像管理ツールとしても傑出している

「狙い通りでした。少し外れたのは、歯科衛生士チームに負けずに私がビジュアルマックスをフル活用していることです（笑）」

そしてこの機会にと、小林院長は学術との関わりでデータ管理を重視するドクターの立場からビジュアル

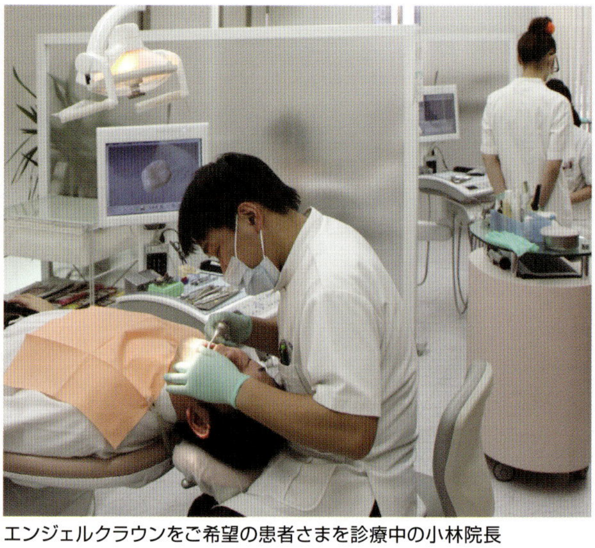

エンジェルクラウンをご希望の患者さまを診療中の小林院長

■小林院長によるビジュアルマックスの実感的印象

基本機能のアドバンテージ	操作レスポンスの良さ	●画像を変換しながら対話を進め、最後の資料作成とそのプリントアウトまで一連の流れとしてとらえた画像コミュニケーションシステムとしての扱いやすさが考え抜かれている。 ●拡大、比較、マルチ画面、サンプル呼び出しなどの画像機能もタッチペン操作一つで軽やかに応答する。
	タッチペンの威力	●タッチペンはビジュアルマックスの扱いやすさの象徴。 ●モニター画面上から画像に書き込みができ説得力を高める。その画像の保存もできる。 ●情報提供分書もキーボードを使わずに選択肢からタッチペンで選ぶだけで作成できる。
	資料をすぐに作成・提供できる	●今説明した内容をすぐプリントアウトできる。 ●氏名／日付つきの独自資料として提供できる。 ●履歴が残るので資料を重複して出すムダを防げ、そのつど渡す必要のある資料だけを提供できる。
画像データ管理上のアドバンテージ	画像データをどんどん取り込める	●カードリーダーを用意すれば、そこからビジュアルマックスに外部データを取り込める。 ●デジタルレントゲンとの親和性が良く、レントゲン用ソフトを立ち上げる必要もなく画像データを取り込める。
	サンプル機能が役立つ	●サンプルが充実している上に区分けされていて使いやすい。 ●ドクターやスタッフのオリジナル・サンプルも簡単に追加でき、サンプル画像でも医院のオリジナリティを出せる。
	登録するとデータに日付が記録される	●日付を根拠にその患者さまにどういう画像を使ってどんな話をしたかという履歴を簡単に確認できるよう考えられている。 ●同じ説明を2度3度したり同じものをプリントする重複も防げる。
	画像は全てビジュアルマックスで管理される	●患者さまごと個人フォルダの中に自動的かつ時系列的に蓄積されていく。 ●欲しい情報も容易にフィードバックできる。
	電子カルテと連携できる強味	●患者さまのパーソナルデータを二重に入れる必要も、二重にフォルダを設定する必要もない。 ●ビジュアルマックスからデータを出すときはカルテ番号を調べるだけで出せる。

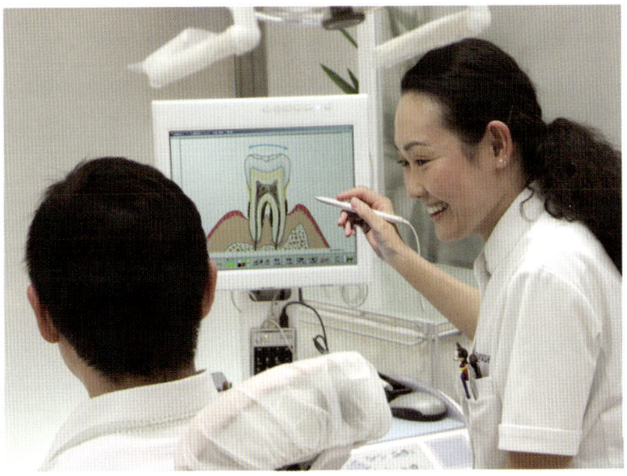

上村佳子主任のビジュアルマックスコミュニケーション。穏やかで温かく、知識も経験も豊かなところから患者さまからの信頼も絶大なチームリーダー

マックスのインプレッションを語ってくださいました。その要点をまとめたのが『ビジュアルマックスの実感的印象』(※別掲)です。

「患者コミュニケーションにかかわるユーザー実感はぜひ歯科衛生士チームから聞いてください。医院マネジメントに2年半使ってみた中間報告の結論としてはこうです」

①ビジュアルマックスのデータ管理の目的は、“いつでもモニターに呼び出せる根拠(画像)を増やす”ため。貯めるのではなく使うために考えられたデータ管理である。

②ビジュアルマックスのコミュニケーションパワーが傑出しているのは、前提となる画像管理機能そのものが優れているからである。

③症例作成ためのデータ管理という学術ニーズに照らせば、ビジュアルマックスは歯科用画像管理ツールとしても傑出している。

④医院運営という観点から見れば、ビジュアルマックスと電子カルテとの連携によってデータ管理はより万全なものになる。

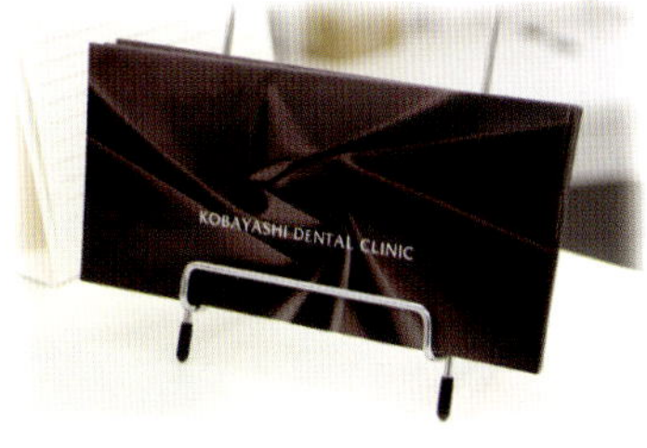

おしゃれなインフォメーションツール

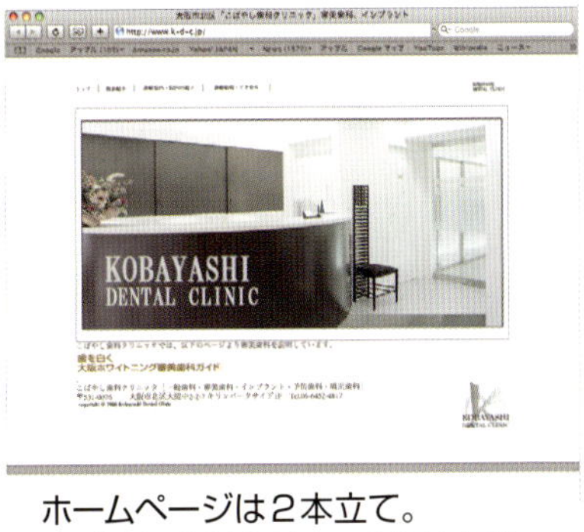

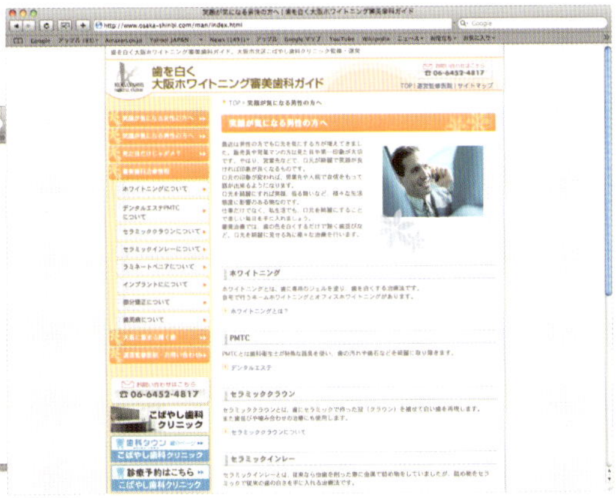

ホームページは2本立て。
こばやし歯科クリニック紹介用(http://www.k-d-c.jp/)は〈審美治療〉〈インプラント治療〉〈歯周病予防治療〉〈マイクロスコープ治療〉について丁寧に紹介。
もう1つの審美歯科紹介サイト「歯を白く大阪ホワイトニング審美歯科ガイド」(http://www.osaka-shinbi.com/)には、男性に向けた審美歯科紹介コーナーもある

裏面に続く⇒

ビジュアルマックスにエールッ!!

上村《うえむら》 佳子《よしこ》主任　歯科衛生士／**仲田《なかだ》 清乃《すがの》**さん　歯科衛生士

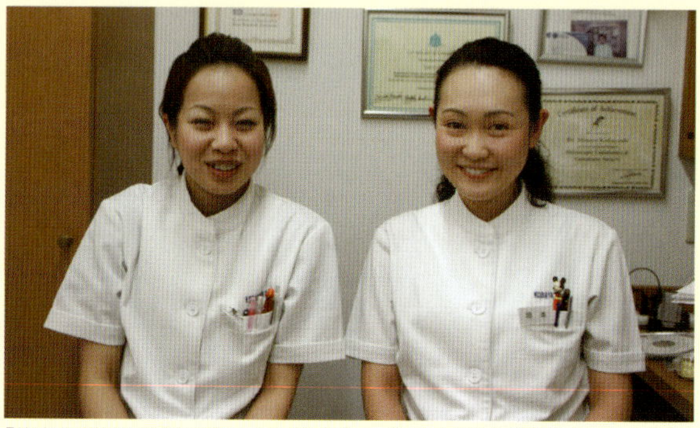
「仕事の現場で本当に頼れるのがビジュアルマックスの素晴らしいところ!!」と口を揃える仲田歯科衛生士（左）と上村主任（右）

仲田　まず、操作がしやすい。機能も使いやすい。その上、術前→術中→術後と進むにつれて、**患者さまのモチベーションもどんどん上がっていくのが実感できる**のでゾクゾクします。**使って楽しいのが何より**です。

上村　患者さまのカルテ番号を入れればその方のデータが全部出てくるので、後は何をお見せするかをタッチペンでパッパッパッと選択していくだけ。100パーセント、**歯科医院に来る患者さまとコミュニケーションするために考えられている**という感じがします。

仲田　タッチペンは説明の流れも途切れないから、好きです! 私たち歯科衛生士の仕事の現場を考えた使いやすさが嬉しいです。うちに来る小さなお子さんはみんな、チェアに座ったらタッチペンでモニターに落書きをするものだと思っていますが…（笑）

上村　患者さまがこちらを向いてくれるのは、ご自分の画像や説明されたデータがビジュアルマックスの中に全部入っているから。それが「この歯医者さんには自分のことが全部わかってもらえている」という気持ちにつながっていくのではないでしょうか。

仲田　患者さまの反応で一番多いのは「**今までこんな説明を受けたことがなかった!!**」という大きな声。その満足感が、治していこう、良くしていこうという前向きになるきっかけになるのだと思います。

上村　患者さまはどうしても主訴の治療を優先して欲しいという気持ちで来られる。そうした患者さまに歯周治療や予防診療のお話をする場合、ビジュアルマックスは絶大な効果を発揮します。

仲田　歯周病の説明用としてわかりやすいサンプルが入っているので余計使いやすいです。ここで見せたい! という感じでサンプル画像や絵を映し出しながら説明してます。

上村　患者さまは一人ひとり違うので、流れ作業のように説明したくないですね。ビジュアルマックスなら、その方の画像データを活用してその方に合わせた説明やカウンセリングが行える。それが「**自分に合わせた治療や指導をしてもらえている」という気持が生まれてくる**ことにつながるのだと思います。

仲田　ビジュアルマックスを挟んで患者さんと目を合わせて話す時間は、すごく楽しい時間。文書機能がどんどん充実して文書管理もすごく楽になりました。ビジュアルマックスがないことを考えると怖いです。

予防診療について

予防診療について小林院長は、“患者さまとかかりつけ医の関係を築く一番のパイプライン”ととらえています。長い間健康を管理していくぶん、かかりつけ医としての信用が蓄積されていくという考え方です。

「患者さまにはよく言っています。“うちには美容院（男性には床屋さん）のような感覚でいらしてください”“伸びた髪の毛を切りに来るような感覚で来ていただければ健康の管理ができます”と。そういうお付き合いを通して長く付き合える関係を築いていきたい。予防医療は地域医療の一番根っこの部分になっていくと思います。そこで**自由診療は、治療した後にメインテナンスを継続的に受けていただく**ことを前提にお奨めしています」。

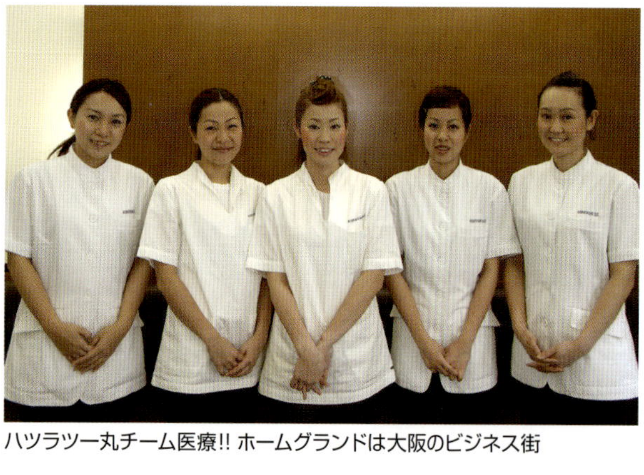
ハツラツ一丸チーム医療!! ホームグランドは大阪のビジネス街

医院のコンセプト“おもてなし”が実感できる医院にマッチしたビジュアルマックス

何がビジュアルマックスの成果かと問われても、開業したその日から使っているので答えようがありませんと小林院長。

「ただ、開業当初からビジュアルマックスがあったのですごく説明がしやすかった。一方患者さまには、“こばやし歯科に行けば、自分の歯のことも治療のことも全部データとして管理してくれている”ということで満足感や信頼感が育まれてきた。だから予防歯科や審美歯科に対する理解もものすごく深まった。その環境下で初めておもてなしの精神が生かされていると実感した。その結果患者様が増えてきて、一緒に売り上げも上がってきたのではないかと感じています」。

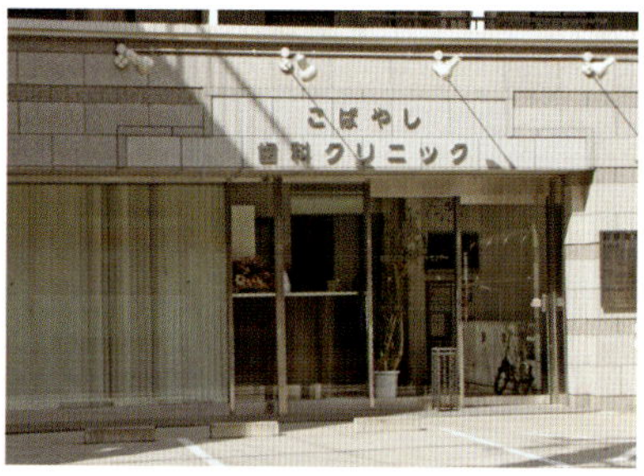

Clinic Data

こばやし歯科クリニック

院　　長：小林 実 先生
スタッフ数：Dr.1名、歯科衛生士3名、歯科助手1名、受付1名
ユニット数：3units
大阪府大阪市北区

ビジュアルマックス倶楽部

Visual MAX Club

0807 ka

ビジュアルマックスを入れる建物を考えに考えて開業。おだやかな田園地帯に出現したモダンクリニック。

静岡県志太郡　カワムラ歯科クリニック　川村進太郎　院長

制作・発行 メディア株式会社　〒113-0033 東京都文京区本郷2-15-13　TEL. 03-5684-2510(代表)

東海道線藤枝駅から南に車で7〜8分、大井川河口近くのその東に広がる大井川町の田園地帯。ここに2007年10月、伸びやかな空間を斬新な外装でまとったカワムラ歯科クリニックが誕生しました。「院内空間はビジュアルマックスの導入を前提に設計をオーダーしました」と川村進太郎院長。

自分のスタイルを打ち出していこう

川村院長は1970年代生まれの、気鋭の30代。卒後9年間の勤務医生活を送る中から、これからの歯科医院の理想像をさまざまな角度からイメージして開業に備えたと言います。

＜開業のイメージング＞

- 自分が歯科医師として生きていくこれから先は、先達である祖父の時代ともそれを継いだオジの時代とも違う。自分のスタイルを打ち出していこう。
- 現代の医療は都会も地方もない。情報は早いし患者さまも情報に鍛えられている。特にこの地域は都会に出て行ってもいずれ戻ってくるという土地柄。それを踏まえて患者さまとどうお付き合いをしていくかにかかってくる。
- 「都会で受けていた治療がここでは受けられない」「都会とは違う説明されるのでわからない」という対応では歯科医院は成り立たなくなっていくだろう。現にわざわざ東京まで出向いてインプラント治療を受ける人がいる。そういう方の予後管理にも対応していける歯科医院にしたい。

次に、患者さまとどのように信頼関係を厚くしていくか。どういう医療サービスを提供していくか。それに関わる戦術を1つ1つ実践していくことを歯科医院運営の柱としました。特に重要課題ととらえたのは、「患者さまに説明すること」と「どういう環境の中で説明するのが最善か」の2点。そうして、「建物を考える」→「ビジュアルマックスを入れる建物をつくる」という設計コンセプトを立てて開業の準備に入りました。

まず、ビジュアルマックスを使いやすく!

なぜビジュアルマックスなのか。「勤務先の歯科病院にビジュアルマックスがあり、面白いソフトだと思っ

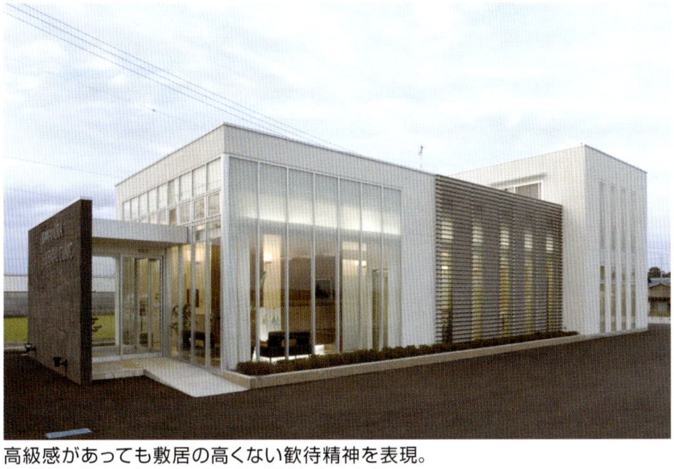

高級感があっても敷居の高くない歓待精神を表現。
陽が西に傾くとまた別の雰囲気が醸し出される。
大井川町のランドマークになっている

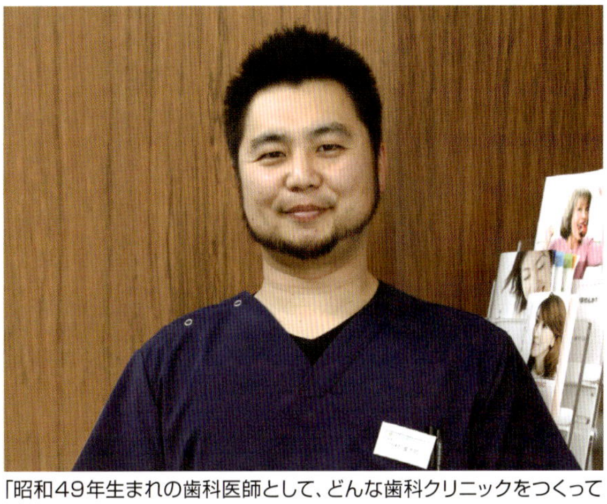

「昭和49年生まれの歯科医師として、どんな歯科クリニックをつくって地域に根付こうか、いろいろイメージづくりを重ねて開業しました」と川村進太郎院長

中面に続く⇒

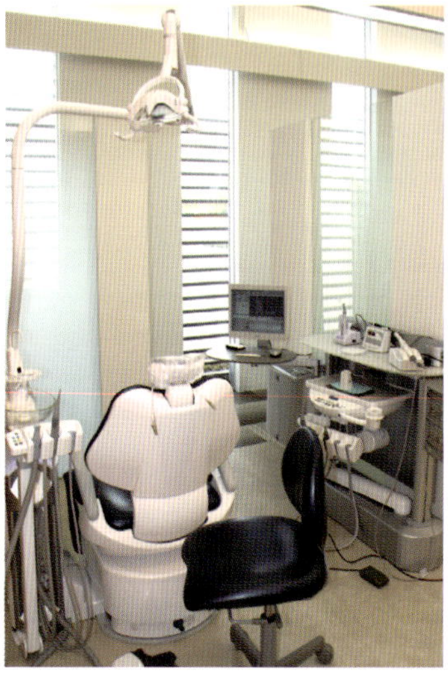

患者さまが座れば、すぐビジュアルマックスを最適配置できるこだわりの工夫

て患者さまとの対話に積極的に活用していました。その経験から、まず、コミュニケーションをとるために必要なものであること。さらに、スタッフにも私にも働きやすい環境を保証する最高の道具だということがわかっていた。だから自分が開業する時は必ず入れようと決めていました」

次に建物については、「“建物をつくる”と“ビジュアルマックスを入れる”は一体のコンセプトでした。院内は閉鎖的にしたくなかったから、フロアは広く天井は高くとり、動線分離型通路と、半個室制を採用。チェアについては、患者さまの体の前をさえぎらないアームを使ってビジュアルマックスを配置できるようにしました」

実際に内部は広く高く、すこぶるゆったりしています。

「さらに建物の外観はランドマークとして存在感をアピールできるもの。何だろうこの建物は!? と思われたら勝ち! 地域は農村地帯、大井川町役場のすぐ傍。皆さん住民票を取りに来るじゃないですか。いい場所です。そういう所だからこそ外観は斬新にしたかったのです」。

<ユニット2台・3人体制>でアイドリング・スタート

2007年10月、カワムラ歯科クリニックは開業しました。3月までの半年間を<患者さまの流れをつかむ><広告を打たなくても自分たちがやり始めたことが素直に口コミに乗るかどうか><どれほどの吸引力があるか>をつかむためのアイドリング・スタートでした。

2ユニット、ドクター 1人、歯科衛生士1人、受付1人で対応するという最も基本的な体制でのスタートでした。ところが、すぐに患者さまが増えて対応しきれなくなり、年が明けて拡充を決断、4月から歯科衛生士も増員され3ユニット・4人体制に移行しました。

「様子見の意味から2ユニットで始めたのですが、思った以上に順調なスタートを切れました」。

パソコン好きは、ビジュアルマックスが“コンピュータ臭くない”ことに惹かれた・・・・

「マニアではないですがパソコンは好きです」という川村院長は、「パソコンとビジュアルマックスは全く別のもの」という見解をお持ちです。

- ●使いこなしてステップアップしていくことを楽しむためのコンピュータとは異なり、ビジュアルマックスは<写真を撮って→画像をモニターに映し出しながら対話を進め→説明のポイントを文書にまとめ→印刷して手渡す>という流れのインフォームド・コンセントを、チェアサイドで完結できるように考え抜かれ、しかも誰でもすぐに使え、使うほど楽しくなるツールである。
- ●ビジュアルマックスは、歯の説明に必要なデータは、デジカメ・デジタルレントゲン・CCDカメラ・位相差顕微鏡まで、何からでも取り込めるように作られている。書物などもスキャンすれば簡単に取り込める。取り込んだ画像データを呼び出すのも非常に簡単。
- ●うちのスタッフは、勤めはじめて2日目からビジュアルマックスを使い始めた。最初から自分なりのやり方を工夫して活用し、自分なりの物語を作って本当に楽しそうに使いこなしている。
- ●ビジュアルマックスは使う人間に似てくる。こういうふうに使いたいと思って使っていくとそういう色、そういう性格になっていく。これも使う人間にとって嬉しいこと。
- ●ビジュアルマックスはやわらかい。それはメディアの考

■保険診療：自由診療比率（2008年1月～3月）

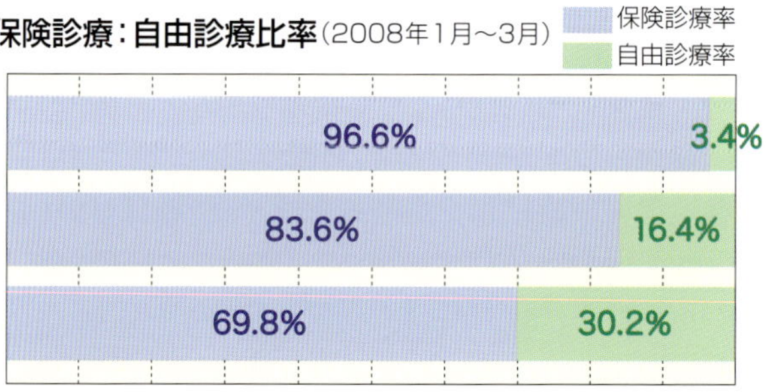

■目標達成率（2008年1月～3月）

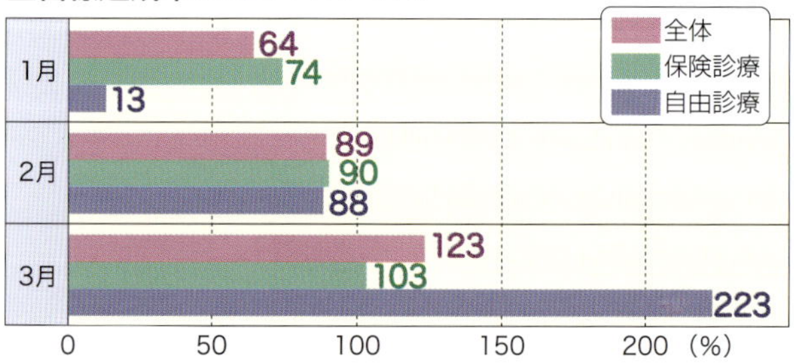

■来院患者数の推移（人/日：07年10月～08年5月）

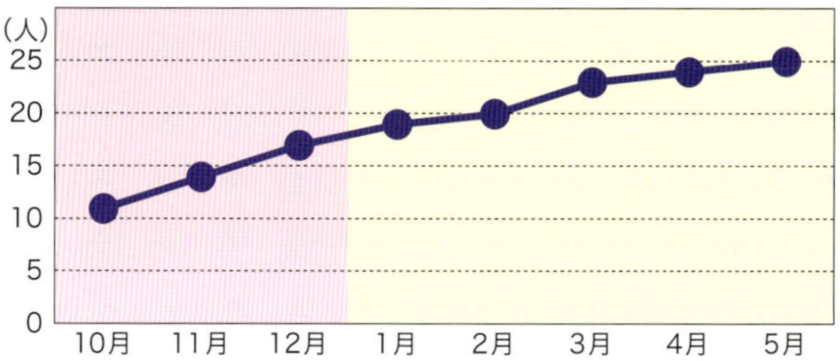

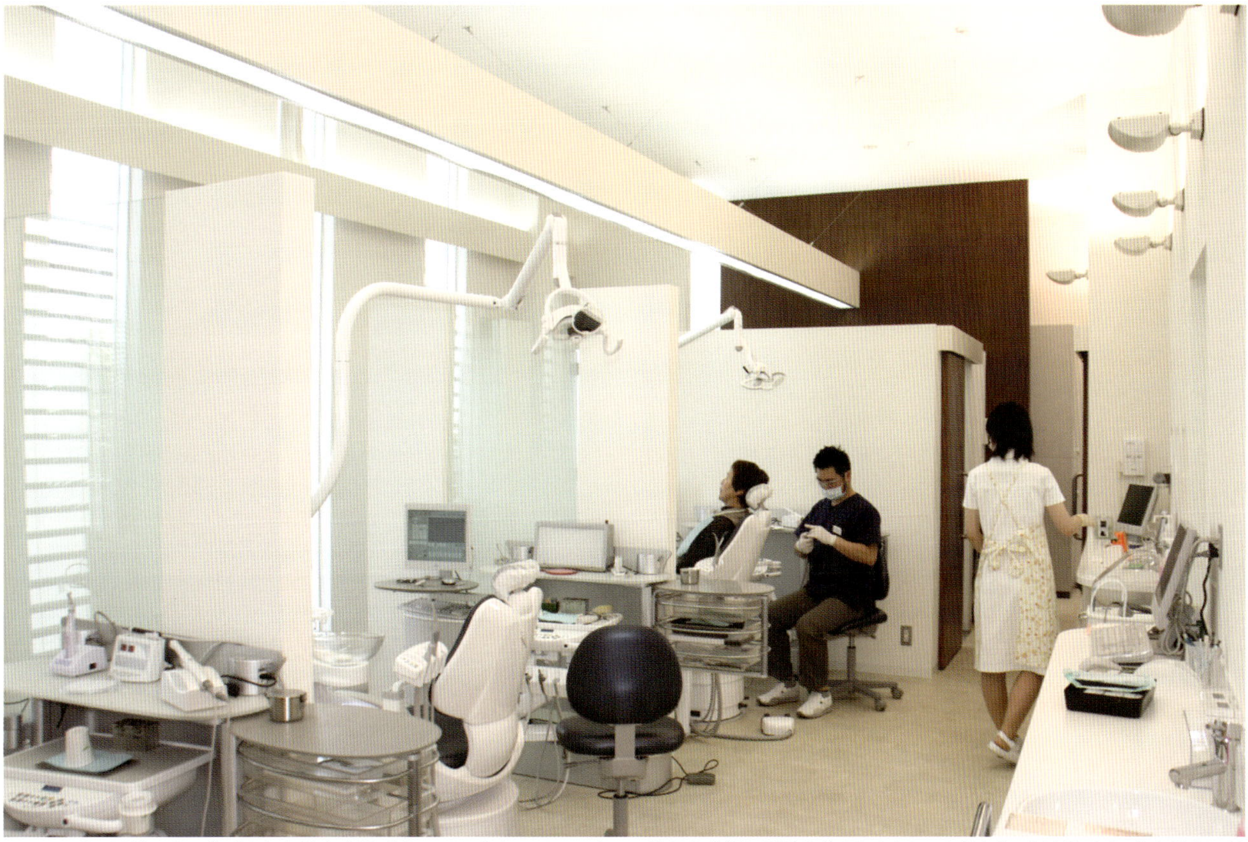

フロアは広く天井は高い伸びやかな診療空間。「すべてはビジュアルマックスの使用を前提に設計を依頼しました。患者さまの評判もよく、出来栄えには大満足です」

え方がやわらかいから。歯科医院で使うコミュニケーションツールであることに求心してコンピュータ臭さを排除し、非常に扱いやすいツールにしている。パソコン好きの私もそこにひかれたのだと思う。

●患者さまからは「すごいですね」と言われる、患者さまにはまさに「最先端」と映るツールである。

ビジュアルマックスを使うと話が絶対に単調にならない

川村院長の初診カウンセリングでは、すぐには患者さま自身の写真を見せません。

「サンプルをズラ～と並べて、では、あなたはどの症状ですか? と対話をスタートします。見比べているうちに、私が理解して欲しいことが伝わります。そこで初めて“あなたの症状はこうです”と、患者さま自身の口腔内写真をお見せします。すると改めて食い入るように画面を見つめ、説明に耳を傾けてくれます。話し方は患者さまの表情に合わせて話します」

「引き出しの中身も出しやすいように考えられている。記録が残るから患者さまに誰がいつ何を話したかもわかる。だからビジュアルマックスを使うと**会話が弾み、絶対に単調にならない**。常に違う説明ができるようになります」。

ビジュアルマックスを使って説明することが大事

勤務医時代、歯を美しく治療したことで患者さまに笑顔が戻り、「人生が救われたような気持ちになった」と言われた経験があるそうです。

「その経験を踏まえて言えば、“毎日農作業に出るこの地域の女性たちは審美治療とは無関係”ということは絶対にありえない。そういうことこそが人間の生命力、根源的な欲求ととらえることが重要になってきた。そういう時代に出会え、患者さまとの対話にビジュアルマックスを使えるのが我われ世代の幸せです」

「お勧めした治療をやるかやらないかは別にしても、

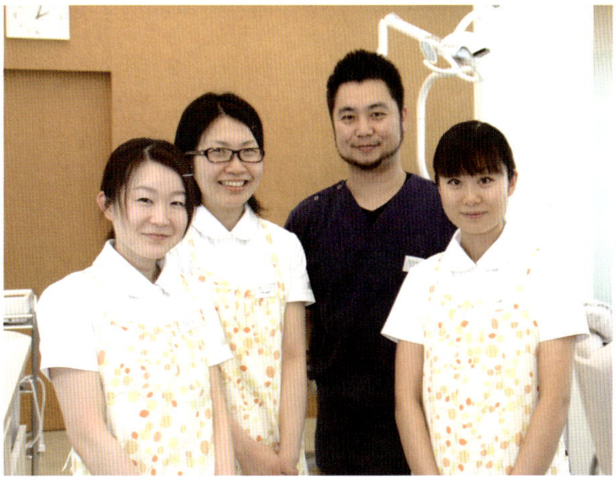

裏面に続く⇒

歯科衛生士の目から見たビジュアルマックス

川村美穂子歯科衛生士

患者カウンセリング、歯の健康指導を担う中心スタッフは川村美穂子歯科衛生士です。

「歯の保健指導で大切なことは、**患者さまの生活行動を変容させること**。私たちがサポートすることで、これに"気付き"、患者さま自らが生涯自分の歯を守るための生活行動を習慣としていただきたい。このサポートと気付きの要(かなめ)がビジュアルマックスです」

「ビジュアルマックスのすごさは、患者さま自身の写真をお見せできるので、真実をありのままに患者さまにお伝えできること。同時に、患者さまのことも理解できるようになるので、生活習慣や生活行動を変容させるために必要な相互理解につながっていくのですね」

さらに子どもたち。子どもは歯科医院にとってとても対応が難しい患者さまである一方、小児歯科は人の一生の健康づくりに大きな意味を持っています。この子どもたちに対してもビジュアルマックスは大きな力を発揮しています。

考え出した秘策は、撮影した顔写真をモニターに映し出し、それに子どもたちがタッチペンでメモや絵を描いて遊ぶ＜落書きタイム＞。この落書き体験によって、いつしか撮影にも抵抗感がなくなり、歯科医院が怖くなくなるという活用法。逆にビジュアルマックスで遊びたいからクリニックに来たいと言う子どもたちが増えてきたと言います。

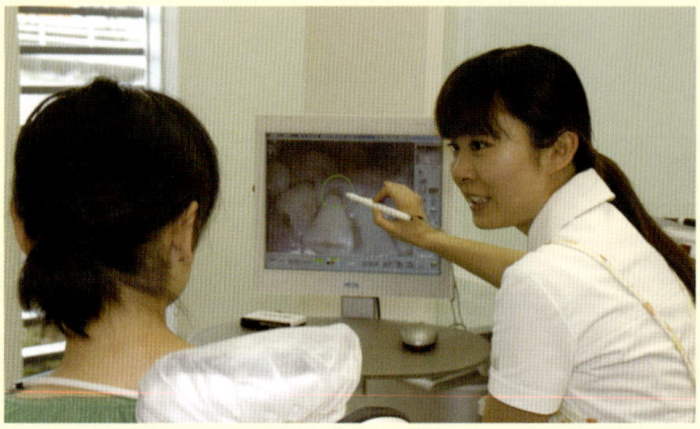

「患者さまに合わせてストーリー立てて説明します。どんな患者さまにも使ってみて、ビジュアルマックスの能力が具体的にわかってきました」

「ビジュアルマックスを毎日フルに活用して分かったのは、患者さまとの関係を深めてくれるいろいろな能力を発揮してくれること。おかげでスタッフも、"仕事!"という感じではなく、"患者さまによくなって欲しい"という気持ちで一つになっています。そういう力がビジュアルマックスにはあります」

患者さまは納得して帰ってくれます。だからしっかりと管理しながらきちんとした診療サービスを提供していく。ビジュアルマックスで説明していくと嘘をつけないですからね。自分たちにも厳しいのがビジュアルマックス。ビジュアルマックスを使って説明することが大事なんです。うちではスタッフミーティングにもビジュアルマックスを活用しています。我われプロ同士でも、このシステムで対話したほうが正確なコミュニケーションが図れるからです」。

ビジュアルマックスを使って対話していくと"治り方が違う"

「**高級感と近づきやすさ**を演出した建物のインパクトが強かったのでしょうか。良いスタートが切れたと思います。私にとっては、私と患者さまとの間に、地域との間に、さらには私とスタッフとの間に温度差がどれだけあるかということを知る期間でもありました。そして、一言で言えばその温度差を縮めたのがビジュアルマックスだったのです」

開業して半年わずか、初診の患者さまは"痛いから""詰めものが取れたからやって来た"というような方がほとんど。「初めから口の中を管理してもらいたい」とか「この歯を一生残してください」という人は滅多にいません。が、川村院長が本当に求めている患者さまは後者です。

「その必要性を訴えるには、難しい説明を押し付けてしまうと聞いてもらえなくなる。それがビジュアルマックスを使うと、説明がしやすくなる上に、患者さまにはものすごく分かりやすく伝わる。写真を見て、説明して、色々な症例と比較して……と進めていくと、どんどん温度差が埋まり、患者さまの実感として**治り方が違う**のです。

10年、20年、時間をたっぷりかけて地域の「かかりつけ歯科医」をめざす

今の保険診療に『予防』の概念をそのままダイレクトにつなげることはできません。治療したらその後誰がどのようにメインテナンスしていくのか。

「**うちはブラッシング指導**にこだわっています。それが定期健診型医療の基礎づくりであるし、かかりつけ歯科診療所としての信頼関係の"礎"だからです。視点を変えて言えば、実はそのためにビジュアルマックスは存在するのです。今はまだ患者さまが私たちの様子を窺っている時期…、信頼関係が確立するには10年20年かかると思いますね。時間はたっぷりあるので、ゆったりとしたお付き合いの中で少しずつ『歯を通した健康管理』を進めていき、良い状態のまま長く維持することが実現できたら素晴らしいなと思います」

歯を通して患者さまの全身の健康を守り、ひいては人生をサポートしていく。「地域のかかりつけ歯科医」になろうと決意して開業した川村院長。ビジュアルマックスを心の通った診療サービスを進める最重要ツールとして位置づけ、それを前提に建物の設計から考えられたチャレンジには、やわらかく温かい志がつまっています。

Clinic Data

カワムラ歯科クリニック

院　　長：川村 進太郎 先生
スタッフ数：Dr.1名、歯科衛生士2名、受付1名
ユニット数：3units
静岡県志太郡

ビジュアルマックス倶楽部

Visual MAX Club

0808 ta

特別な場所で、特別なお話を、特別なシステムを活用して――というビジュアルマックスの使い方。

京都府舞鶴市　竹屋町森歯科クリニック　森　昭　院長

制作・発行　メディア株式会社　〒113-0033　東京都文京区本郷2-15-13　TEL. 03-5684-2510(代表)

人口9万人弱の舞鶴市には現在歯科医院がおよそ40軒。その中で平成7年にチェア3台でスタートした竹屋町森歯科クリニックは、現在はチェア10台、スタッフ総勢20名という体制で、1日90人レベルの来院者を迎えるまでに発展。『Happy Smile Creation!――いつまでも笑顔に自信を!』――を合言葉に地域の人々の“歯を通しての健康づくり”に貢献。ここでもビジュアルマックスが特別に大きな役割を担っています。

平成7年「先端治療」を掲げて開業

森昭院長は卒業後の勤務医時代に技術や学術的な専門性について徹底的な研鑽を積み、平成7年に生まれ故郷でもある舞鶴市に『森歯科医院』を開業されました。

当時めざしたのは“大都会に行かなくても最先端の治療を受けられる歯科医院”。歯周病治療のほか、インプラント、審美補綴などを打ち出してのスタートでした。

先端治療の提供は森院長が開業以前から堅持してきた信念。JIADS*をはじめ専門性の高いスタディグループで研鑽を図り、咬合、総義歯、歯内療法、矯正、レーザー治療、再生療法(GTR)にも対応しています。

そうして開業して10年近く経った平成15年、手狭になったクリニックをリニューアルし、医院名も『竹屋町森歯科クリニック』と改名。竹屋町(たけやまち)という町名の使用についても町内会が快く支持、地域と共に生きてきたことが評価された結果のことです。

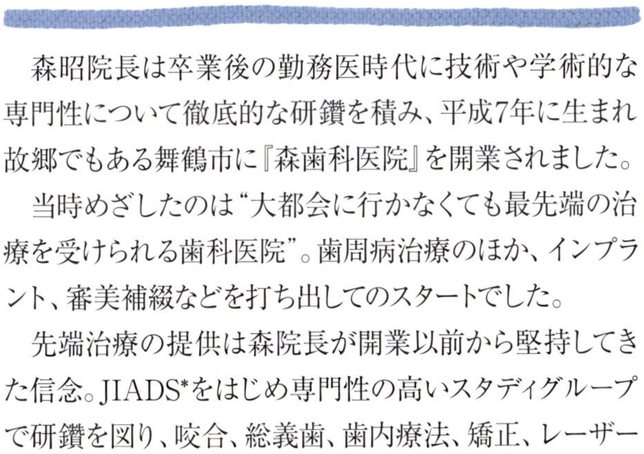

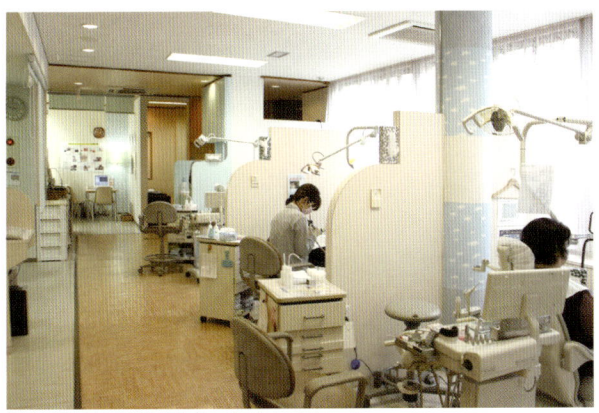

キュアゾーンを前方に進んで行くと正面にカウンセリングスペース。そこを右折するとケアゾーンへ。

「完璧な治療をめざすことに専念した10年間でした。しかしそれは反面、説明をしても一方通行、患者さまが潜在的に考えていることを理解したり、思いやりを持って接するという発想をあまり持たない10年間でもありました」。

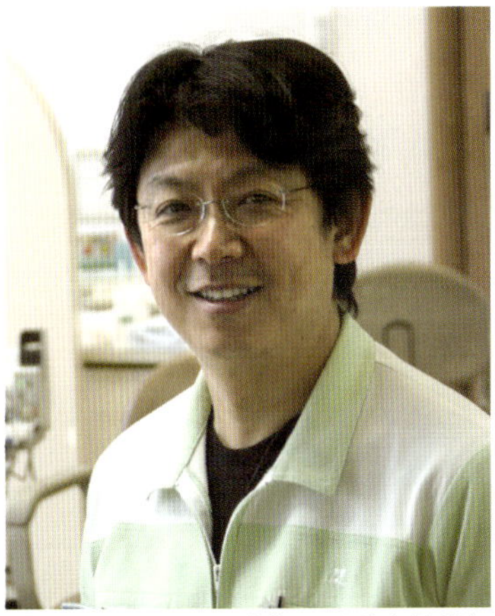

「プロの集団として進化し、正確な情報を伝え、患者さまの健康を守り、笑顔づくりをお手伝いする。そのことで皆さまから笑顔をいただくというクリニックです」

＊JIADS：日本先進医療研究施設(The Japan Institute for Advanced Dental Studies)。米国・ボストンのIADSの姉妹組織として設立・運営。IADS本部との連携による〈ペリオ、補綴、インプラント〉の臨床研究と教育で知られる。

平成17年「笑顔づくり」をテーマに変身

「でもその頃から少しずつ感じ始めていたのです。私の治療は口の中だけを見るだけで、人間を見ていないのではないか。治療のその先にある患者さまの幸せや笑顔を考えることもなかった…。でも、やはりそれは何か違うのではないか…と。そんなことに気付き始めていた時期に、台風23号がやってきたのです」。

平成16年10月、舞鶴市は台風23号の襲来で市内を流れる由良川が決壊。竹屋町一帯は洪水に見舞われ森先生のクリニックも床上浸水の大被害。直後の片づけを献身的に手伝ってくれたのは町の人々でした。

「災害は確かにショックでしたが、一番強く感じたのは

中面に続く⇒

感謝の気持ち。その時、笑顔いっぱいの診療室をつくることで皆さまへの恩返しにしていきたいと誓ったのです」。これを機に森院長は、診療理念を“笑顔づくり”に転換しました。

「患者さまの声に耳を傾け、どんな些細なことでも患者さまの言葉を受け止めていこう。“楽しく、分かりやすく”患者さまとのコミュニケーションの機会をたくさん作ろう。そして、“あなたと一緒にあなた自身のことを考えていきましょう”という双方向コミュニケーションを実践するためのキーツールとしてビジュアルマックスの導入を決めました。…天災はまさに転換のチャンスを与えてくれたのです」

こうして平成17年、被災した建物の復旧も終えて竹屋町森歯科クリニックは再スタートを切りました。

診療の流れの中のコミュニケーションはビジュアルマックスを最重要ツールとして

“笑顔づくり”のコミュニケーション。竹屋町森歯科流は楽しく多彩ですが、診療の流れの中核にあるのはスタッフ同士の「治療計画ミーティング」とそれに基づく「患者さまへのカウンセリング」。どちらもビジュアルマックスをフルに活用して行うコミュニケーション。概要は次の通りです。

①初診
問診、レントゲン撮影、口腔内写真撮影、歯周検査を行う。この段階では応急処置を除いて治療はほとんど行わない。患者さまとの会話を“緑のサブカルテ”に記録する。

●緑のサブカルテ（院内通称）：スタッフが患者さまとの日常会話を記録するコミュニケーションシート。患者さまの肉声を共有化し、スタッフ間コミュニケーションの重要な基礎資料となっている。

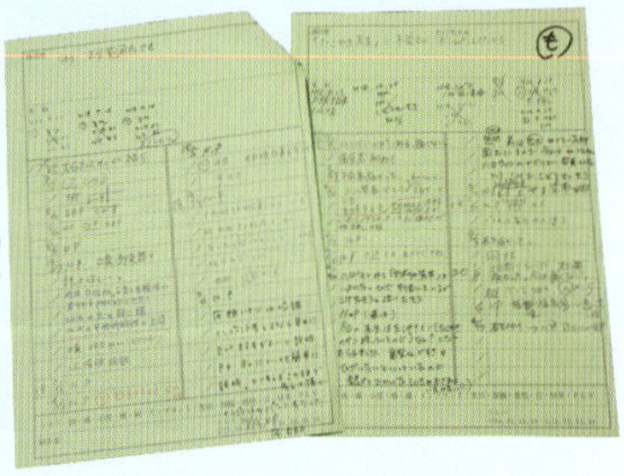

全スタッフが患者さまとの日常会話をメモ書きスタイルで記録。
スタッフ間で共有される患者さまの肉声が詰まった大事な基本資料。

②治療計画ミーティング
院長、担当ドクター、トリートメントコーディネーター（以下「TC」）による事前ミーティング。初診時に撮影した画像データをビジュアルマックスに映し出して治療計画を立てる。

●トリートメントコーディネーター：患者様の希望とドクターが推奨する治療法との間の調整を、患者さんの立場に立って5年先10年先を見据えてカウンセリングする専任担当。歯科衛生士の中で一番キャリアを積んできた高橋宏美マネージャーがその任に就いている。

「本人の画像による正確な事前分析が出来る。その結果、TCも根拠の明確な説明が行える。治療方針がスタッフに正確に伝わるので応対のブレも防げる。ビジュアルマックスをチーム医療におけるスタッフ間コミュニケーションツールとして活用して大正解でした」（森院長）

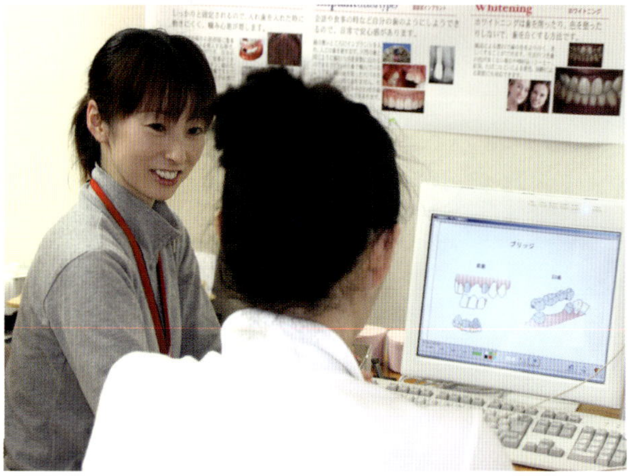

「説明にはサンプル画像を非常によく使うので、自分で工夫していろいろ作ります。それも大きな楽しみですから」と高橋宏美TC。

「ビジュアルマックスによってこの時間がすごく充実したものになります」（高橋TC）

③患者カウンセリング
第2回目来院時に、患者さまをカウンセリングスペースに招いて行う約30分間の説明。高橋TCが「5年先、10年先のことを考えた治療計画を立てていいですか？」と切り出して、ビジュアルマックスをフルに使って治療計画や治療法等について説明し、患者さまと一緒に考える。ここで記録される“緑のカルテ”はスタッフ間の情報共有の上で重要な役割を果たす。

「このカウンセリングを患者さまとの『最重要のコミュニケーション』として位置づけています」（森院長）

「ビジュアルマックス導入以前のカウンセリングは、こちらからお伝えすることだけがすべてでした。それが画像を見て、“患者さまが自分で気づく”という理想的な理解のされ方になり、デンタルIQや治療意欲も自然に高まっていく。ビジュアルマックスのそういう効果を実感しています」（高橋TC）。

④その他
治療途中でとくに丁寧なコンサルティングが必要になった場合は、直ぐにカウンセリングスペースに移動してビジュアルマックスを使用する。

特別なお話は、特別な場所で、ビジュアルマックスを使って行う

院内は〈キュアゾーン〉と〈ケアゾーン〉に区分され、二つのゾーンを橋渡しするような感覚でカウンセリングスペースがあり、そこにビジュアルマックスが設置されています。

「ビジュアルマックスは、チェアから離れた特別な場所で、チェアサイドではできない“特別なお話”をするために使う“特別なシステム”という位置づけです」（森院長）

「治療台ではなく、個室的な雰囲気のカウンセリングスペースに招かれて、ビジュアルマックスで説明を受けるこ

とで、患者さまが“私のことを本当に大切にしてくれている”と感じてくださる。そのことで強い信頼感や親密感が生まれるのだと思います。スタッフにとっては、歯のことだけにとどまらず、患者さまの生活の背景、人生観まで知ることができ、そこで信頼関係が築かれる“特別な場所”。こうしたコミュニケーション環境を創り出せたという意味でもビジュアルマックスの効用というのはものすごく大きいと思います」(高橋TC)

ちなみに、ビジュアルマックスを導入してからの3年間の医院運営のデータを表したのが別掲のグラフです。そして、特に印象的なビジュアルマックス効果として挙げられたのが次の点です。

- 気がつけば、ビジュアルマックスの前で患者さまが笑って話をしている姿が頻繁に目に付くようになっていた。
- **「説明が丁寧」「自分のことをしっかり理解してくれる歯医者さん」という評判が口コミに乗って、新規の患者さまが増えた。**
- 言葉だけの説明よりも、さらに納得していただいた上で治療が進められるので、途中離脱が発生しにくくなった。
- TCが患者さまにビジュアルマックスを使って治療計画を説明するステップを設けたことで、非常にスムーズに治療に取り掛かれるようになった。
- **平成17年に導入して、平成18年からどんどん自費診療比率が上がってきた。これはビジュアルマックス抜きには考えにくい。**
- 最初から「生涯お付き合いさせてください」とおっしゃる患者さんが増えている。

患者さまとの接点にコミュニケーションの工夫を幾重にも

竹屋町森歯科クリニックの患者コミュニケーションをつらぬいているのは、「患者さまとの対話の履歴を蓄積しながら進めていく」という姿勢です。そのために患者さまとの接点を幾重にも設け、どの接点にも誰もが気軽に語り合いたくなるような工夫が凝らされています。

■保険診療：自由診療比率

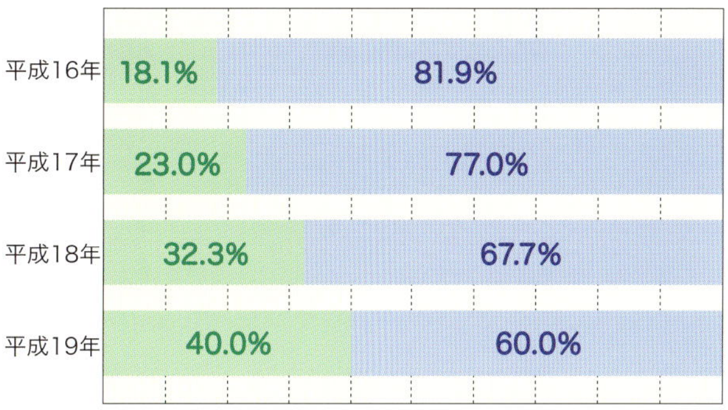

■医療収入増減率 (平成16年を基準として)

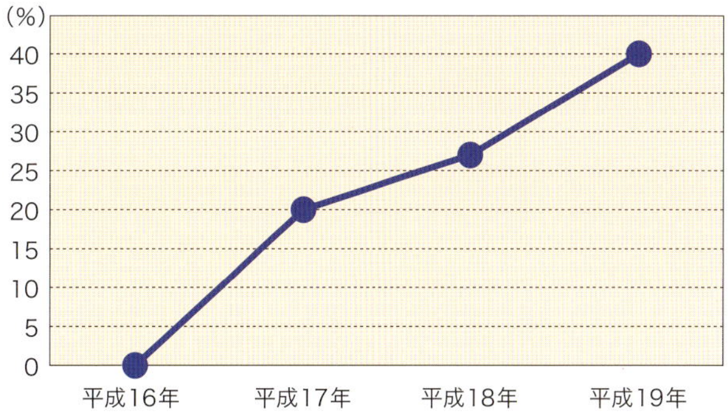

「その流れの中から、ケアに進む方、審美治療を受けようとする方、あるいは高度先進医療を望む方が出てくる。それに対してスタッフが連携して、患者さまごとに最善の対応をしていく。そういう体制が出来てきているのだと思います。ビジュアルマックスは本当に充実したカウンセリングが行えるので、患者さまはもちろん、私たちスタッフも高いモチベーションを維持できます」(高橋TC)

「重要なのは、我々のコミュニケーションスタイルは患者さまに鍛えられて出来上ってきたものだということです。スタッフ自身が自ら主体的に勉強する環境を作り出すようになって来た。患者さまとの交流がスタッフを成長させるのです」(森院長)

その緻密なコミュニケーションと、明るく・楽しく・温かい演出や環境づくりによって、診療室には患者さまとスタッフの笑顔がいつもあふれています。

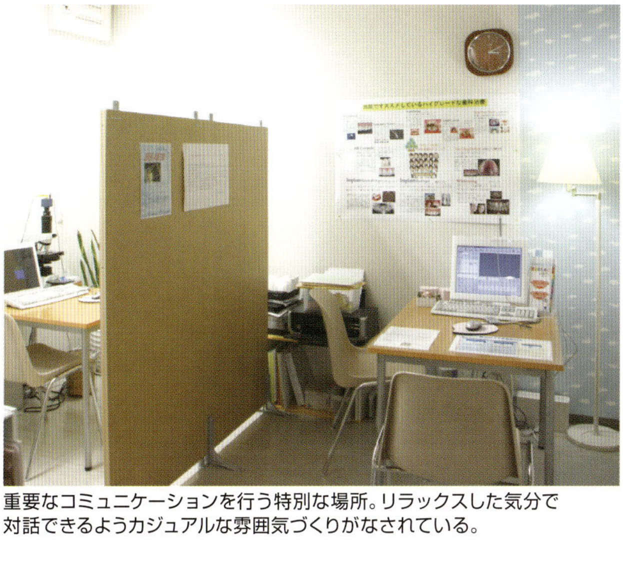

重要なコミュニケーションを行う特別な場所。リラックスした気分で対話できるようカジュアルな雰囲気づくりがなされている。

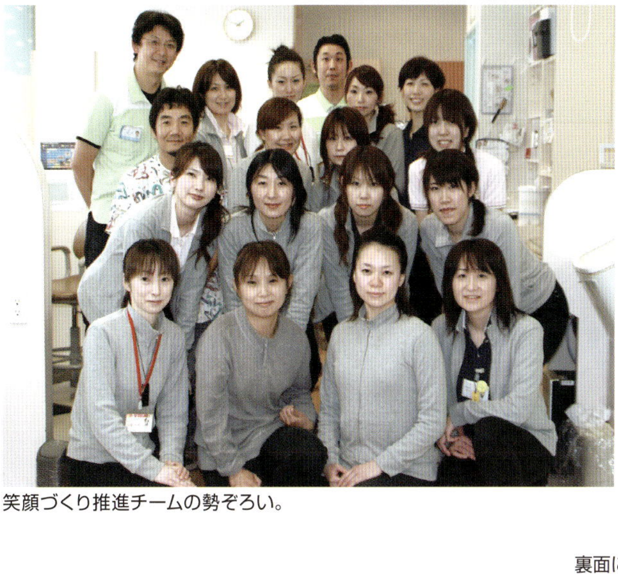

笑顔づくり推進チームの勢ぞろい。

裏面に続く⇒

“接点ごとにコミュニケーションの工夫”が竹屋町森歯科流

ツールの工夫

初診セット：初診のときにお渡しする、お楽しみ袋のようなメッセージセット。院長メッセージ、スタッフ紹介、月刊新聞『はぴすま』、プレゼントなど同封。

Thank youレター：初診の3日後にアンケートを同封して出し、回答者には粗品プレゼント。回答率の高い基礎資料の一つ。

院内インフォメーション：さまざまな情報を手作り感あふれる表現で発信。

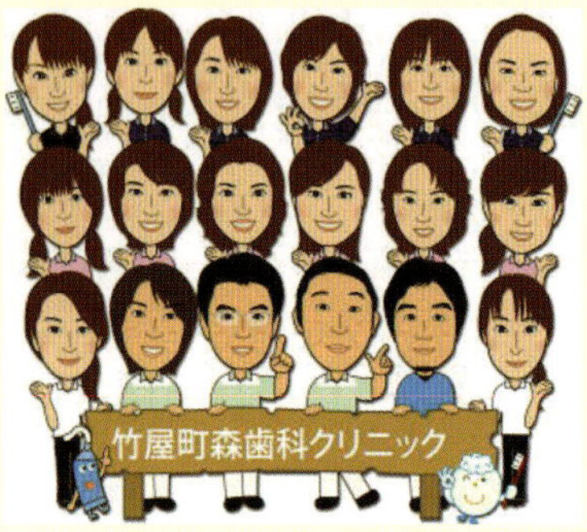

人の工夫

栄養士：栄養指導を加味した健康アドバイスを行う。

保育士：お子さん連れでも安心して治療を受けられるよう心くばり。

スマイルコンシェルジェ：美しく健康的な笑顔づくりをアドバイス。

ケアゾーンの工夫

和風・地中海風・アジア風という3 つの個室で、アロマテラピーも取り入れた五感を癒すケアサービスを提供。

インターネット

ホームページには、ドクター、スタッフ、患者さまの声を独立して紹介するブログサイトも特設。

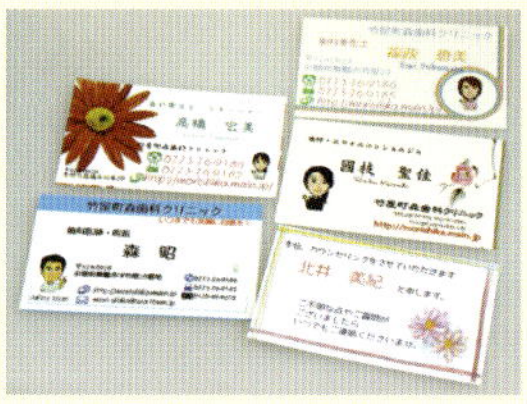

似顔絵入り名刺

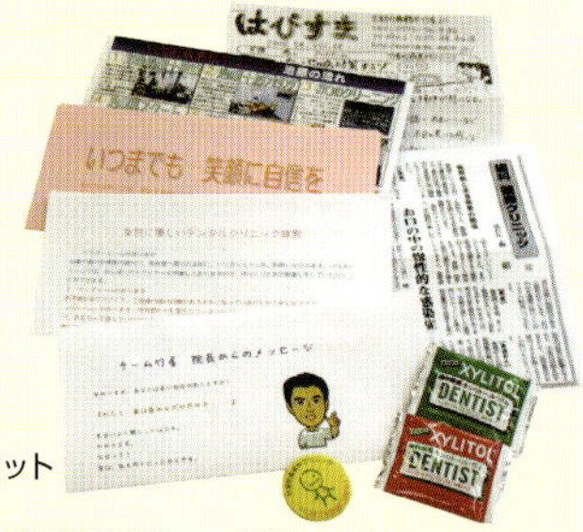

初診セット

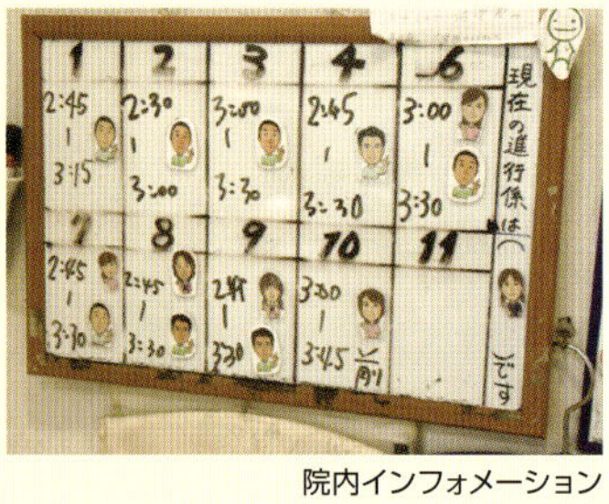

院内インフォメーション

子供たちに向けて

もりもりくらぶ：
子どものための予防クラブ（入会金無料）。毎年行われるイベントが大人気。

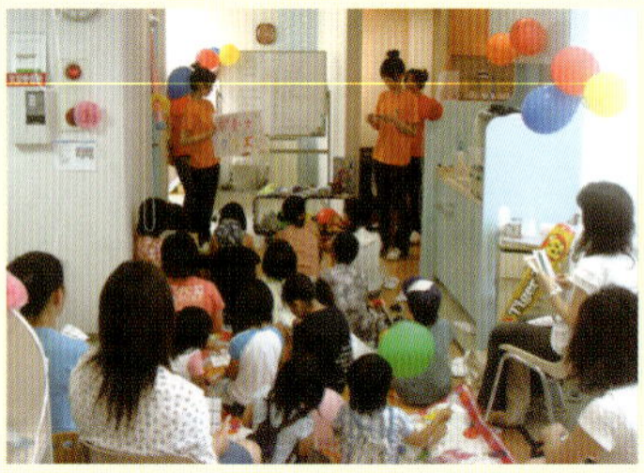

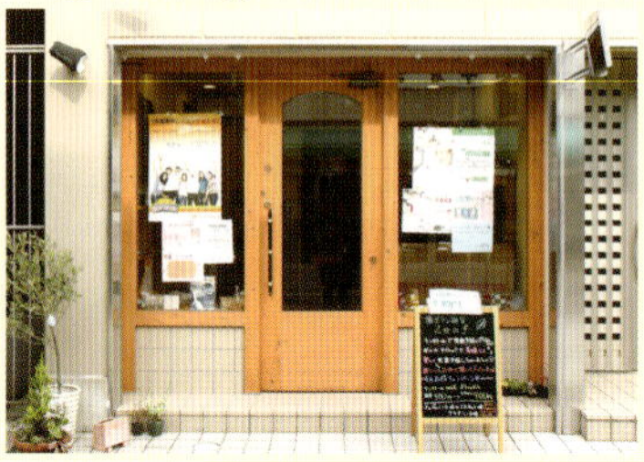

町に向けて

歯ブラシ雑貨店『Leaf』：
森光恵歯科衛生士（院長夫人）が主宰するデンタルヘルスケアショップ。町の人々の美・健康・アンチエイジングから、ペット犬の栄養相談や歯周病相談にも応じる。

トリートメントコーディネーターという仕事

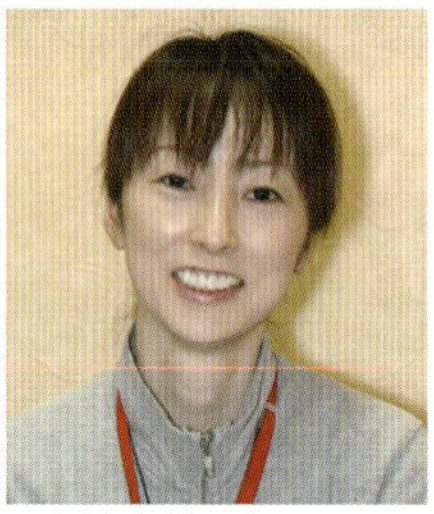

高橋宏美マネージャー

TCは、担当ドクターと共に治療方針を検討し、それに基づいて、ビジュアルマックスをフル活用して患者さまの立場に立って説明し、ご相談に乗り、どの治療方法を選ぶかまでをサポートします。ポイントはどれだけ患者さまの声に耳を傾けられるかだと思います。TCになるまでは、こんなレベルまで患者さまの声に耳を傾けようという意識はありませんでした。私たちには小さなことに思えても、患者さまにとってはとても大きな悩みであったり、意を決して語ってくださるような意味を持つこともあります。だから、一つ一つを漏れのないように、そのつど内容に応じた役割を担当する他のスタッフに伝えたり、相談をします。

順風を受けて“日本型”、“和”のケアサービスに舵をとる

竹屋町森歯科クニックは特に『予防歯科』という表現をことさら打ち出しているわけではありません。「あなたのペースに合わせた、あなたに必要なアドバイスをします」という姿勢で、快適な健康を考えていくための歯科医療を提供するというスタンスをとっています。

森院長には、ケアサービスの中心に据えていきたい新しいコンセプトがあると言います。それは“和のケア”“日本型のケア”です。

「欧米型は、検査をし、警鐘を鳴らしてリスク管理を行う。私が考える日本型は、感謝を尊び語感を大切にする日本の文化に基づき、“来ていただいてありがとうございます”という気持ちをこめて、温もりの伝わるサービスを提供していくスタイル。これからはこの道を究めていこうと思います」

「ビジュアルマックスは“人を融和する和のソフト”だという感じがすごくします。それを狙って導入したわけではありませんが、結果的に、人が融和する診療所づくりに非常に役立っています。これからは『健康な人をさらに健康にするスマイルづくり』というテーマの実現に向けた取り組みを実践していきたいと思います。このような思いに至ったのは、ビジュアルマックスの人を融和させる効果を体感したからだと思っています」。

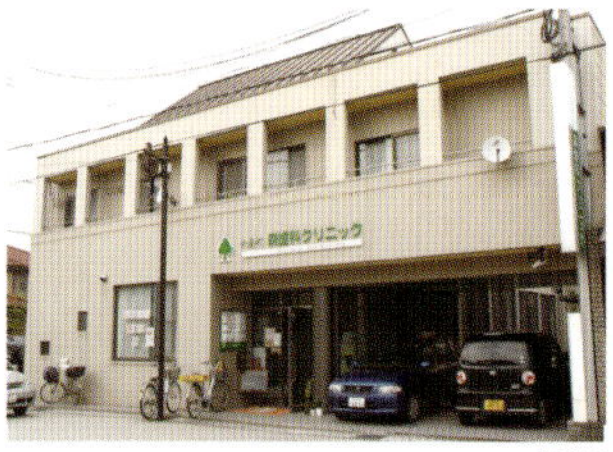

外観

Clinic Data

竹屋町森歯科クリニック

院　　長：森 昭 先生
スタッフ数：Dr.3名、歯科衛生士7名、受付専属3名、歯科栄養士1名、歯科助手2名、保育士1名、パートタイマー 2名
チェア数：10units
ホームページ：http://morishika.main.jp
京都府舞鶴市

Visual MAX Club

ビジュアルマックス倶楽部

0810 mi

父子二代で鉄壁のコラボレーション。
治療にこだわるから、「説明」にビジュアルマックスを使う。

富山県高岡市　医療法人宮田歯科医院　宮田靖雄 理事長・宮田就弘 院長

制作・発行 メディア株式会社　〒113-0033 東京都文京区本郷2-15-13　TEL. 03-5684-2510(代表)

およそ400年前、加賀藩二代目藩主前田利長公によって開かれ、格式ある城下町の文化をほのかに伝える富山県高岡市。ここで昭和47年の開業以来、骨太なポリシーをもって歯科医療を進めてこられた宮田靖雄《やすお》理事長。それをがっしりと継承する宮田就弘《なりひろ》院長。父子二代をつらぬくのは「保険医として高岡という町で最善の歯科医療を進めよう」という責任感です。ここではインフォームドコンセントの遂行にビジュアルマックスが大変重用されています。

骨太な診療ポリシーは「大先生」から「若先生」へ

宮田歯科医院には開業以来ずっと堅持しているポリシーがあります。

①保険診療でできることをまずしっかりやる

「父がとってきたスタンスは、“保険医である以上はまず保険診療を完ぺきに行う。それで希望が出れば自由診療に進む。保険と自費は対極にあるのではなく、まず保険ありき、その延長に自費がある。まず保険診療に精一杯とり組むことが保険医としての責任を全うすること”――このポリシーを私も踏襲しています」(院長)

②治療技術の吸収・研鑽を怠らない

ポリシーの2つ目は「治療技術の吸収・研鑽を怠らない」。理事長の靖雄先生の専門は口腔外科と特殊義歯。歯科と医科をそれぞれ別の大学で学び、母校の口腔外科教室助手、高岡市民病院歯科医長を経て現在地で開業されました。

就弘院長は歯科口腔外科を履修したのち医科麻酔を学び、口腔内腫瘍の研究に没頭後、認定医資格取得など内外の学会やスタディグループにおいてインプラントや再生医療などを研鑽。そのスキルを生かして保険診療に打ち込みつつ、数多くのインプラント治療のほか、移植治療など専門性の高い治療も進めています。

また宮田歯科グループとして、分院(次女の雅代先生が主導)とともに母校大学との医療連携も進めています。

③診療履歴を蓄積する

宮田歯科医院では昭和47年の開業以来、X線写真を

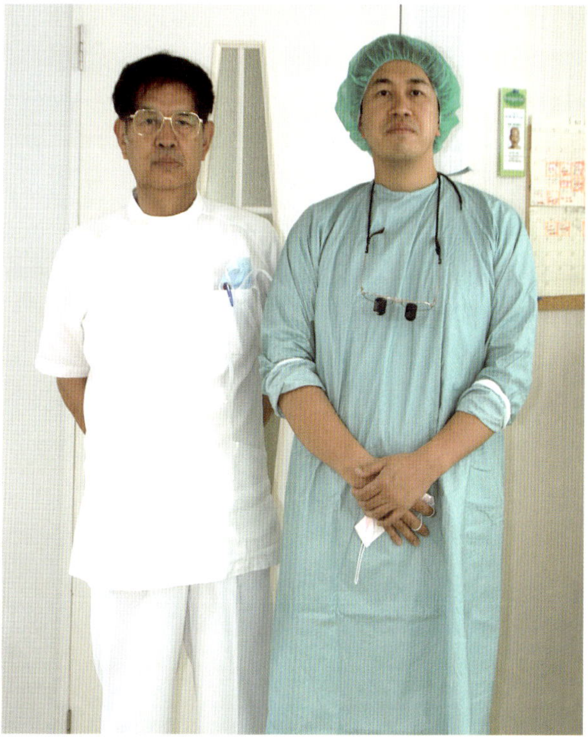

「歯科の専門家として自分の家族にも安心して勧められる診療クオリティを私はずっと追究してきました」(靖雄理事長)。
「患者さんを惹きつける画像の見せ方、患者さんに喜んでもらえる説明の仕方ができるので、ビジュアルマックスを選んだのです」(就弘院長)。

添えたカルテを製本して患者さんごとすべての診療データを保管。現在はPCに蓄積するスタイルに変化して受け継がれています。「診療履歴をきちんと記録し、どんな治療をしたかが一目で確認できるよう管理し、わかりやすい説明を行い、その人に合った最善の治療を尽くす。そういう診療所を残すことが私の責務だとずっと考えてきましたね」(理事長)

④地域への貢献

その一方で理事長は開業当初より、クリニック筋向か

中面に続く⇒

いの横田小学校の保健医(歯科)を務め、地域に密着したその永年の活動によって、平成18年に高岡市から市民功労者表彰を受けられました。こうした経緯もあって地元の人々から、靖男理事長は「大先生」、就弘院長は「若先生」と、親しみをこめて呼ばれています。

そうして平成18年に開設した分院から、より患者さんにわかりやすく「説明」を徹底する目的でビジュアルマックスを導入。その成果を感じて翌平成19年には本院にも配備。それと同時に、より高度な診療品質を提供するためにCTスキャナーも配備されました。

「説明」の徹底を目的に
ビジュアルマックスを導入

ビジュアルマックスを導入したのは院長の就弘先生です。画像を使う患者説明ツールをいろいろ下調べした結果、写真を撮ってそこにタッチペンで書き込めるだけでなく、書き込んだ情報も保存・文書化・印刷をからめて管理できることがビジュアルマックスを選ぶ大きな決め手になったと言います。

「歯の治療で大事なことは、患者さんにカリエス(虫歯)とペリオ(歯周病)という歯の二大疾患をまず理解していただくこと。どちらも生活習慣病だから、原因をしっかり理解してもらった上できちんと基本治療をしないと再発する。その再発を防ぐことも治療の一部だということ。その基本を理解してもらうには、日常生活では見えない部分をしっかりお見せし、わかりやすく説明する必要がある。そのために、タッチペン一つで患者さんを惹きつける画像の見せ方と説明ができるビジュアルマックスを選んだのです。結果は、最良の選択だったと思います」

実際に使ってみて特に感じるのは基本機能がよく考えられていることだと言います。

機能の優位性

- ●システムの反応が早い
- ●気軽に撮ってどんどん保存できる
- ●画像が美しく、すぐ映し出せ、拡大や比較もすばやく行える
- ●説明しながら色々な文書を作成でき、すぐプリントして手渡せる
- ●患者番号を入力すれば説明した内容が時系列で蓄積されていく
- ●すべての機能が保険制度にのっとって考えられている
- ●他のシステムにはない基本的な扱いやすさがある
- ●“使える機能”が充実している

「患者対スタッフ」の関係から
「人と人」の結びつきへ

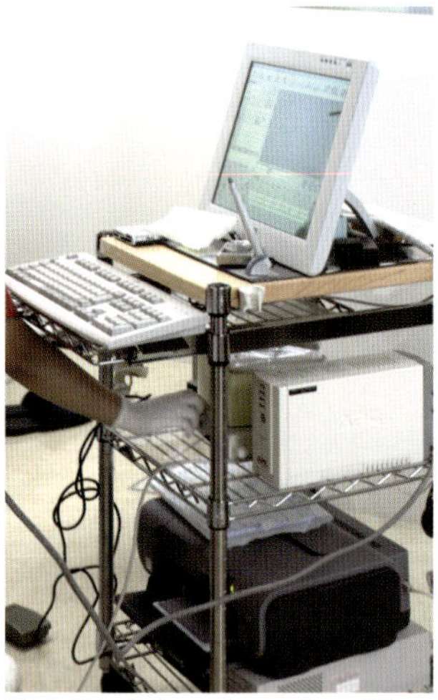

待機するビジュアルマックス。「今日はお話したいことがあります」というメッセージがビジュアルマックス登場のサイン。キャリアワゴンにシステム一式を積み、デジタルカメラ、CCDカメラ、デジタルX線をつないで活用。

初診患者さんの心理は、“自分の歯はどういう症状なのか…どのくらい悪いのか…どんな治療をされるのか…日数や費用は?…色々な思いが交錯しています。「さらにチェアの上で口を開けている時、皆さん想像以上にドキドキしています。そんな時、いくら説明してもあとで何も残っていないということはよくあります」と就弘先生。そんな患者さんに対して<①治療の前に見せて→②途中で見せて→③終わりに見せる>という説明の3ステップをルーティーン化し、必要に応じて話した内容を印刷して持ち帰っていただく、という使い方が宮田流ビジュアルマックス活用法です。

「①どこが悪いか分かるでしょう?→②こうなってきましたよ→③これからこういう治療をやろうと思います…という感じで、診療の区切りごとにポイントを見せながら説明できるので、患者さんも理解して不安や疑問を解消する。それでスタッフに対する信頼感が深まり、結びつきが強まっていく。患者さんに安心、納得してもらえる説明スタイルだから人と人を結びつけるのだと思います」。

現場での効用

- ●説明時間が短くなる
- ●パッと見せて、パッと説明して、パッと理解される
- ●病態の説明に非常に有効
- ●説明しやすいから治療しやすくなる
- ●説明しにくかったことが説明しやすくなった

実感している導入効果

- ●患者さんが食い入るように説明を聞く
- ●患者さんの治療意欲を高める
- ●子どもの泣き声が減り、笑い声が増えた
- ●患者さんとスタッフ間に親密さが生まれた
- ●スタッフのやる気を高める
- ●ビジュアルマックスを使うとリコールしやすくなる
- ●定期健診型への移行が増えた
- ●口コミによる新規の患者さんが増えた

インプラントを声高に勧めるより ビジュアルマックス!

当院のビジュアルマックス活用法

宮田就弘 院長

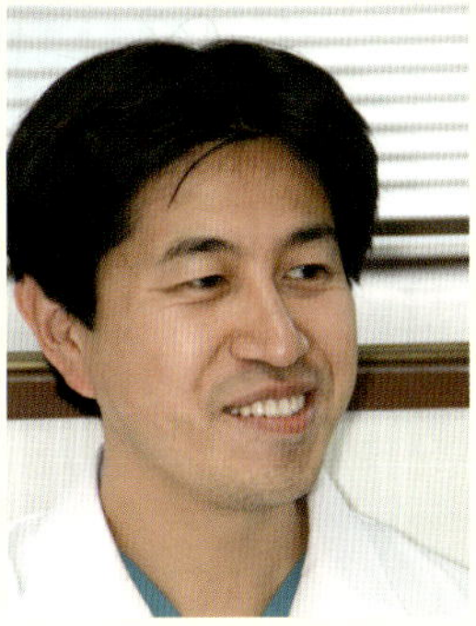

当院では分院からまずビジュアルマックスを1台導入しました。その結果、1台でもビジュアルマックスが非常に良い効果を上げることが判明したので、理想はフルチェアサイド配備と思いますが、本院でも1台でスタート。チェア5台に対して1台のビジュアルマックスで対応しています。

ビジュアルマックスの主要な利用者は7人の歯科衛生士ですが、私も父も楽しく使っています。分院での導入から数えてもまだ2年足らず、潜在能力をフルに活用できているかどうかはわかりませんが、当院ではビジュアルマックスがあることで患者さんがどう喜んでくれるかを追究しています。その経験からつかんだビジュアルマックスの活用法を、一つの導入のヒントとしてちょっとご紹介したく思います。

なぜビジュアルマックスか?

「説明の強化に不可欠」と感じてビジュアルマックス、「インプラント治療に不可欠」と感じてCTスキャナーを同時に導入しました。どちらも、診療のクオリティを高めるために不可欠だから導入したものです。レセコンはメディア社のシステムではなく、メディア製品はビジュアルマックスが初めてですが、躊躇なく決めました。それは“うちの診療ポリシーに合った説明、真に患者さんに喜んでいただける説明”を徹底するにはビジュアルマックスが一番と判断したからです。

「今日は説明したいことがあります」という使い方

私どものクリニックが編み出したのは「勘どころで使うのがビジュアルマックス」というスタイル。チェアサイドまで運んでいくと患者さんも集中する。私やスタッフの心理としても、ポイントを患者さんに見せたい。そこにお互いの気持ちが集中する相乗効果のダイナミズムが生まれるのです。

1回当たりの説明はおよそ3分間

患者さんはダラダラした説明を嫌います。それは患者さんの時間を浪費することでもあり、長い説明は二重のストレスになりかねません。その点ビジュアルマックスはよくできているので、パッと見せて一目瞭然。大事な話も、わかりやすく·短時間で伝わる。それが患者さんからは、「説明が丁寧ですごくわかりやすい」と喜ばれています。

運んでいくことで伝わる価値

患者さんのところにわざわざ運んで説明すること自体が一つの“山場”を生みます。だから自分たちが動くことにコミュニケーションの価値を置くという姿勢で臨める。それが“ビジュアルマックスの存在感=しっかりと説明します”という姿勢を象徴するサインにもなります。

ビジュアルマックスの真髄

ビジュアルマックスを導入すると「説明」に対する理解度が劇的に変わります。使ってみないとそれはわからない。でも、インプラントをただ声高に勧めるより、ビジュアルマックスを導入した説明のほうが患者さんに深く伝わる。その治療の意味や意義、さらには医院がめざすポリシーまで伝わるからです。

一例としての導入のヒント

ビジュアルマックスは必ず増設したくなります。当院ではすでに1台のビジュアルマックスを5台のチェアで取り合っているという感じで、実は増設の必要を強く感じています。患者さんとの結びつきを顕著に高めるからです。メディア社の電子カルテ·ユーザーではなくても、ビジュアルマックスを導入して非常に正解でした。まさにインフォームドコンセントを強化する必需システム。導入に悩まれている先生は、最初は可動式と固定式の併用からスタートしたらどうでしょう。1台はカウンセリングルームに固定配置し、1台を可動式にして大きな外科的治療の説明や院内ラボの技工士への説明などにも使う‥‥運用イメージが湧いてきます。可動式と固定式はノートPCとデスクトップPCのような違い、使い分けという手法は結構いいのではないかと思います。

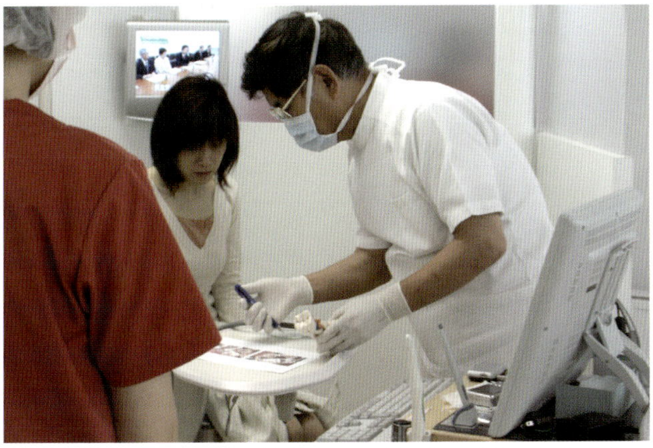

大先生とビジュアルマックス。「説明したことを画像と一緒にすぐプリントして手渡せるし本当に重宝。患者さんとのやりとりもとても楽しいね」。

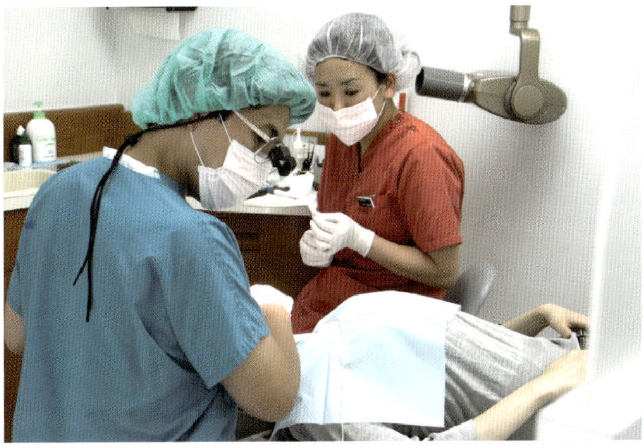

若先生とビジュアルマックス。「きれいごとでビジュアルマックスを置くのではなく、自分たちが動くことにコミュニケーションの価値を置く。それが患者さんの共鳴を生んだのだと思います」。

裏面に続く⇒

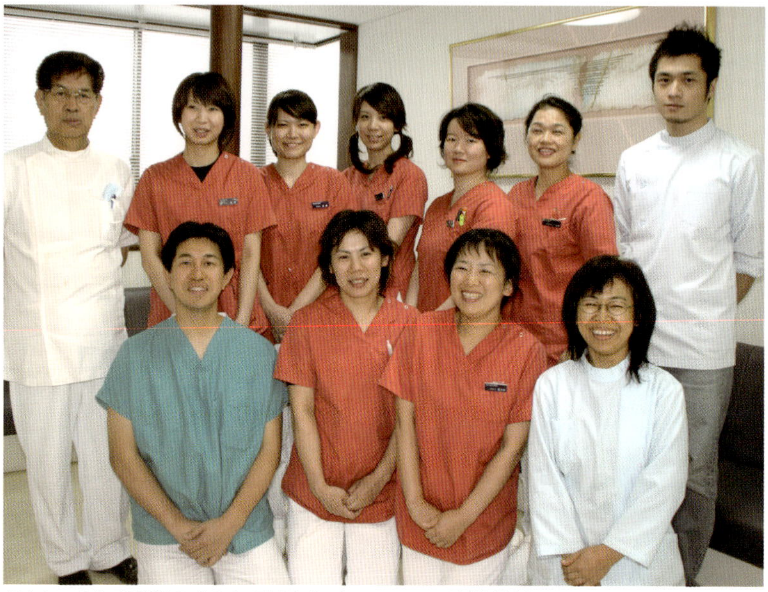

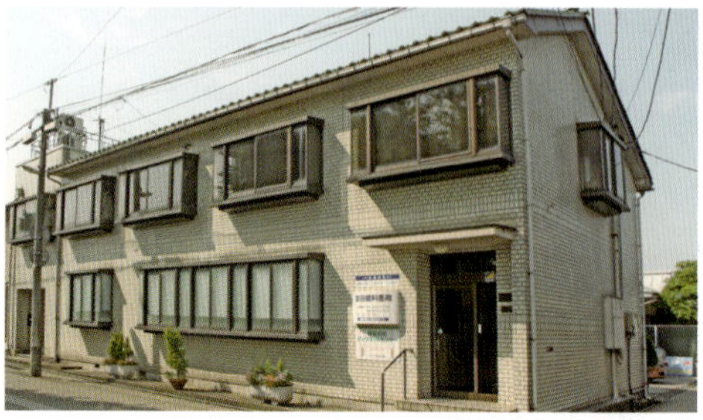

宮田歯科医院（本院）

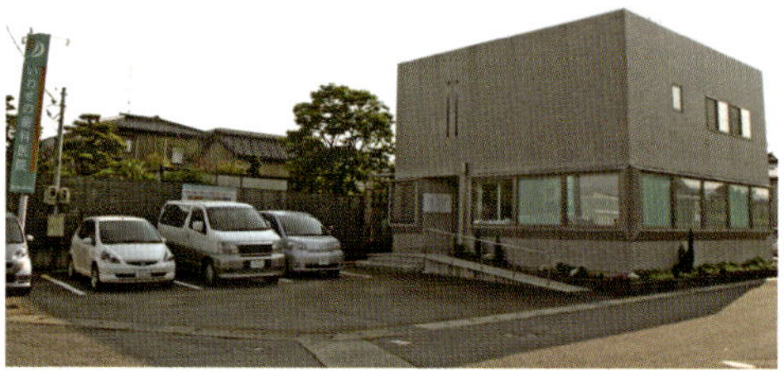

いわせの歯科医院（分院）

ドクター２人、歯科技工士２人、雅やかなパーシモンレッド（熟柿色）のコスチュームに身を包んだ“7人の歯科衛生士”。総勢11人のモットーは「患者さんを自分の家族と考えて診療します!」。

ビジュアルマックスが何を動かしていくのかが楽しみ

患者さんが何を求めているかということに対して選択肢をつねに用意し、“今この状態だったらこの方法があるから、インプラントは最終手段としてとっておきましょう。この状態ならお勧めしません”ということを、ビジュアルマックスを見せながら説明する。しっかり説明してその時のベストな方法を勧める。このような丁寧さを靖男理事長が築き上げ、就弘院長が受け継ぎ、患者さんとのかけがえのない関係づくりに結びついているように思われます。

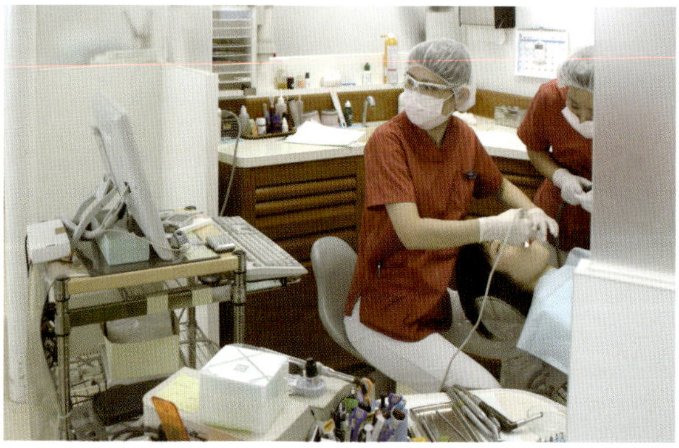

ここかと思えばまたあちら‥‥‥宮田歯科医院の**ビジュアルアックス**はあ・うんの呼吸で神出鬼没。

■保険診療：自由診療比率　保険診療　自由診療

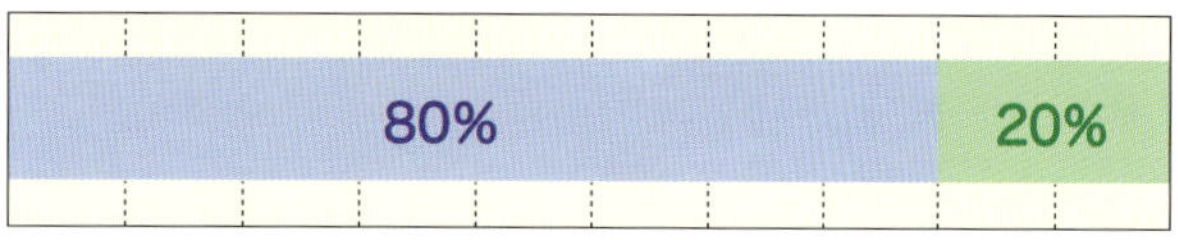

■紹介：非紹介 いわせの歯科医院（分院）　紹介　非紹介

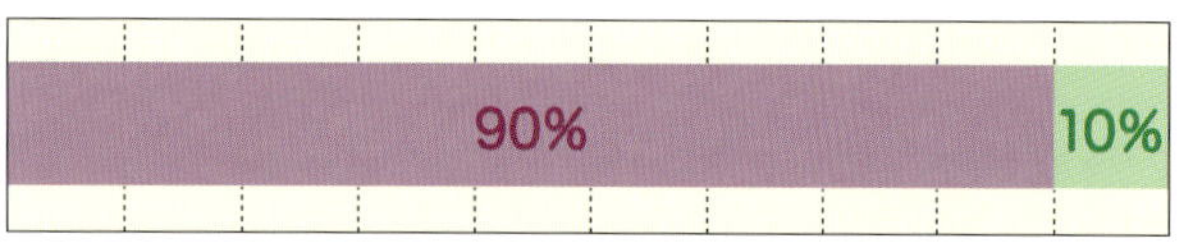

「歯を診ることは医療だから、生命観に根ざして天然歯を残していくという日本の歯科医療の考え方はやはり大事だと思います。それにはカリエスやペリオをしっかり説明しないといけません。ビジュアルマックスがより重要な意味を持ってきそうな予感がします」（就弘院長）

「私が追究してきたのは、歯科の専門家として自分の家族にも安心して勧められる診療クオリティの提供です。スリッパを消毒するのも、タービンの消毒をホルマリン滅菌にしているのも、患者さんごとにモーターも取り替え、またどんな治療にもラバーダムを使うのも、患者さんを自分の家族と同じように考えているからです。安心に必要なイニシャルコストは削りません。そういう環境を準備して、どんなことも患者さんの了解をとって治療をする。我われが追究する診療サービスの推進に、ビジュアルマックスは本当に重宝だし大きな力になっている。それが何を動かしていくのか、とても楽しみです」（靖男理事長）。

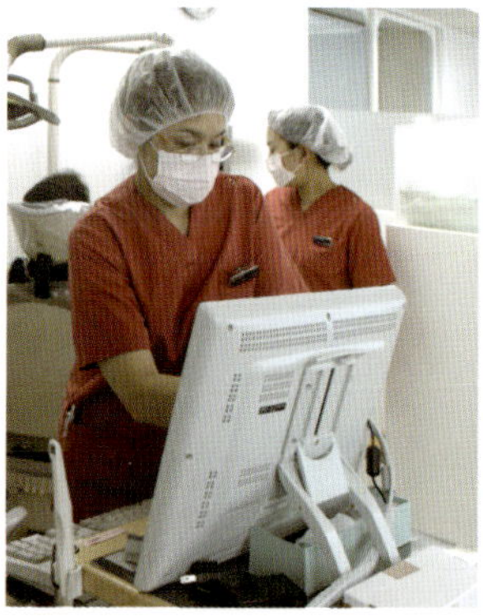

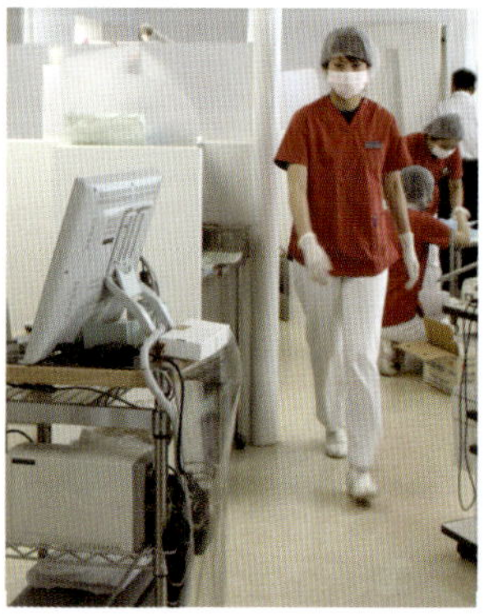

Clinic Data

医療法人宮田歯科医院

理　事　長：宮田 靖男 先生
院　　　長：宮田 就弘 先生
スタッフ数：Dr.2名　歯科衛生士7名　歯科技工士2名
チェア数：5units
ホームページ：http://www.miyatashika.org

富山県高岡市

ビジュアルマックス倶楽部

Visual MAX Club

0811 ur

予防歯科に情熱を注いで25年。患者さまの目線で『真実』が伝わるからビジュアルマックスは人を動かす。

茨城県土浦市　医療法人裕仁会 ウララ歯科クリニック　石井敏裕 理事長・山内隆弘 副院長

制作・発行 メディア株式会社　〒113-0033 東京都文京区本郷2-15-13　TEL. 03-5684-2510(代表)

JR常磐線土浦駅西口駅前タウンビル2F。ここで診療されているウララ歯科クリニックは、年中無休の診療体制を築きスタッフ全員で予防歯科を推進しています。スタッフは総勢20名、100坪の診療スペースにはチェア14台、1日の来院者数は150人レベルに達しています。「予防歯科成功の鍵となるのは、患者さまを思いやる医療チームの情熱」と石井理事長。すべてに意志的なその取り組みの中に、3年前よりビジュアルマックスが参加。その成果を検証しました。

1983年、21世紀の今日を予測して予防診療に取り組む歯科医としてスタート

石井理事長は、大正6年に土浦市で開業した石井歯科医院の三代目。在学中は歯科保存学を学ばれ、1983年(31歳)に、当時父上が運営されていた石井歯科医院にて歯科医の道に入られました。特筆すべきはその時から予防中心の歯科医院を思い描いて診療をスタートしたことです。

石井理事長は当時を振り返って、こう語られます。

「『埋める・削る』という歯科治療は治療技術や材料等の進歩に伴ってやがて減少し、機能と見た目の美しさを両立できる矯正や審美治療などが普及する時代になるだろう。そうした医療が浸透していくことで、20年後の21世紀には新しい価値観を持つ予防歯科が主流になるのではないかと考えた。そこで当時から積極的に歯科衛生士をスタッフに加えて、歯ブラシ指導とメンテナンスに力を入れたのです。まだ予防歯科という言葉すらなく、予防についてのデータもなければ理論づけできていたわけでもありません。でも、それがこれからの地域に根ざした歯科医のあり方ではないかと考えたからです。しっかりと患者さまの口腔状態を管理し、メンテナンスのための再来院を呼びかける、今で言うリコールシステムの雛形を模索しながら私なりの予防歯科を進めました」

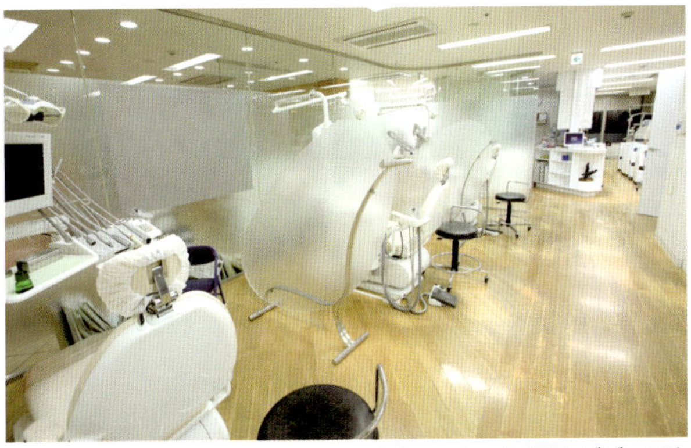

L字型100坪の診療スペースに14の診療コーナーを設け、ビジュアルマックスを活用して患者さま一人ひとりに合った予防診療を実践。

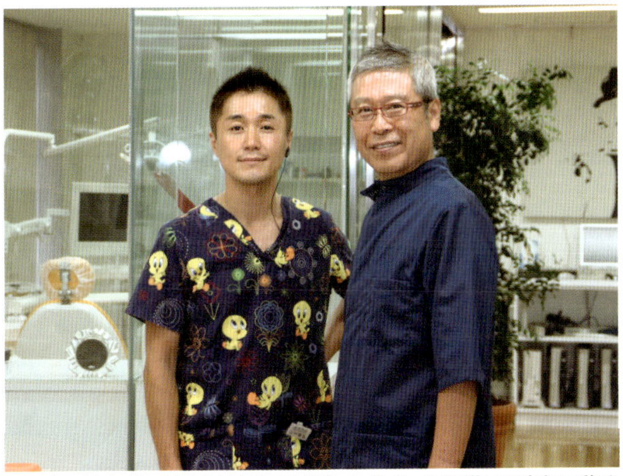

より良い診療サービスとは何かのビジョンをきっちり描いて実行に移す二人三脚のコラボレーション。骨格づくりは石井理事長(向かって右)、しなやかな感性で味付けする山内先生(向かって左)。ガラス張りのお洒落なインプラントルームの前で。

こうして歯科医の道を歩み始めた石井理事長は、実はもう一つの目標を書いた紙をいつも携行していたと言います。それは「必ず土浦駅前で開業する」ということ。三代目としての地域への恩返しと、自分のめざす歯科医療を一つの目標として集約したものでした。

1997年、JR土浦駅前に移転めざす医療サービスをダイナミックに追究

「予防歯科で土浦市民の健康支援に貢献するなら、

中面に続く⇒

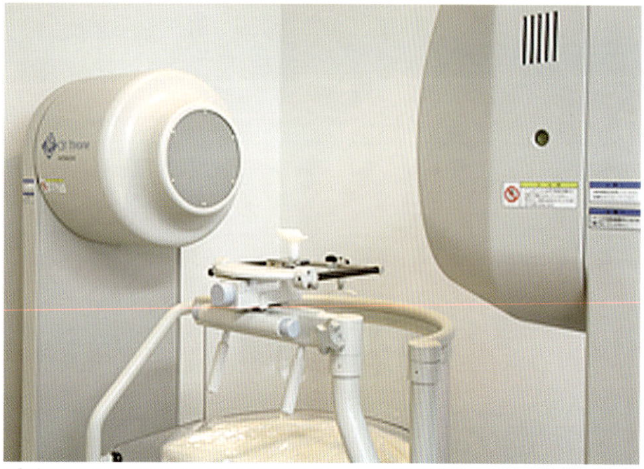

デジタルレントゲンから歯科用CTスキャナーまで完備

誰にもわかりやすい土浦駅前が最善の場所」という石井理事長のビジョンは、1997年に実行され、ウララ歯科クリニックが誕生しました。

移転してからの展開がダイナミックです。今では患者さまにおなじみの石井理事長と山内先生の二人三脚の体制も、<年中無休・昼休みなし>の診療サービスも、この時からスタート。同時にメディアの電子カルテシステムも導入され、カルテ管理のIT化もはじめられました。

「その当時から大学病院レベルの歯科医療を進めているので、ものすごくびっくりしました。石井理事長の情熱をひしひしと感じました」(山内先生)

2004年には隣接スペースにフロアを拡張。患者さまの増加に対応できなくなったからです。

そうして現在、一般診療に加えて、インプラント・ホワイトニング・矯正・レーザー治療までカバー。治療技術の修得は、米国をはじめとする最先端歯科医療の現場で専門研修を受け、修得した先進治療技術を患者さまの治療へフィードバックしています。

その徹底した診療基盤づくりをベースに、患者さま一人ひとりに合わせた予防歯科を自然に組み入れた診療サービスが行われています。

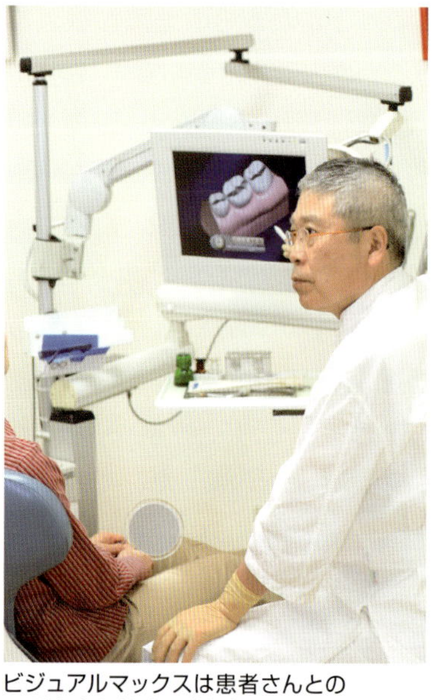

ビジュアルマックスは患者さんとの一番大事な接点で『真実の瞬間』を伝える」と石井理事長。

設備面では、患者さまへの説明を強化するため2005年よりビジュアルマックスを本格的に導入し、2008年には診療品質の強化という観点から歯科用CTスキャナーを配備。さらにメンテナンス治療のリコールを確実に行うために独自の予約システムを開発して運用されています。

積み上げてきた説明ノウハウが通じない!?
危機回避にビジュアルマックスを提案

「2004年のリニューアルはウララ歯科の今後を考える上で大きな転換点となりました。そこで課題として浮かび上がってきたのが<患者コミュニケーション>です。いろいろ考えていく中で、患者さま中心にすべてを考え、誠実に対応している山内先生から、ビジュアルマックスの導入が提案されたのです」(石井理事長)

「当医院はほとんどお手本のない時代から予防診療に力を入れてきました。予防診療の推進には患者さまの理解と協力が不可欠です。ところが、説明資料作成のためにスタッフが時間を労するわりに、認知していただくのに情報量もインパクトもまるで足りないと感じ始めた。患者さまがどんどん増えて、そういう段階に入ったということだったのかもしれません」(山内先生)

そこで山内先生は、ウララ歯科のなすべき患者コミュニケーションの最重要テーマを洗い出し次の4点に集約しました。

①患者さまの不安・心配をいかに取り除くことができるか。
②患者さまの現在の口の中の状態を、わかりやすく伝えられるか。
③患者さまが最良の治療を選択できるように、適切に複数の治療法を提案できるか。
④患者さま、ドクター、担当衛生士がお互いに、いかに信頼し合える環境を作れるか。

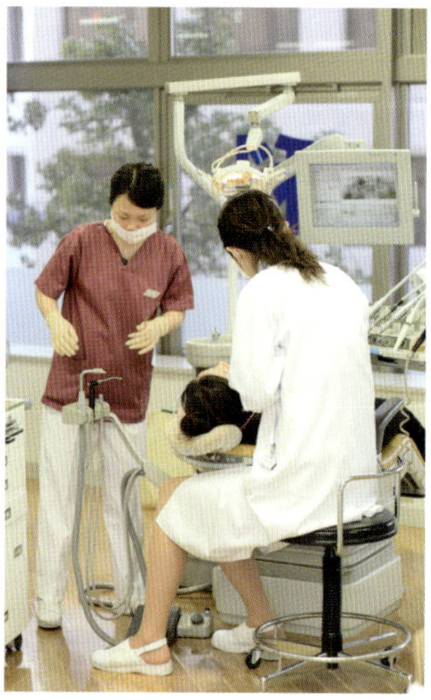

そして、患者さま本人の口腔内写真を使って対話する、患者コミュニケーションに特化したビジュアルマックスに問題解決の可能性を感じて導入を決断されました。

「ビジュアルマックスを導入してから、コミュニケーションの情報量もインパクトも飛躍的に強化されたと実感しています。医院のコンセプトとビジュアルマックスが一番合致した点は、予防治療のために患者さまに提示できるすべての資料をお見せして、予防治療に対してより理解をいただけるようになったことです」(山内先生)。

気がつくと再来院者数と自由診療がジワリと動いていた

ビジュアルマックスはウララ歯科をどう変えはじめたのか。

「運用開始から3年。まだ能力の半分ぐらいしか活用できていないのではないかと思っていますが、導入直後から何かが動き出した。最初に感じたのはスタッフと患者さまのやりとりが明るく活発になったこと。子どもの笑い声さえ聞こえてくるようになった。患者さまの反応では“わかりやすく丁寧に説明してくれる”という声が多くなりました。実際使ってみると、ものすごく説明しやすい。患者さまの反応もストレートで迷いがなくなる。それで説明を受ける患者さまが前向きになり、説明する我われも前向きになる。そういうふうに対話が回転する…。ふと気がついたら、導入1年後ぐらいから特に再来院者数や自由診療の伸びが出はじめた。再来院者数というのは、予防歯科の成否が端的に分かるデータ。また自由診療のご希望は説明に触発されて患者さま自身の口から自然と出てくるものです」（石井理事長）。

■再来新患者数と自由診療（1998年～2008）

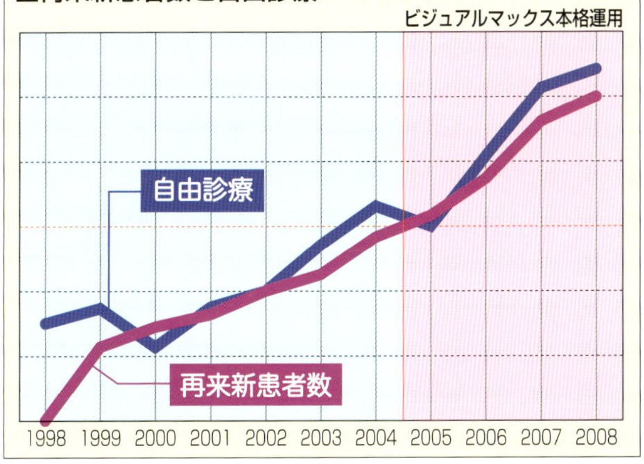

『決定的瞬間』とビジュアルマックス
moment of truth

“患者さまが歯科医院を訪れた瞬間、歯科医院に何らかの印象を持つ。その一瞬の印象は『決定的瞬間』として認識され、医院全体の評価を決定する基となる”……患者さまの接遇という観点から、石井理事長はMOT理論（moment of truth：決定的瞬間）を引用して、その一瞬の重要性とビジュアルマックスの関係を次のように分析しています。

「ビジュアルマックスは撮った口腔内写真をすぐお見せできる。患者さまは“何だこれは!?”と思っているうちに、自分の口の中の写真が目の前のモニターに大写しされている。そのインパクト。その正確さ。ビジュアルマックスはまるで『決定的瞬間』を伝えるために生まれたシステムであり、しかも、口腔内写真は『患者さまの真実』そのものを映し出す。最初に見せ→途中で見せ→終わった時に比較して見せる。さらに数ヵ月後にも比較写真を見せる……つまり、患者さまとの接点で一番大事なチェアサイドで、臨機応変かつ継続的に『決定的瞬間』を伝えていける。その上、<ビジュアルマックスを使って説明すると自然と患者目線になる><“すべてオープンにしてごまかししない”という気持まで伝わる>という特質によって、信頼感が増幅される。だから“人を動かす”のだと思うのです」。

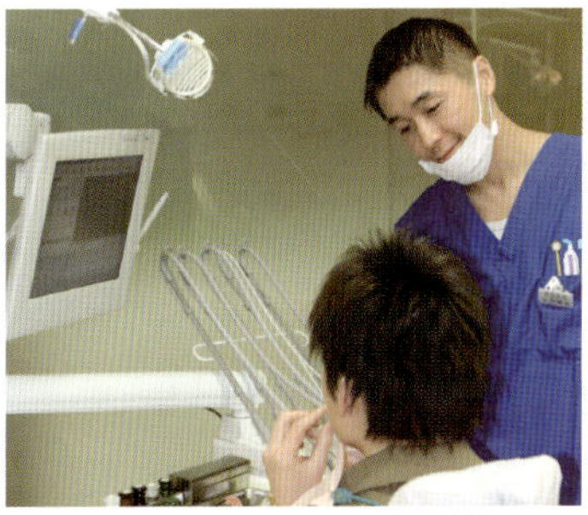

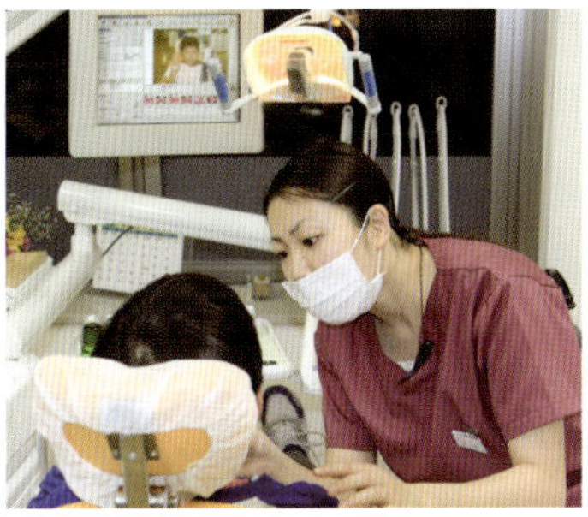

地域に根ざした歯科医療 その先の安全・安心を深くイメージして

山内先生は、月に1度、産婦人科土浦病院に赴いて『妊産婦のための歯医者さんの健康研修会』を行い、妊娠中の口腔内のメンテナンスついて指導されています。

「この研修会は20年、30年先の土浦市民の健康にかかわる安全と安心を考えた健康支援と位置づけています。これから生まれてくる赤ちゃんのためにも、お母さんには口腔内のことを少しでも気にして欲しい‥‥という気持ちで話しています。当院にかかりつけの患者さまはほとんどいません。でもお腹の中に赤ちゃんがいる大事な時期に、“歯から全身の健康を考える”というお話が

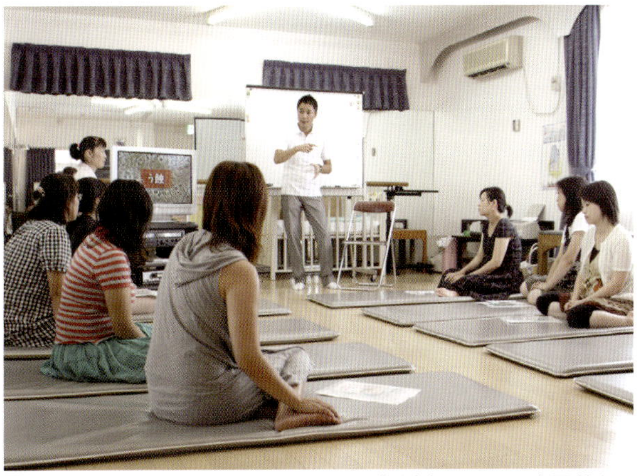

毎月1度、産婦人科土浦病院にて開かれる『妊産婦のための歯医者さんの健康研修会』。希望と不安が交錯する中で、母になる女性たちとお腹の赤ちゃんを応援する山内先生の話は、優しく、わかりやすく、丁寧です。

裏面に続く⇒

語り部、ビジュアルマックスを語る

※VM：ビジュアルマックス　DH：歯科衛生士

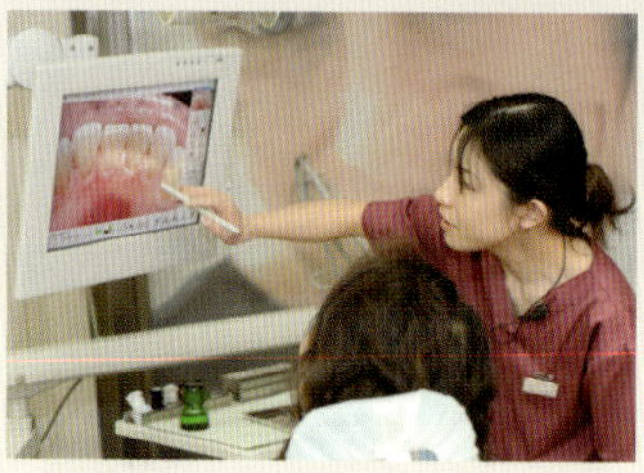

基本的な使い方

■初診では歯周病と虫歯を検査・分析し、DHが口腔内写真を撮影。それをVMで映して確認しながらドクターと一緒に治療計画を立てるので、医療チームは出発点からレベルの高い情報共有が行える。

■口腔内写真は規格に基づいて撮影。話し方・接し方はマニュアル化されていない。診療に慣れながらVMを使い慣れ、覚えていくスタイル。プリントアウトはケースによって。ご高齢者やお子さんに付き添いがない時、写真付き文書にして手渡す。

使いやすい！説明しやすい！

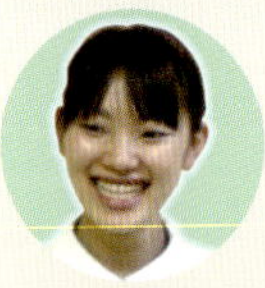

●患者さまにとっての解りやすさがよく考えられている。（全員）

●タッチペンのおかげで、余計説明しやすく理解されやすい。（全員）

●当院は家族単位で来ている方がものすごく多いから、本人のほかご家族の名前も表示する機能は重宝。（複数）

●人に合わせて説明の入り方や内容を工夫できる。（全員）

●前に説明したことを確認してから説明ができる。こういう使いやすさがとてもいい。（澤畑DH）

驚く！興味を持つ！

●写真を撮ってその場で見せると、ポーンと大きくきれいに映るから患者さまはビックリする。（全員）

●症状を見せると、ワッと驚いてモチベーションが高まる。一瞬で理解される衝撃を生む。（下重DH）

説得力がある！

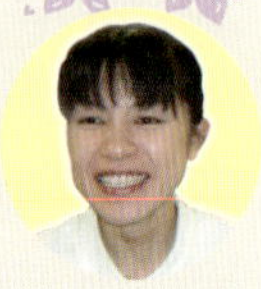

●患者さまはVMによって「治療をちゃんと受けるとこんなに治るんだ」ということを確認できる。そこがいい。（大沼DH）

●写真というよりテレビのような感覚で見せるから強い説得力を生むのだと思う。（下重DH）

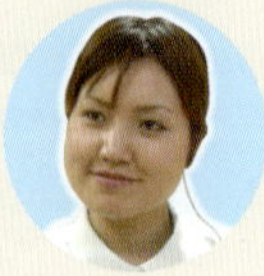

●毎回、今日行った内容の説明と次回行うことをVMを使って説明する。だから診療の流れを理解してもらって同意のもとに診療を進めることができる。（澤畑DH）

●言葉の説明ではわかりにくい根管治療や歯周病治療も、サンプル画像を見せれば「こういうことをやってもらっているんだ」という理解が生まれ通院意欲が高まる。（澤畑/下重DH）

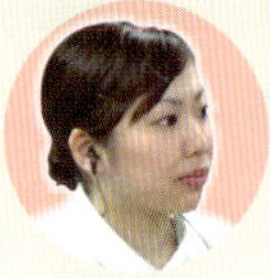

●ホワイトニング、矯正、インプラント、歯石除去では、前・経過・後というポイントで、画面にバーンと映し出して変化を比べるとすごく喜ばれる。「治療完了！」の達成感を分かち合える歓びは格別ですね。（下重DH）

変わる！

●とにかく患者さまに嫌な思いをさせたくありません。見せ方にも、話し方にも、心のつかみ方にも気をくばります。VMを使うとそういうことまで患者さんに伝わるので、スタッフを見る目も変わり、どんどん通じ合っていく。私、VMが大好きです。（大沼DH）

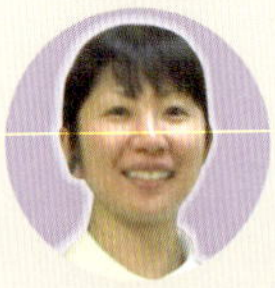

●患者さまのモチベーションも私たちのモチベーションも高める。意識変革をうながす力がある。（複数）

●VMは患者さんが安心して来院する気持になるキッカケを作ってくれる。（三好DH）

子どもたちにも大人気！

●子どもは必ず興味を持つ。人気はお絵描きタイム。最初は恐怖心があってもVMと遊んで治療に慣れていく。歯医者なのに子どもの笑い声が増え、泣き声が減った。すごい！（下重DH）

●顔写真も撮っているので長く通院されると、子どもの成長をアルバムで確かめるような感じでモニターをご覧になるお母さんもいる。じわーと嬉しくなる瞬間！（下重DH）

わたし、新人です

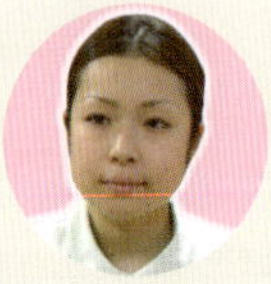

●先輩全員にモデルになってもらって口腔内写真を撮って、VMで確認する体験はしました。患者さまと接するデビューはまだ。先輩たちのように仕事ができるようになるのが目標です。（岡田DH）

できる貴重な機会なので、やりがいを感じています。話しベタなので毎回緊張しますが…。」（山内先生）

ウララ歯科クリニックは、プロの集団としての自覚を持って『病気にならない歯科医療』『健康を守り育てる歯科医療』を推進しています。そして患者さまにフィードバックすべきは、『安全と安心』を根本に据えた質の高い医療と、心地よいホスピタリティの提供だと考えています。ビジュアルマックスの導入も、正確で分かりやすい説明と情報提供によって、安全と安心に根ざした歯科医療サービスを追究するという理念を踏まえたものです。さらにウララ歯科クリニックは、厚生労働省が認定する歯科医師臨床研修施設でもあります。

「私たちはいきなりバンとこういうスタイルになったのではありません。患者さまに育てられ、地域の方々に支えられてきたからこそ成長できたのです。だから安全で安心な歯科医療サービスを探求し、地域の皆さまの健康支援に貢献することに、情熱と使命を感じているのです」（石井理事長）。

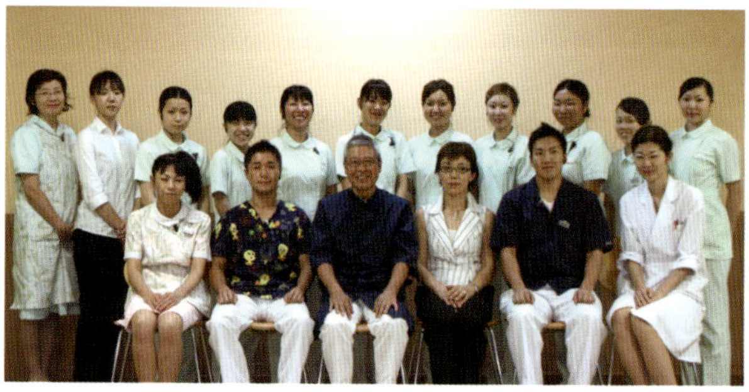

スタッフ全員で予防診療に取り組む。

Clinic Data

医療法人裕仁会 ウララ歯科クリニック

理事長：石井 敏裕 先生
副院長：山内 隆弘 先生
スタッフ数：Dr.7名（うち2名非常勤）、歯科衛生士11名、アドバイザー1名、クリーンスタッフ2名、受付秘書3名
チェア数：14units
ホームページ：http://www.urala.com

茨城県土浦市

ビジュアルマックス倶楽部

Visual MAX Club

0902 si

これがないと歯科医院は生きていけないよね。というツールにビジュアルマックスはなると思う。

神奈川県川崎市麻生区　新百合山手ファースト歯科　永田達也 院長

制作・発行 メディア株式会社　〒113-0033 東京都文京区本郷2-15-13 TEL. 03-5684-2510(代表)

東京副都心・新宿から西へおよそ20km。ここ20年余りで小田急線沿線の屈指の住宅地域となった川崎市麻生区・新百合ケ丘。町並みには、ゆったりとした戸建住宅が建ち並ぶ。北海道で生まれ育った永田院長は、北海道の大学で歯科学を学んで上京。新百合ヶ丘駅の南に広がる住宅地域に本拠をもつデンタルクリニックで5年間代診を務め臨床医のキャリアを積み、2008年4月、32歳の春、駅北口から2分の距離にあるマンションの1階で開業されました。

開業の決意は患者さまの一言から。チェアサイドのシンボルは32インチHD液晶モニター

川崎市麻生区は隣接する横浜市青葉区とともに、長寿人口比率が日本一高いと言われる地域。クリニックに訪れる患者さまは地元の人が8割。患者さまの特質としては、やはりご高齢の方が多く、歯周病に対する意識も高い。お応えしにくい要望を言われる患者さまは少ないとのこと。

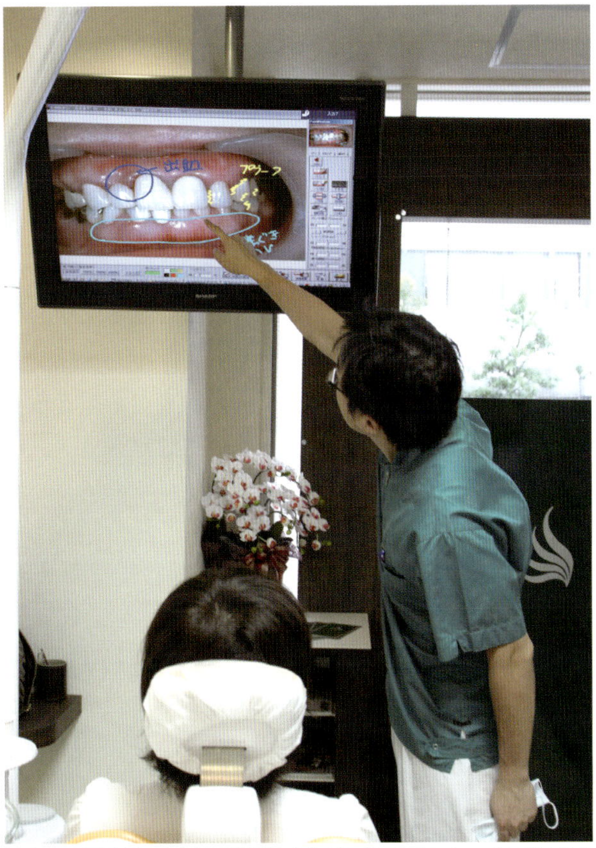

診療室の雰囲気に合わせて設置された32インチモニター。「大きいからいいのではなく、ビジュアルマックスの能力をものすごく感じたから32インチモニターで大きく見せたかったのです。患者さまからは大好評です」。
※画像は32インチモニターのフル画面モードで表示されています。

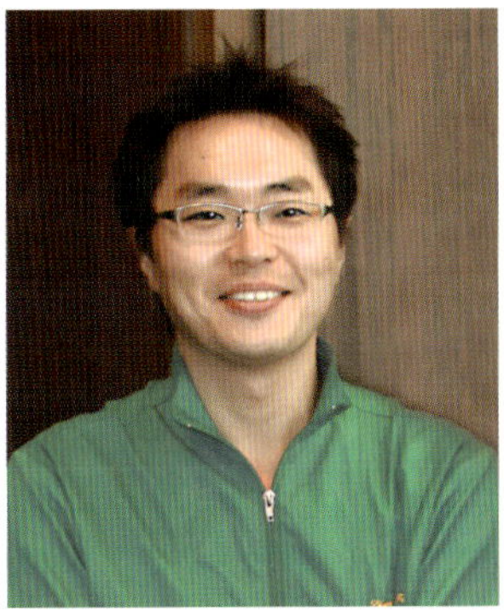

「開業を決意したとき、一番の不安はやっぱり、駆け出しの自分に経営的に上手くいくだろうかということでした。患者コミュニケーションを重視したビジュアルアックスの導入がいい答を出してくれています」と永田達也院長。

この地で開業しようという思いに至ったのは、地域の人々の温さ。引き金になったのは、代診時代に一人の患者さまから、「先生、この近くで開業して欲しいな、最初の患者になりたいから」と言われたこと。

「そのとき近くに場所を探しますねと約束しちゃったんです。そこからもう、将来その患者さまに何かあっても、安心して受け入れられるよう、ストレッチャーがそのまま入るオペ室をまず作ろうと。患者さまの顔を思い浮かべながら設計しました。結局その方は、インプラントのカルテ番号＜1番＞の患者さま。約束を守れてよかったです」

初診の患者さまが診療室のチェアに身を置いた時、目を奪われるのは32インチ・デジタルハイビジョンモニターです。それはビジュアルマックスとつながれており、特大サイズで映し出される口腔内写真やデジタルX線写真をはじめ、画像は驚くほど鮮明です。

この特大モニターに映し出される画像を軸に患者さまとのコミュニケーションは進んでいきます。

中面に続く⇒

いい人間関係をつくるのが僕らの仕事 人の気持ちを想像しながら話せる方法はないか!

永田院長が最初の目標としたのは、まず“患者さまに受け入れてもらえること”。人と人との関わりのその根本のところで患者さまと理解し合い、歯科医院と患者さまの一番いい関係を作るにはどんな方法や環境が必要なのか…。

「医療人としてどうのこうのではなく、“生きていく理由”というレベルで考え抜く中で、いい人間関係を作るのが僕の仕事ではないかと思い至りました。そこで、患者さまの気持ちを想像しながら話せる方法はないかと考えました」

「また、僕は歯科医の仕事が大好きです。開業すれば、いいことも悪いことも僕と患者さまの一対一の関係の中で起こる。だから僕は医療人として、一つ一つの出来事に濃密に全部責任をとっていきたいと思ったのです」

そのための実践ポリシーとして永田院長は6つの原則を立てました。

- つねに先進医療技術の吸収に励む
- 最善の治療を提案し、押しつけではない選択肢を提示する
- 患者さまに嘘をつかない
- 患者さまにわかりやすい説明をする
- いいことも悪いこともすべてオープンに見せ、伝えていく
- 誤解を生まない真実のコミュニケーション環境を築く

そうして、実践の象徴として選んだのが、ビジュアルマックスと32インチモニターの組み合わせです。

ビジュアルマックスに会いに 東京デンタルショーへ

永田院長がビジュアルマックスを知ったのは代診時代。代診先のクリニックに届く『ビジュアルマックス倶楽部』を読んでいたからだそうです。

「『ビジュアルマックス倶楽部』は全部読んでいます。いろんな先生方の診療理念や診療サービスの創意工夫を、肉声を通じて知ることができますから。しかも皆さん、ビジュアルマックスを使って独自の患者コミュニケーションの方法を確立することで、診療サービスの価値と品質を高めていらっしゃる。それがスッと伝わってくるので、自然とビジュアルマックスをじかに触ってみたいと思うようになっていました」

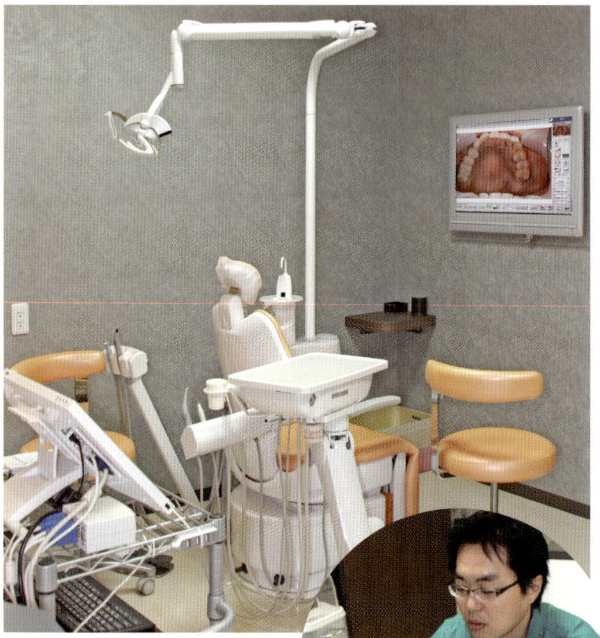

個室設計の診療室に35インチモニターを設置。

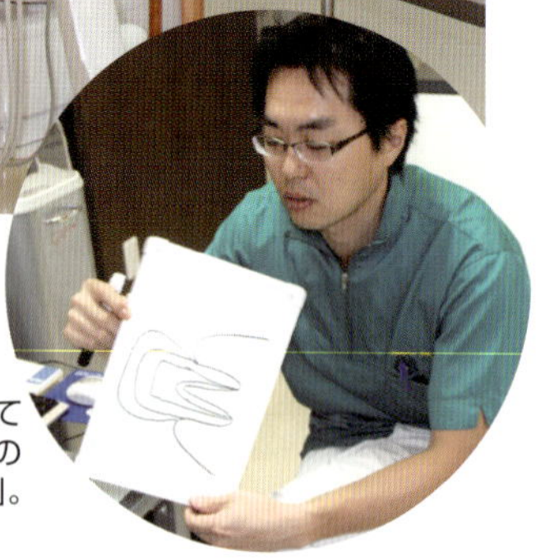

「このホワイトボードを活用してきたから、ビジュアルマックスの設計思想もよく理解できました」。

行動を起こしたのは2007年秋の東京デンタルショー。2008年4月の開業に向けて準備を進めていた永田院長は、ビジュアルマックスを見るためにメディアのブースに来訪され、さらに翌日、今度はスタッフを連れて再訪され、その場でご注文されました。

「メディア・スタッフのデモと歯科衛生士の反応から、自分が期待するコミュニケーションシステムになると確信したからです。実は代診時代、僕は説明にずっとホワイトボードを使ってきました。これをビジュアルマックスのサブツールとして使ってみたら、好対照ゆえにコミュニケーションが膨らむ。手描きはいいですね、人の気持ちを近づける……。ITの塊であるはずのビジュアルマックスもタッチペンで手描きの良さを活かしている。これがすごくアナログ的な温かさがあるんです。運命の糸ってあるのかもしれませんね」。

ご本人の写真を使って説明できることの絶対性 ビジュアルマックスで伝えると患者さまは考える

「ビジュアルマックスを使うと説得力がものすごく上がる。患者さま本人の口腔内写真を使って説明することが絶対的な意味を持つからですね」

ビジュアルマックスの効果がどのように作用していくかについて永田院長は次のように分析しています。

「ビジュアルマックスで口腔内写真を映し出せば患者さま自身が考える。そこがいいのです。歯科医の立

- ●その場で撮った患者さまの写真を使って説明できる
  ＝リアルさ、説得力が違う
  （→嘘をつかないという評価につながる）
- ●ビジュアルマックスで映し出せば患者さまは考える
  ＝画像が伝える事実と意味を考える
  （→患者さまのモチベーションを変える）
- ●患者さまの写真を患者さまと一緒に見ながら話せる
  ＝こちらの話によく耳を傾ける
  （→認識のズレを防げる）
- ●32インチ・ハイビジョン液晶モニターに大きく映し出す
  ＝大きく見せることでオープンに見せるという姿勢が伝わる(→信頼感を育む)
- ●わかりたい話を分かりやすく伝えることができる
  ＝説明しやすく、理解されやすい
  （→相互理解が深まっていく）
- ●ドクターとスタッフが同じ写真を見て検討できるから、説明もブレない
  ＝患者さまを迷わせない（→誤解が生じにくい）
- ●話が苦手な人にもビジュアルマックスは嫌われない
  ＝子どもや長寿の方も、外国人までも惹きつける
  （→対話できる接点が生まれる）

初診で必ず使う

- ・問題となる症状をあぶり出し、ポイントがつかめるよう診療の流れの中で写真を撮る
- ・音声入力を利用したカリエスチェックやペリオチェックを実施
- ・画一的ではなく患者さまの気持ちを汲みながら説明する

インプラントや矯正治療の説明に活用

- ・治療法の説明では、サンプル画像や似た症例の経過を記録した写真を用いて説明する
- ・ポイントではつねに治療前・治療後とも撮影して治療履歴・説明履歴を蓄積する
- ・治療期間が長くなり治療意欲が低下しがちな矯正治療では、いつでも初期の経過写真を比較表示できるので患者さまの治療意欲がそのつどリセットされる
- ・文章や図解だけではされにくいインプラントや矯正治療では特に利用する価値がある

スタッフ間や外注コミュニケーションにも活用

- ・歯科衛生士のツールとしてだけでなく、ドクターの説明ツールとしても活用
- ・情報共有/治療計画検討時のスタッフ間コミュニケーション
- ・技工士に発注するときの外注コミュニケーション

電子カルテとセットで連携運用

- ・チェアサイドの電子カルテで診療データ管理を行いながらビジュアルマックスで対話を促進する「両輪の輪」の体制ができて業務の効率が飛躍的に高まる
- ・すべての患者情報が一元管理でき、より緻密な診療情報管理が行える

場で見ても、画像による分かりやすさが驚くほど伝わってくる。歯科医院という現場での人間心理にフィットする使いやすさと見やすさ。そういう基本が本当によく考えられていると思います」。

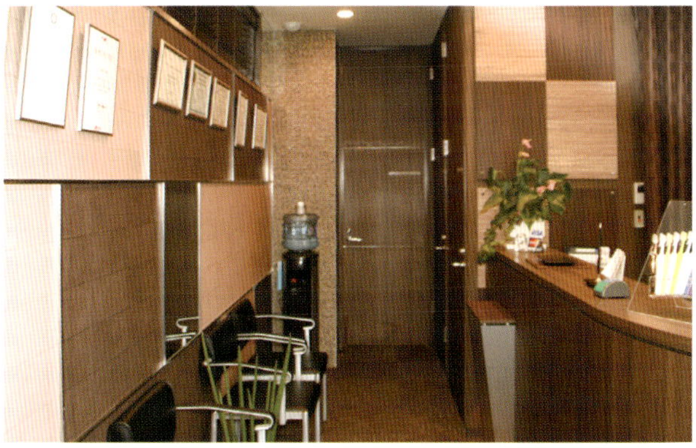

木質感を活かした上質な雰囲気。正面のドアの向こうに、患者さまをストレッチャーに載せたままで運び込めるオペ室がある。

ビジュアルマックスの使い方

診療室はすべて個室タイプで、3つの一般診療室にオペ専用室を加え計4部屋。そして全ての一般診療室にビジュアルマックスを配備し、そのうち2室には32インチ・デジタルハイビジョンモニターを設置。ビジュアルマックスにはデジタルカメラで撮影した写真データを取り込むほか、シームレスリンクした朝日レントゲン社製デジタルX線装置からX線画像を伝送しています。

また文書機能については、「みな使いやすいのですが、特に気に入っているのは見積書作成機能。自由診療の見積書作成に大活躍してくれています」

「ビジュアルマックスはいろいろ活用できます。使い始めて8ヵ月、僕らはまだ潜在能力のほんの一部分しか利用していないのではないかと思う。それでも何か、すごいシステムを手に入れたような気がしてなりません」。

ビジュアルマックスによって診療サービスはものすごく大事なことで芯を通せる

ビジュアルマックスは患者さまの視野の中に“選べる治療”を伝えることができます。患者さまはご自分の口腔内の写真を一緒に見ながら説明を聞きます。

「その反応から、患者さまの気持ちを想像しながら

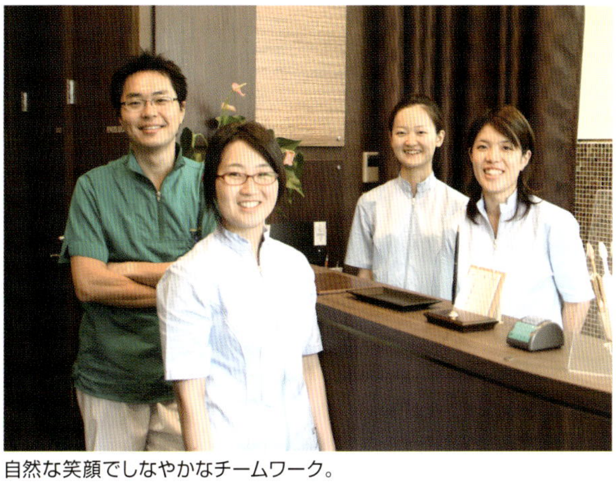

自然な笑顔でしなやかなチームワーク。

裏面に続く⇒

僕らは話ができる。保険診療でもそれができる。これはビジュアルマックスによって、いつも治療の選択肢からはじまる会話のフォーメーションを作ることができるということ。その意味では、患者さまに『最善の治療と選択肢、そして安心感』を伝えるツールです。安心できるから会話も弾み、治療に前向きになり、嬉しそうに来院してくださる」

「そういう流れを通してビジュアルマックスは、ドクターもスタッフも大きくする。患者さまとの間にいい人間関係を築きながら、診療サービスにものすごく大事なことで芯を通していける。その波及効果を実感できるからビジュアルマックスを語るとつい楽しくなる。そういうシステムなんです」。

あるがままを写真で撮って、保存して いつでもモニターに映し出せることの重要性

また永田院長はビジュアルマックスによって、歯科医としての責任をまっとうする姿勢を強化できたとも言います。

「診療では、どこまでも説明しようと努力し、早め早めのケアをする。嘘は言わない。ビジュアルマックスにありのままを写真で保存していく。そうすれば自分もブレないし、ごまかしたり隠そうという気分にもならない」

「全部の治療が上手くいけばいいのですけど、そうばかりではありません。でもビジュアルマックスがあるのでもし修復したセラミック歯が欠けた場合、欠けたのを黙っているのではなく、写真を撮って『欠けましたね』と僕は正直に言います。あるがままを写真に撮ってビジュアルマックスに保存しておくことで、経緯を遡って検証でき、見逃していることも確認できる。それは、将来、遡ってニュートラルにリスタートできるエビデンス（証拠・根拠）が残るということです」

「キーワードは1つ、『写真を撮りましょう』。それで全部把握できるのです。ビジュアルマックスはいろんな意味から、これがないと歯科医院は生きていけないよねというツールになると思いますね」。

患者さまの顔を思い浮かべながら 僕がめざす歯科医の本道を究めていきます

総勢4名、チェア3台で開業して8ヵ月。当初は保険診療と自由診療が半々位からスタートし、現在では自由診療の割合が増えてきているそうです。一般歯科、矯正歯科、歯科口腔外科を柱に、インプラント治療や歯周病治療も基本の診療サービスとし、指導やカウンセリングの質が問われる診療の中でビジュアルマックスの導入効果は期待以上とおっしゃる永田院長。

「自由診療に軸足を置きたかったのでホッとしています。あせらずあくせくせず、一日20人ぐらい、僕といっしょに年をとってくれる患者さまとお付き合いしていければいいですね。これからは患者さまが納得・満足して治療を選ぶ時代。そういう時代にどういう特色を出していけるか。ビジュアルマックスは、“患者さまに伝える”“患者さまと対話する”“患者さまの気持ちを理解する”というコミュニケーションの核心でものすごく力を発揮する。健全経営ということを考えても、開業するなら、ビジュアルマックスと電子カルテを絶対セットで導入するべきですね。戦略がガラリと変わります。オープンしてからずっと続いている心地よい充実感はその何よりの証拠です」。

デンタルショーがきっかけになった ビジュアルマックスとの二人三脚

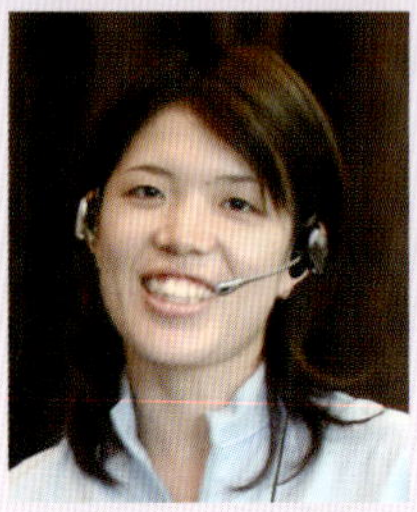

大久保萌美歯科衛生士
（日本口腔インプラント学会認定衛生士）

院長との6年目の仕事はこのクリニックでスタートしました。初めてビジュアルマックスに触れたのは昨年（2007年）連れて行かれた東京デンタルショー。デモを見て、自分でも操作してみたら、「あれ!? すぐ使える! 面白い! すごくいい!!」と言ったら、院長がその場で注文してしまいました（笑）。

使いはじめて2～3ヶ月でそれ以前進めてきた業務の流れを忘れてしまうほど、ビジュアルマックスは、あって当然のツールになってます。何より嬉しいのは、会話が弾んで患者さまに自分も治療に参加しようという気持ちが生まれること。32インチモニターを使った説明は大好評です。

音声入力によって初診のP検診やC検診も非常にスムーズ。予防歯科はもちろん、インプラントや矯正の説明やメンテナンス指導でも、ビジュアルマックスを使うと非常によく理解されるので、自然にレベルの高い対応ができます。歯科衛生士の仕事をもっと面白くしようという院長のはからいで、テック（仮歯）の製作や治療のコーディネーションにもかかわるようになりました。ビジュアルマックスとの二人三脚で自分がどんどん大きくなっているようで‥‥すごく充実しています。

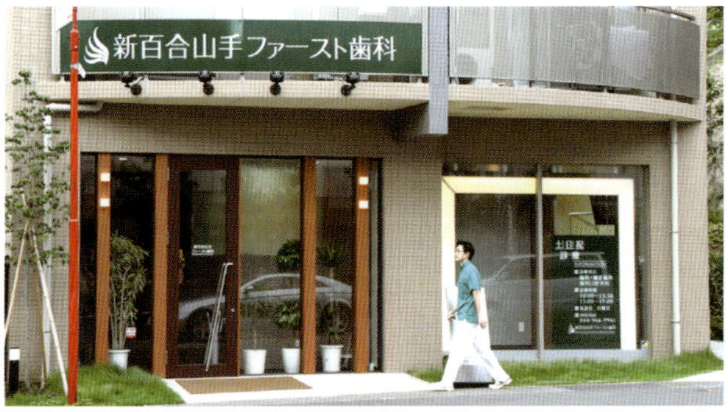

モダンで上質な雰囲気にガラス面積を大きくとり採光にも配慮。
クリニックと永田院長の偶然の2ショット。

Clinic Data

新百合山手ファースト歯科

院　　長：永田 達也 先生
スタッフ数：Dr.1名、歯科衛生士2名、歯科助手1名、受付1名
チ ェ ア 数：4units
ホームページ：http://www.s-firstdental.com/

神奈川県川崎市麻生区

Visual MAX Club

0903 sa

グランドデザインの肉付けを ビジュアルマックスが加速し始めた。

岐阜県美濃加茂市　医療法人社団・神明会　佐藤歯科医院　佐藤 尚 院長

制作・発行 メディア株式会社　〒113-0033 東京都文京区本郷2-15-13　TEL. 03-5684-2510(代表)

木曽川中流域で歴史を紡いできた岐阜県・美濃加茂の地。2005年と2007年の2期にわたるクリニックの大変革を敢行した佐藤歯科医院は、一人ひとり異なる症例にかかりつけ医のポリシーをもって、最初から最後まで対応する自己完結型医療を推進。すべての患者さんを抱え込むのではなく、症例によっては地域の中核医療機関や大学病院との連携によって対応。そのグランドデザインの中でビジュアルマックスは、どう使われ、何を期待されているか。陣頭に立つ佐藤院長が熱く語ってくださいました。

患者さんと向き合い、歯科医が行える すべての医療サービスを実践していきたい

佐藤院長は120年続く歯科医院の四代目。歯学部を卒業後、母校の保存修復学教室に勤務、2年後、改めて大学院歯学研究科（保存修復学）に進まれました。12年前のご尊父の急逝に伴い、自宅の診療所に戻り、開業医人生をスタートされました。

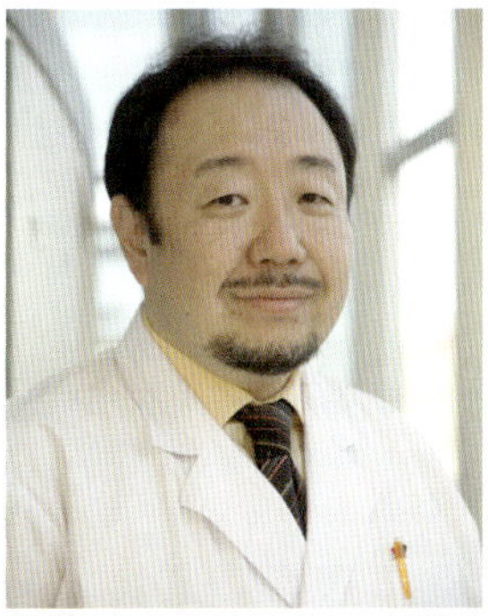

「"どこまでできるか"という限界への挑戦ではなく、"できることは何でも取り組んでいく"という可能性の芽を探し、新しい歯科医療サービスに結び付けていきたい。良い時にビジュアルマックスと出会いました」と佐藤尚院長。

「開業してしばらくは、僕は"四代目"だけが売り物の歯科医でした。しかし診療を重ねていくうちに、四代にわたりいかに地域の皆さんに育てられてきたかを痛感しました。それで一念発起して、地域のために歯科医が行えるすべての医療サービスを、とことん実践していこうと決意し、グランドデザインを描きながら地ならししてきたのです。そして構想も具体的に固まり、幸い土地だけはあったので、借金をして建物も設備もゼロから一新し、スタッフも強化しました。それが2期に分けて行った変革です」。

こうしてインプラント専用特殊診療室、入院個室、予防歯科診療室、車イス専用診療室を完備した総合歯科医院として、新たなスタートを切ったのです。

まず保険医としての責任をまっとうする それが佐藤歯科医院の立ち位置

「グランドデザインのベースにあるのは保険診療です」と佐藤院長。

病気になった時、国民皆保険制度のもとで、同じ料金で誰でもいつでも平均的に質の高い医療サービスが受けられる。これをずっと守っているのが日本の保険医療制度。それを補佐するのが自由診療と佐藤院長はとらえています。

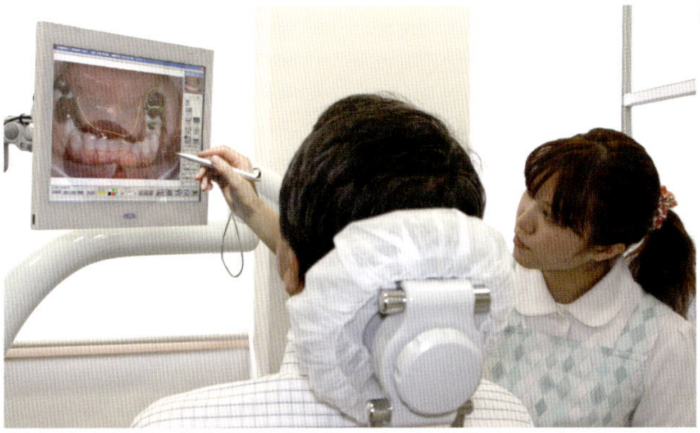

2008年3月より、総合歯科医院として、まずは患者コミュニケーションシステムとしてビジュアルマックスの運用が本格的にスタート。患者さまへの説明や、指導、カウンセリング、スタッフ間の情報共有ミーティングなどに利用。

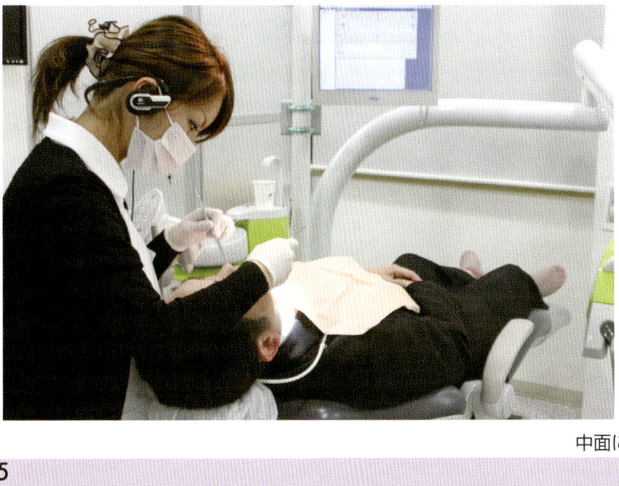

中面に続く⇒

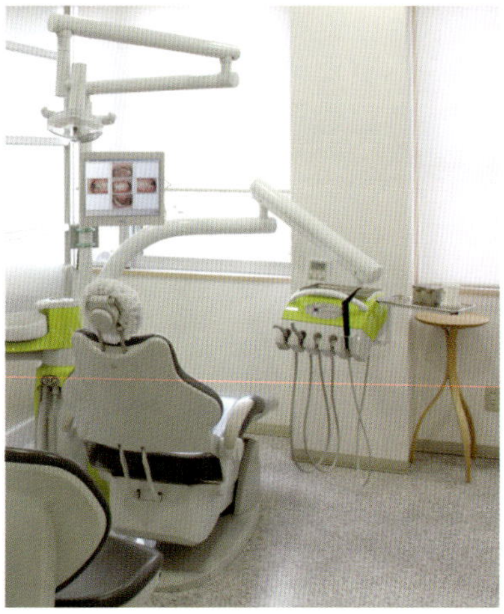

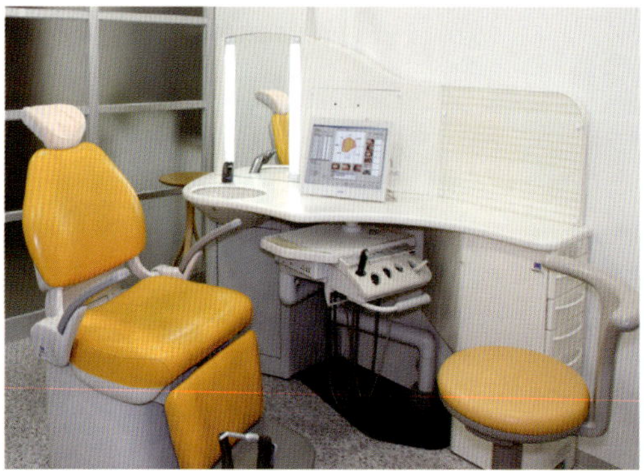

15台のチェアのうちドイツ・KAVO社製チェアを10台配備。保険診療・自由診療・小児歯科の区別なく診療が行われている。

「再生医療のような高度医療ももちろん大事ですが、日本の医療従事者の相当部分は保険認定医。保険医として保険診療を行えるのは、法的に認められた一種の特別な権利。保険医は治療が上手いか下手かというのとはまったく別の次元で、治療内容に応じた診療報酬を受け取ることができる。だから保険医は社会に対して、やっぱり相応の役割を果たす義務があるのではないかと僕は思っています」

佐藤院長の保険医としての義務の遂行は、自己完結型医療サービスのベースを形成し、地域の医療機関との「病診・診診連携」によって補完されています。新たな取り組みとして注力されているのは、訪問介護医療や障害者医療など福祉医療と呼ばれる領域での病診・診診連携です。

たとえば自動車事故対策機構（独立行政法人）が運営する中部療護センター＊との連携では、交通事故で不幸にも重度後遺障害となられた方の社会復帰の可能性を追求して、歯科の側から医療チームに加わっています。

「歯科医療機関は地域という枠組みにおいても、地域完結型歯科医療を提供する責任と義務を負うべきであると、そのためには病診・診診連携の構築が最も重要であると考えています」。

＊療護センターは独立行政法人＜自動車事故対策機構＞によって全国４ヵ所（仙台・千葉・美濃加茂・岡山）で設置・運営されています。

ワンランク上をいく医療サービスを！ 大変革の仕上げにビジュアルマックス導入

また、品質の高い医療サービスの追究を、“患者さんの迷いを無くす”ために必須の基本と踏まえる佐藤院長。

そのために、保険診療・自由診療の区別なく、“同じ価格でワンランク上をいく歯科診療サービス”を、全力を尽くして提供するという明確な目的意識を持って、日々診療を進められています。

そうした中で、2008年2月、大変革の仕上げとして導入されたのがビジュアルマックスです。

「患者さんとの接点で、情報提供という重要なパイプを任せる仕掛けとして、ビジュアルマックスが最適だと思ったからです。文章を紙でいくら渡しても、言葉だけでどんなに話しても、どれくらい記憶が残るのだろうか？ そういう頼りなさを考えると、画像で見せることが一番伝わると考えたからです」。患者さんの理解をいただくことが、本当に大事な時代になりました。

「これからは、**患者さんの理解度も情報の質も、情報伝達ツールの選び方にかかってくる**。必ずそうなってきます。利益率の高い治療を勧めるという流れもありますが、僕はビジュアルマックスを入れて、**保険制度に則してしっかり説明する足場を強化し、そこから診療サービスの品質を高めようと思った**のです」。

“伝えたのではなく、伝えたつもりに過ぎなかった” ビジュアルマックスを使ってわかった衝撃

ビジュアルマックスを導入して佐藤院長は、わが身を疑う衝撃を受けたと言います。

「**今まで僕らが患者さんに伝えてきたのは、“伝えたつもりのもの”に過ぎなかった**ということ。伝えたのではなく、伝えたつもり。実は伝わっていなかった。それがはっきりわかってガク然としました」

「伝えたい情報を、すぐその場で、わかりやすく、いかに正確に伝えるか。この難問に対しビジュアルマックスは、“画像でコミュニケーション”という方法を見つけてくれた。だから“伝えたつもりに過ぎなかった”ことを思い知らされたのです。それと、もう一つなるほど！と思ったのは、**患者さんは好きではない歯科治療に一歩踏み出すきっかけを探しています。ビジュアルマックス**

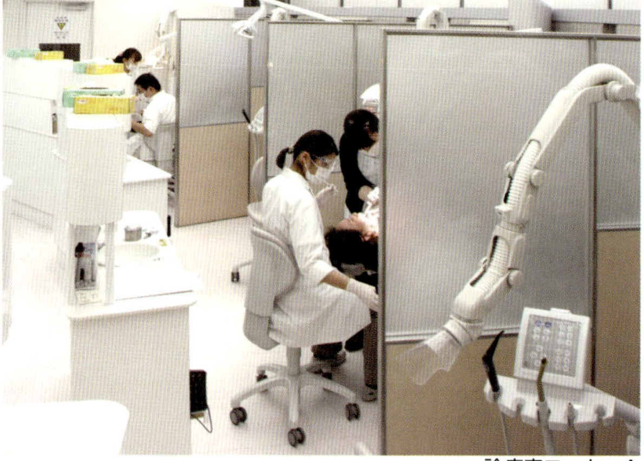

診療室コーナーＡ

はそんな患者さんの一歩目を押してくれる大きな力になることです。これは患者さんにも、医療スタッフにも、大変意味のある特質です」。

ビジュアルマックスで提供できる情報の良いところ

次は、ビジュアルマックスで提供できる情報についてのご意見です。

「ビジュアルマックスは時系列で情報を蓄積していくので、経過とともに示される変化はよりリアリティのあるものになる。だから効率よく正確な情報を提供できる精度も、自然と高まっていく。ビジュアルマックスで提供できる情報はそういう特質を持っている。“コミュニケーションを促す画像情報で伝える”ということを、非常に良く考えたシステムです」

「昔は、情報は写真1枚で平面的、文章は紙ペラでした。これが**ビジュアルマックスを使えば、画像という2次元的なものと、経過という時間的な概念が情報に入り、データが蓄積されることで平面的なデータが3次元的なデータに変わっていく**。そういう切り口でビジュアルマックスを見ると、今まであったものとはまったく違う情報伝達ツール。当クリニックにとって、必ず中核的な情報管理ツールになってくると思います」。

ビジュアルマックス導入の成果

ビジュアルマックスの本格的な運用は2008年3月から。未だ、どれだけの効果をもたらしてくれるのか、最大値は未知数です。

「ただ、スタッフからも言われるのですが、導入した春先からある動きを感じるんです。口コミの新規患者さんが明らかに増えている。これはやはりビジュアルマックスのインパクトのせいだと思う。即断はできませんがそれ以外考えられない。歯科衛生士チームからの声としては、画像を使う説明に対する患者さんの反応の良さ、画像の鮮明さ、反応のスムーズさ、それから、音声入力によるペリオ検診（歯周病検診）やカリエス検診（齲蝕検診）のやりやすさも好評ですね」

ビジュアルマックスはメディアの電子カルテシステムと

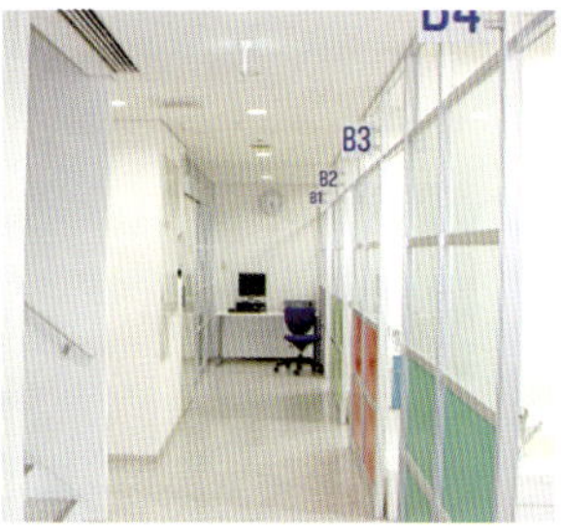

診療室コーナーB

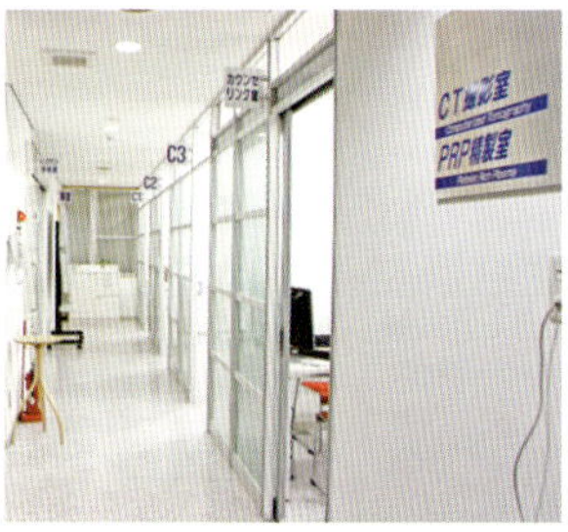

診療室コーナーC

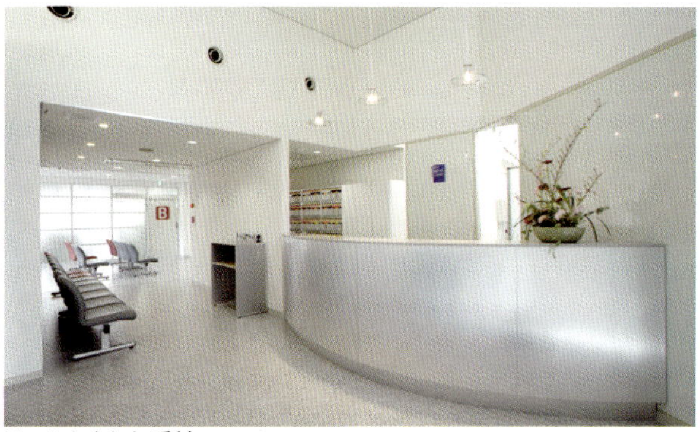

ゆったりとした受付

連携して利用されています。ビジュアルマックス導入当初の構想では、患者さまと歯科衛生士を結ぶ情報管理ツールという位置づけ。患者さまに向けては、症状や治療法の説明、長期管理型診療における指導やカウンセリングなど。スタッフ間ではドクターを交えた診療検討会や治療計画づくり、ドクターと院内ラボ技工チームとの設計打合せに利用するなど、適用範囲が拡大されています。

「難しいことを、画像を使ってわかりやすく説明できるという基本機能は、患者さんに向けた説明に大変有効なだけでなく、**スタッフ間の情報共有ツール**としても実に効果的です」。

ビジュアルマックスの利用を訪問介護診療にも

佐藤歯科医院では、2008年3月から介護保険診療、8月から交通事故障害者診療をスタート、延べ140人/月レベルの訪問歯科診療を行っています。この領域でもビジュアルマックスの運用がスタートしています。新たに搭載された『ビジュアルマックス持ち出し機能』を利用したり、ご家族や介護スタッフに来院していただいてビジュアルマックスを使ってより詳しく説明するという活用のしかたです。

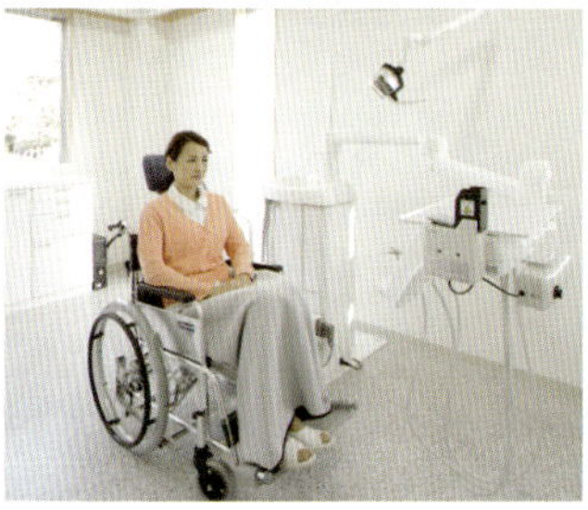

車イス専用診療室

「福祉医療で断然重要なのが、ご家族や介護スタッフとのコミュニケーション。ビジュアルマックスを利用した説明によって、訪問歯科診療における歯科医療の意義が理解され、とても感謝されています。歯科の専門的な治療やケアによって、寝たきりの方のお口の中がみるみる清潔になっていく様子を見て皆さんビックリします。今までほとんど受けることのなかった口腔内診療サービスだからです。そういう意味でも、介護医療チームとの連携で歯科医院が地域に貢献できることが増えてくると思います」。

裏面に続く⇒

ビジュアルマックスの使い道を考え出すとワクワクしてしまう

佐藤歯科医院の歯科医療サービスは重層的かつ複合的です。そのココロは、歯科の医療サービスによって地域の人々にどれだけ貢献できるか、今後どういうことで貢献できるかを追究すること。実践法は、貢献し得ることを洩れなく洗い出しながら、緻密な歯科医療サービスの仕組みを組み立て、これまでのサービスに追加していく、探求・創造型アプローチです。

「経営的にはゼロ発想だったところに、新たな診療サービスを創り出すという意味もあるのです。そこに新たな診療報酬が生まれ、根気よく続けることで根付き、仕組みになり、経営的にも回転させていくことができる。ITの進歩でそれができる時代になったということですね」。

実は、佐藤院長の頭の中では、ビジュアルマックスはすでに、患者コミュニケーションシステムの枠をはみ出しつつあります。

「歯科医としてできること。歯科医療がこれからやらなければいけないこと。それを全部自己完結型で提供していくにはどうしたらいいか。**実はビジュアルマックスを使ってみて初めて、イメージが膨らんできたことが色々ある**のです。それで、私が描くグランドデザインの中で、ビジュアルマックスをいろんなシチュエーションで活用したくなった。開発した人も想像しなかった活用の仕方を考え出していくと、決めたんです。これからのビジュアルマックスの使い方を考え出すとワクワクしてしまいます」。

構想が固まってきたビジュアルマックス利用の次の手

佐藤院長は、若い歯科医師に地域の中で必要な人材に育ってもらうことを願って、臨床研修施設の教育責任者として臨床研修医の教育も行っています。

「それは経験を生かせる僕らが担える部分です。すべて大学病院におんぶに抱っこでは必ず手詰まりになります。今後は大学と協力しながら、開業医の僕らも一緒に教育を担う。そのシステムづくりがスタートしたということです。臨床研修医として来る若い歯科医師で、初めから何でもできる人はいません。彼ら、彼女らと一緒になって、次に続く人たちも巻き込み、再現性のある新しいステップアップの仕組みを作りたいと思います」

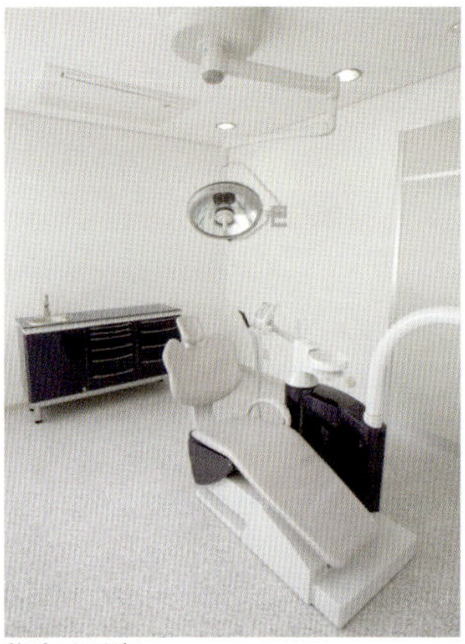
集中オペ室

歯科を通じた医療サービスのグランドデザインとビジュアルマックスの活用

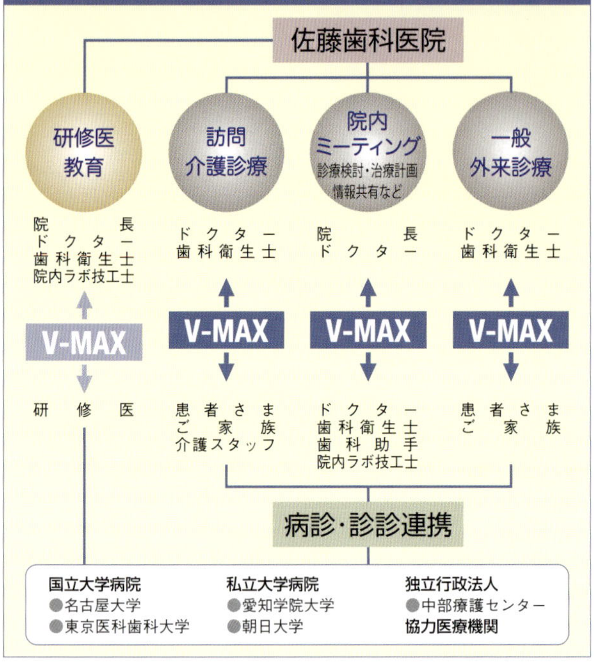

では指導医と研修医がどうやって情報を共有化し、何を教育ツールとして使うか。佐藤院長は、そこになかなか光が見えなかったと言います。

「全然考えてもいなかったのですが、ビジュアルマックスを使いだしてから、ある日気がつきました。こんな近くにあるじゃないか!……と。誰でも簡単に情報をいろいろ利用できる。それを役立てれば品質の高い教育をやれる……。**教育ツールとしての役割と可能性に、すごい潜在能力を感じました**。それでこれからはビジュアルマックスを新しい臨床教育ツールとして利用していこうと、今煮詰めているところです」

診療の現場ではさらに、医療安全・医療管理ということが当然の原則として問われはじめています。また保険制度も臨床研修医制度も平成23年度の法改正に向けて変わってきます。

「医療安全・医療管理というテーマは、ビジュアルマックスの<見える化>によって理解される。ビジュアルマックスはそういう患者コミュニケーションツールです。歯科医院の現場でそういうリアリズムを肌で感じながら、地域の歯科診療を担っていく研修医が、ビジュアルマックスを通して情報管理の質と能力を養う意味は、大きいと思うのです」。

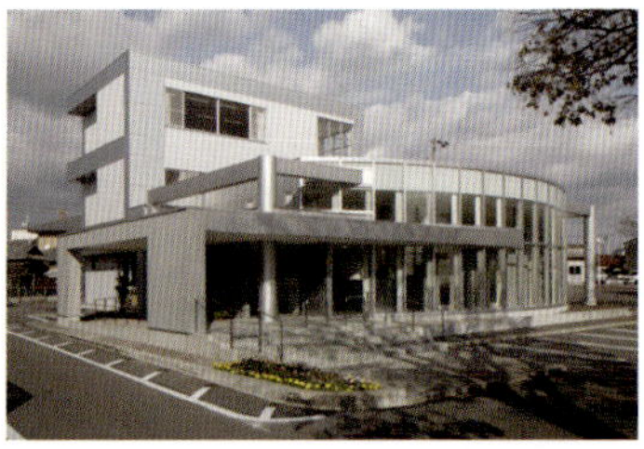

Clinic Data

医療法人社団・神明会　佐藤歯科医院

院　　長：佐藤 尚 先生
スタッフ数：約35名(うち歯科衛生士17名)
チェア数：15units
ホームページ：http://www.dentist-sato.com/

岐阜県美濃加茂市

ビジュアルマックス倶楽部

Visual MAX Club

0906 ky

カウンセリング歯科は「仁」の実践。ビジュアルマックスは「仁」の表現。

熊本県上益城郡　医療法人・共愛会　共愛歯科医院　森永 博臣 院長

制作・発行 メディア株式会社　〒113-0033 東京都文京区本郷2-15-13　TEL. 03-5684-2510(代表)

平成7年(1995)にチェア5台、総勢8名のスタッフで開業し、14年間でチェア11台、総スタッフ数51名を擁する総合歯科医院に成長した熊本県益城《ましき》の医療法人共愛会・共愛歯科医院。「それは、カウンセリング歯科医院づくりを進めてきたことが地域の皆さんに受け入れられたのではないでしょうか」と森永博臣院長。15台のビジュアルマックスを活用する“カウンセリング歯科”の取組みを、森永院長とスタッフの皆さまにお伺いしました。

歯科医院に好きで来る人はいない。すべてに「仁」で応えるのがカウンセリング歯科の精神。

「カウンセリング歯科とは、患者さんの10年後、20年後の＜未来＞を、患者さんと一緒につくりあげていく歯科医療サービスです。その中で一番大事にしていることは、患者さんとの人間関係です」と、森永院長。

「技術がない優しいだけの歯科医療では何ら患者さんのためにはならないと自分に言い聞かせて診療しています。当医院の外観は地味です。外装にもお金をかけたいのですが、少しでもそういうお金があれば、スタッフの技術の向上に使っています。それが共愛会の理念。『共愛』を支えているのは『仁』の精神です」

孔子が『論語』の中心にすえた「仁愛」。その一方をなす「仁」は、他者をいつくしみ、重んじる、人間関係の基本となる倫理観として知られています。

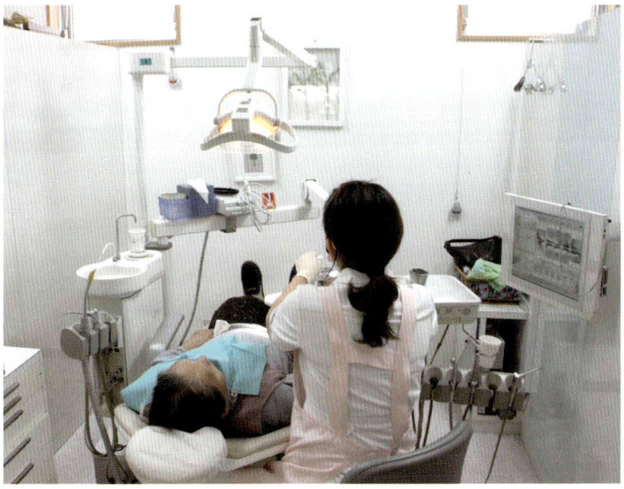

「歯科医院は病んで患者さんが来る場所。好んで来る方はいません。そうした患者さんに対して、治療技術の研鑽は医療人として大前提となる責務。主体的に築かなければならないのは、患者さんの思いを受けとめるふところ深いホスピタリティ、それを提供するプロフェッショナルなチームづくり。そこに患者さんとの人間関係のライフラインを築くのがコミュニケーションです」。

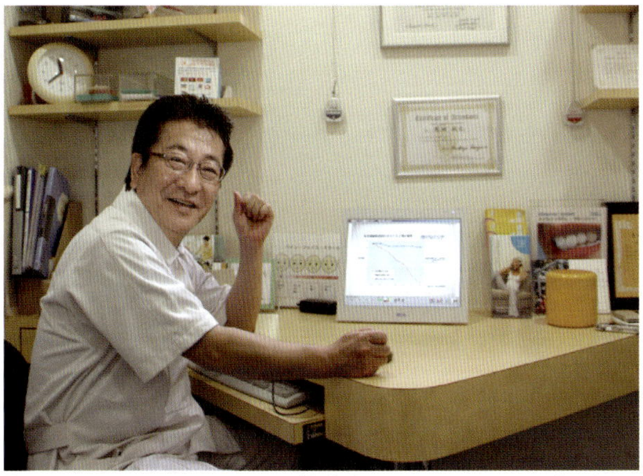

「カウンセリング歯科の取組みは、〈①患者コミュニケーション　②スタッフ教育 ②治療技術 ③ホスピタリティ〉の追究をベースに、4年前からスタートしました」と森永院長。共愛歯科医院のヘッドのほか、熊本SJCD副理事長としての活動にも注力されています。

予測し得なかった経験がパラダイムを変えた。学術だけではスタッフを幸せにできない。

「大学を卒業して勤務医になり、勤務先の院長のリタイアを機に施設を借りて開業したのが平成7年(1995)。勤務医時代から組んできたスタッフとのチームワークで、学術に力を入れた診療によって経営的にも軌道に乗ってほどなく、学術だけではスタッフを幸福にできな

中面に続く⇒

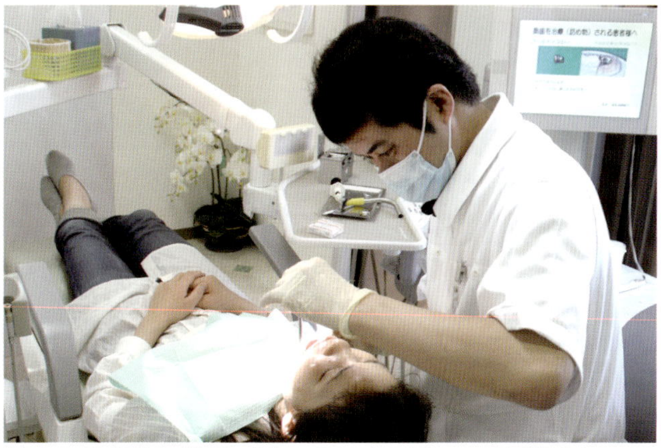

「すべての診療科目で説明にビジュアルマックスを使っている。説明しない時は、当医院からのインフォメーションを必ず流していますよ」と、鮫田先生（医局長）。

いがことがわかった。スタッフのモチベーションがなぜかどんどん落ちてしまったのです」。

スタッフとさまざま討議して得た結論は、“患者さんを助けることで自分たちが幸福になるという発想”の破綻です。そこで手をつけたのは、「報酬制度の再構築、長期プロジェクト計画への参画、歯を離れた知見を広めるセミナーへの参加支援。さらにコンセプトも、『スタッフを幸福にすることで患者さんを助ける』という、180度違う方向に転換しました」。

スタッフがいかに医療人としての誇りを持って働ける環境づくりをするか

「それがよかった。実際に転換してみると、医療倫理をふまえて誇りを持って診療を行い、患者さんが幸せになって、よし私はやったと。スタッフがそういう責任と誇りを持って患者さんを助けることが、患者さんの満足度を高めるホスピタリティに結びつくことがわかりました。スタッフワークとホスピタリティの両面で得たものが大きい経験でした」

このときから、「スタッフがいかに医療人としての誇りを持って働ける環境づくりをするか」の追究が、基本テーマの1つになったと言います。

「イメージにあるのはリッツ・カールトン・ホテル。そこに行くということで深い満足が得られるホスピタリティ。驕りではなく誇りを持ってみんなを楽しませるホスピタリティが見事です。そうした良質な事例に学びながら、医療人としての誇り、歯科医院としての誇りということを重ねたり融合したりしながらイメージングをしています」。

カウンセリング歯科の生命線は「情報共有」。

「カウンセリング歯科に取り組む前に、＜人・金・モノ＞という経営資源の中で、歯科医院経営では＜人＞につながる『情報』が一番大事になってくるだろうと思っていました」

「カウンセリングで患者さまのパラダイム（歯科に対する固定観念）を変えるということが、カウンセリング歯科の最も重要なポイント。そのパラダイムを変える一番良いツールがビジュアルマックスです。情報共有によって、**考え方を変え、行動を変えるという情報を、具体的に伝えることができるツールだからです。**平成17年（2005）から使ってそういうコミュニケーション環境を確立できました。それをさらに前進させたのが平成20年（2008）のグループ統合リニューアル。4年間で来院患者数が50％増ほどアップしていると思います」。

●会話が弾むから前に進む

ビジュアルマックスを使うと患者さんとの会話が弾む。当医院のカウンセリングが患者さんを応援するためにあることが実感を持って理解される。

●情報の選択基準は「善か悪か」

カウンセリングで提供する情報はもちろん、共愛会の情報選択は得か損かではなく、「善か悪か」を基準とする。

●サンプルの症例写真は当医院が手がけたものを使用

サンプルに使う症例写真は、当医院が治療を手がけた症例写真を患者さんの了解をいただいて使用。新しい患者さんと同様の症例があれば具体的にシミュレーションできる。他のサンプル画像もすべて院内で制作している。

●ビジュアルマックスはスタッフを鍛える

コミュニケーション能力を高める。人間観察が正確になる。主体的な決断や、何が一番大事かの判断が早く正確になる。さらに、ただ情報としてあった知識が、見識（自分なりの経験でろ過した情報）になり、胆識（血肉化された情報）になる。

●良質なホスピタリティが医院イメージを高める

ビジュアルマックスは良質なホスピタリティの象徴として受け取られる。情報品質の高さが、安心感・信頼感につながり、クリニックのイメージも高めている。

「ビジュアルマックスはプロを楽にしてくれるという点でも大変よく考えられています。安価なシステムではありませんが、使えば使うほど高価である理由がわかってくる。そういうシステムです」。

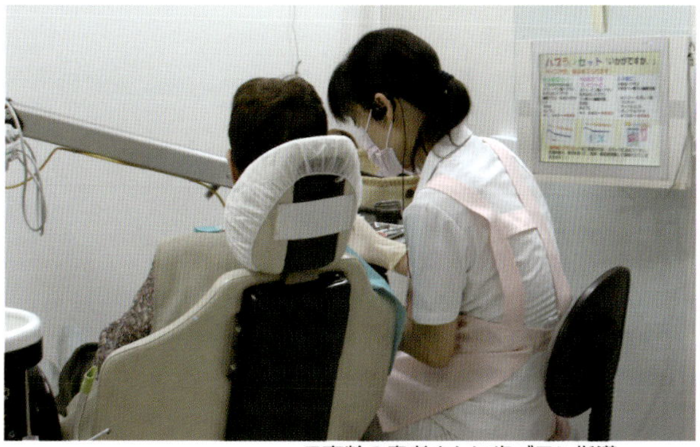

ご高齢の患者さんに歯ブラシ指導……。

痛い痛いは“ここにいたい”。

徳永恵美子カウンセリング・コンシェルジェ（カウンセリング科主任）

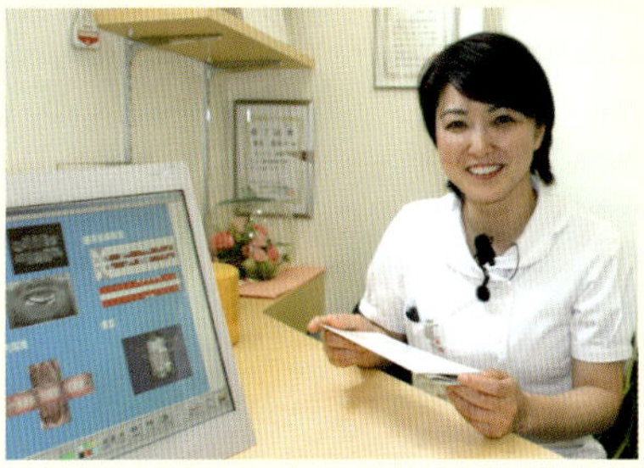

初診の患者さまには私が最初にお会いします。一番大きな役割は患者さまの心のケア。私の気持ちの中で初診カウンセリングは「患者さまの味方になる根拠を集める」カウンセリングです。

受付でお迎えした患者さまをカウンセリングルームにお招きして、まず、「治療の流れ」をビジュアルマックスを使ってご説明します。この説明の終わりに、「当院の診療では写真撮影がとても大事です」と付け加えます。

カウンセリングは、〈来院の理由とその奥底・背景〉〈希望する治療のイメージ〉など問診シートに記録し、態度や受け応えの観察から「人物分析メモ」をつくります。もう1つ欠かせないのは担当衛生士の候補選びです。収集した問診内容は毎朝行われるドクター・カンファレンスで討議され、そこで治療計画が立てられます。

10年以上歯科技工士として努めていた私をカウンセリング科主任に指名した院長の言葉は、「患者さまの応援団になって欲しい」の一言。この一言が私の背中を押してくれました。あれから4年、責任が伴うことの充実感と、「痛い痛いは“ここにいたい”」という患者さまの心の声と向き合える幸福を感じています。

ビジュアルマックスは矯正に適している。今の私の心配は小学生の歯列不正。

鮫田誠也先生（矯正）

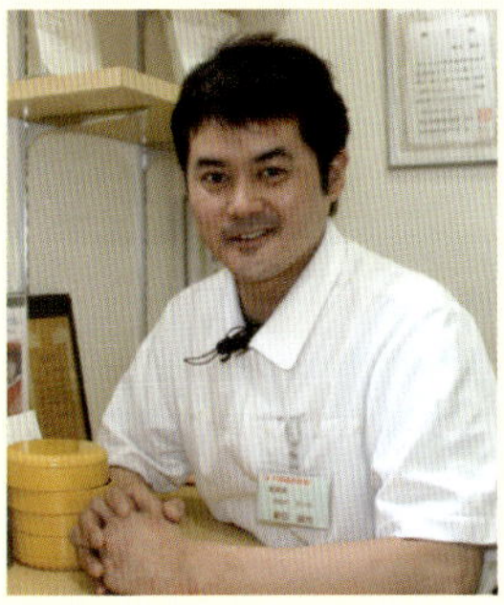

まずは機能回復、それを前提に審美を考えるというのが当医院の矯正治療の考え方です。矯正のすべての症例説明にビジュアルマックスを使っています。比較表示機能をはじめ基本的に矯正歯科に適しているからです。写真は初診時に口腔内写真のほか、正面顔貌・側顔貌・全身像を撮影。治療過程の撮影点数も多くなります。

以前は「頬杖のクセで歯列が悪化した症例」など、その発症と原因の関係は、レントゲンと言葉の説明だけではよく伝わりませんでした。そういうことも口腔内写真を撮って、それも加えてビジュアルマックスで説明すると、すぐ理解されるようになりました。しかもビジュアルマックスを使うと歯の治療を離れた会話もものすごく弾む。そういう関係になれるのが本当にいいですね。

私の頭の中は今、熊本の小学生のことでいっぱいです。学校検診でまわって気づいたのですが、虫歯はないのに歯列不正という子が混合歯列期の小学生に多いこと。しかも歯列が悪くても噛めないという症状がない。その状態のままふつうに食べられるから本人も家族も知らない。それが気になって仕方ありません。観察を続けて何かお役に立てればと思っています。

模型では考えられなかった審美の仕上がりイメージの伝わりやすさ。

三村彰吾先生（審美・インプラント）

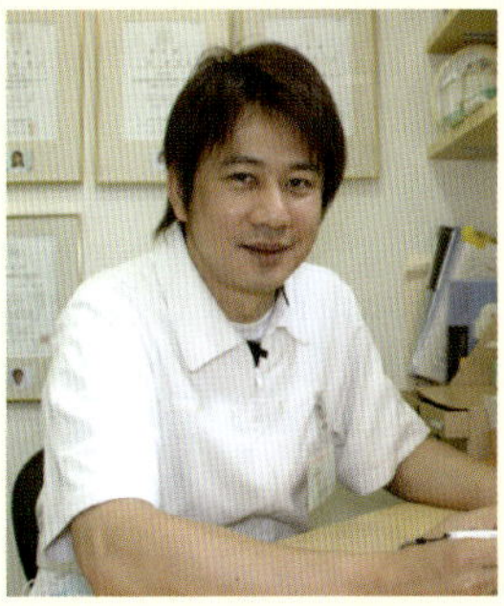

スタッフはみないろいろ勉強しています。より良い治療を提供したいからです。そして私たちが、「こんな歯科医療を行っています」ということを分かっていただくためのツールがビジュアルマックスです。

審美では仕上がりイメージを模型で見せることが一般的でしたが、実はあまりよく分からなかったということがありました。それがビジュアルマックスによって、残存歯の色調に一番近い歯形のシェードサンプルを部位に添えてデジカメで撮り、その場でモニターに映し出し、こうなりますという具体的な予測を見ていただいてから治療に入れるようになりました。画質も良く、タッチペンでモニター上からメモやチェックも書き込める。自由診療で私はよく治療部位や構造物をマーキングして価格を書き込みます。いわば画像付見積もりメモですが、治療と価格の関係が理解しやすいと患者さんから言われます。セカンドオピニオンのご要望にはデータをCDに焼いたりプリントアウトして提供。今ではビジュアルマックスなしでは何も進まなくなっていますね。

●インプラント症例の紹介法

フォロー中の症例まで含めて、院内紹介でもHPでも定期的に更新されています。

●共愛歯科医院のインプラント実績（2009年2月現在）

総インプラント植立患者様数　322名

総インプラント植立本数　1144本

手術の成功率　98%	ロスト患者様数　19名
ロスト植立本数　26本	フォローでの成功率　100%
現在フォロー中の患者様数　5名	現在フォロー中の植率本数　7
ソケットリフト本数　263本	ソケットリフト法成功率　99%

裏面に続く⇒

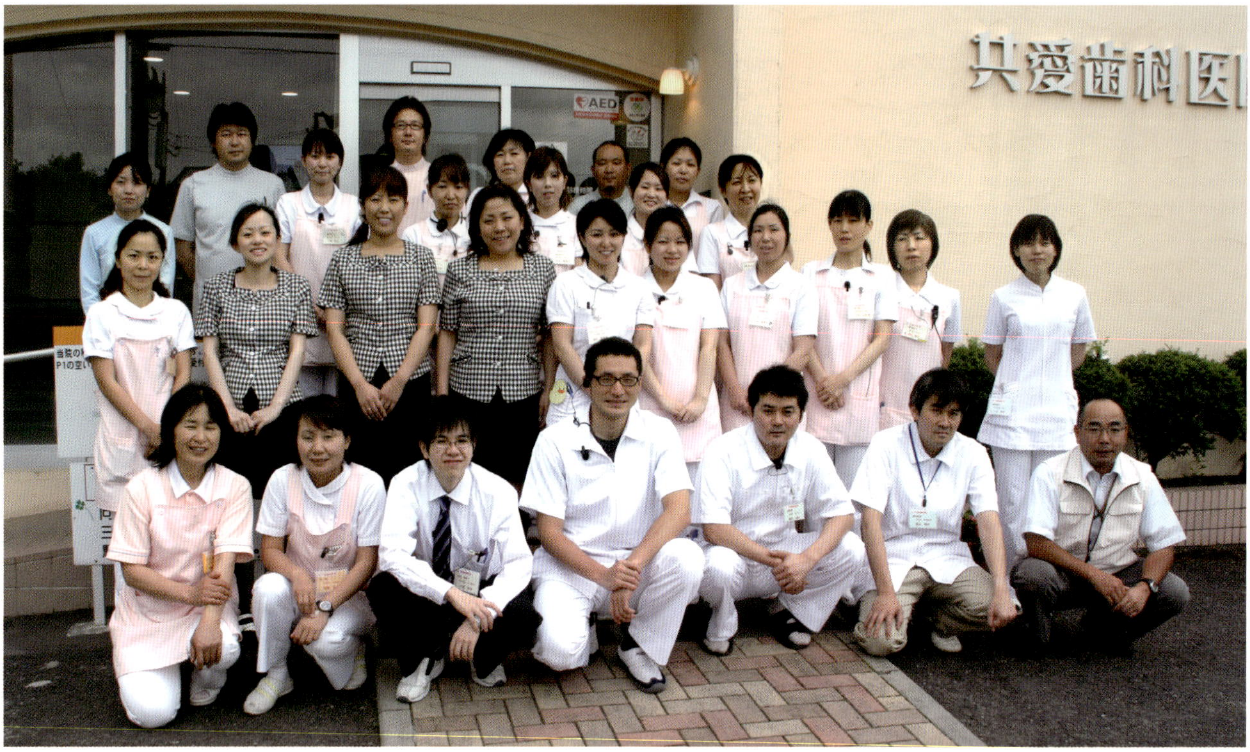

ビジュアルマックスは歯科衛生士の誇りを高め業務品質も非常に上がりました。

藤本眞理チーフ歯科衛生士（日本歯周病学会認定歯科衛生士）

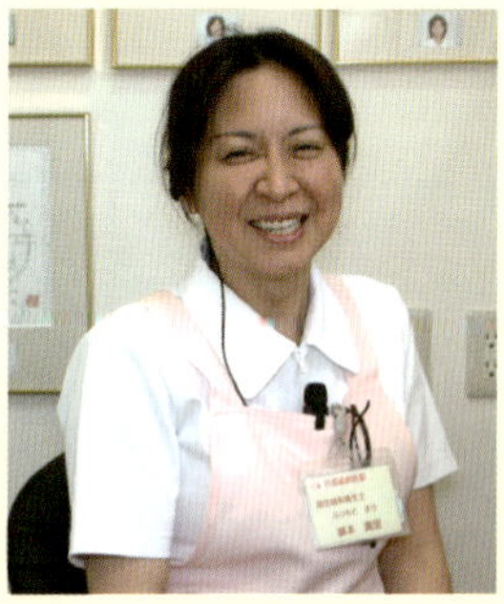

当医院の歯科衛生士は総勢18名、うち4名が日本歯周病学会認定歯科衛生士です。デジタルカメラ、CCDカメラ、デジタルレントゲンの画像を活用して、みんな楽しくビジュアルマックスを使っています。こだわりはサンプル画像。すべて当医院オリジナルもので、各種インフォメーションやスクリーンセーバーも専従スタッフが院内で制作しています。

導入されて4年、私が特に感じるのは、歯科衛生士の誇りをものすごく高め、歯科衛生士の業務品質も非常に上がったこと。「説明が非常に進む」ことが、患者さんの信頼を生み、それが仕事の誇りになり、向学心が自分を磨いていく…そういう環境を生む力をビジュアルマックスに感じます。新人歯科衛生士は研修期間中のOJTで操作はすぐ覚えています。今後の方向としては、スタッフ教育に何か利用できないかちょっと考え始めています。

訪問歯科診療は、私たちがお伺いします。

園田隆紹先生（訪問歯科診療）

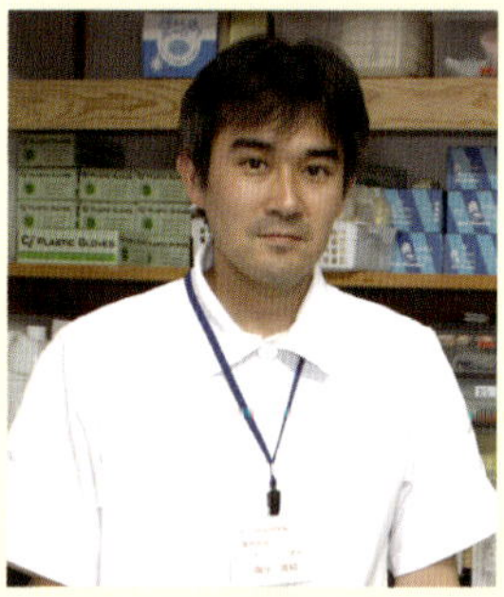

診療室のビジュアルマックスは、説明に使わないすき間タイムでも、さまざまな情報をインフォメーションやスクリーンセーバーでお伝えしています。その時流している「訪問歯科診療のインフォメーション」によって、それを見た患者さんから地域に口コミで伝わって、私たちの患者さんが増えています。

私は口腔外科医として口蓋裂の臨床治療に携わってきた経験をもとに、共愛歯科医院の訪問診療では内視鏡を使った摂食・嚥下機能の診断やリハビリテーションも行っています。維持期の患者さんを支援できる歯科医療サービスに誇りを感じています。

また宇城市の医療法人・徳治会 吉永歯科医院と当医院で協力して設立した、NPO法人「介護の輪」の活動にも携わっています。

訪問歯科診療にはまだビジュアルマックを利用していませんが、「ビジュアルマックス持ち出し機能」を利用する訪問歯科診療も考えていきたいと思っています。

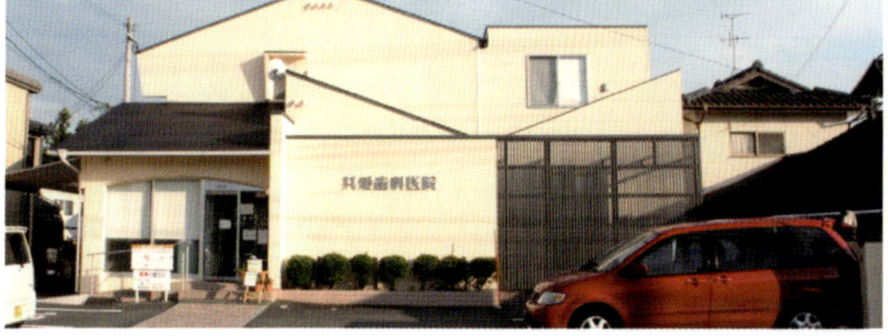

Clinic Data

医療法人・共愛会　共愛歯科医院

院　　長：森永 博臣 先生
スタッフ数：歯科医師8名・認定衛生士6名・歯科衛生士16名・アシスタント4名・受付5名・事務2名・歯科技工士4名・送迎2名・クリーンスタッフ4名
チェア数：11units
ホームページ：http://www.face.ne.jp/morinaga/

熊本県上益城郡

ビジュアルマックス倶楽部

Visual MAX Club

0906 or

コミュニケーションがとれない予防歯科は予防歯科ではありません。

山口県宇部市　医療法人社団・おりたりゅうじ歯科医院　折田 隆二 院長

制作・発行 メディア株式会社　〒113-0033 東京都文京区本郷2-15-13　TEL. 03-5684-2510(代表)

宇部空港から車で5分。宇部市郊外の国道190号線沿い。ここで「おりたりゅうじ歯科医院」は平成2年(1990)に開業。小学生からおばあちゃんおじいちゃんまで、誰にも評判の歯科医院です。真正面から予防一筋。運命の糸に導かれ、ビジュアルマックスと遭遇して、目を瞠《みは》るスタッフ・コラボレーションを展開。そのこだわりのコミュニケーションをリポートします。

治療をくりかえしていくだけでは患者さまのためにならない。

折田院長は、大学で臨床が大好きになり、勤務医を経て開業医の道に入られました。勤務医時代の2年間は、院長の指導のもとプロとしての歯科医療に取り組む姿勢を学び、最高の診療技術を身につけるため、インプラント、矯正、ペリオ、審美、補綴全般にわたり、知識と技術の習得に励まれました。

平成2年2月1日、現在の地に「おりたりゅうじ歯科医院」を開設されました。宇部市はご両親の故郷でもありました。

開業当初は、患者さまのお口の中の環境はやはりむし歯、歯周病が多く、予防管理する以前にまずは、治療に追われる毎日が続きました。いくら治療に力を注いでも、治療後に定期的なケア(メンテナンス)を受けていただけないために、次に来られたときには、かなり悪い状態になっているということが続いていました。

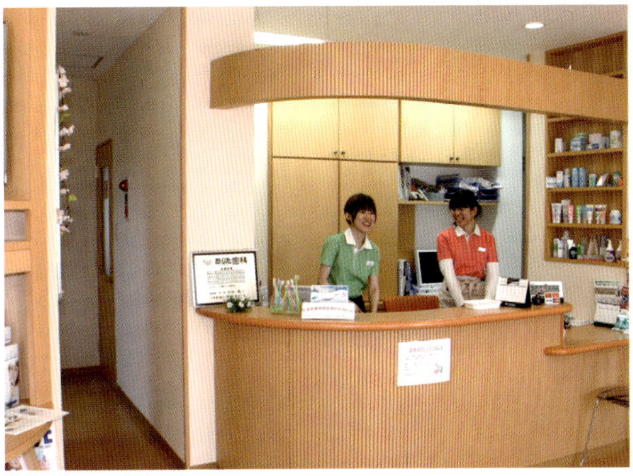

レセプションカウンター

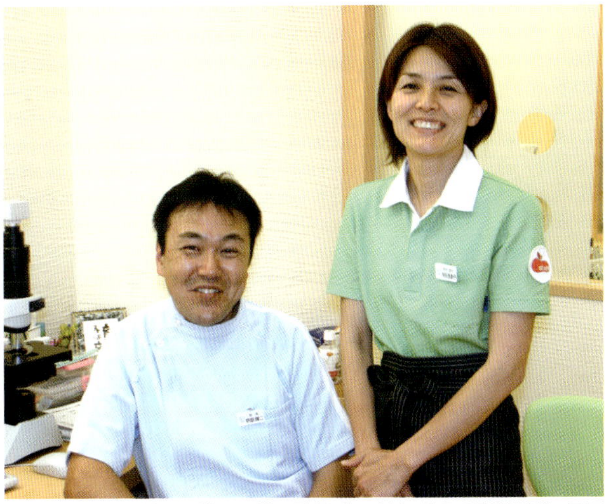

平成2年にご結婚と開業を一挙に敢行。「いまは、第2の青春時代。毎日が面白く、毎週何らかのセミナーに参加していろいろ吸収しています」と折田院長。「専業主婦拒否宣言」をなさった恵津子夫人は最初から受付を担当。あれから19年、現在はレセプト業務も統括する事務方のヘッドとしてらつ腕をふるう折田恵津子受付チーフ。

「治療をくり返していくだけでは、決して患者さまのためにならないことを感じました。そして、私たちおりたりゅうじ歯科医院のチームメンバーは一丸となって、治療中心から予防中心へと医院改革を行ないました」。

手描きの説明スタイルで予防歯科医院をスタート。

それから数年を経て、患者さまの予防のモチベーションを上げるには、何より情報提供が重要と、手描きの説明スタイルをスタートされました。診療の流れの中でつねに「今どういう状況なのか」「どういうケアが必要なのか」「自分の歯を守って一生噛むためにはどうすればいいの

中面に続く⇒

か」ということを、提案していきたいと思ったからです。

当時はまだパソコンが一般に普及していない時代。折田院長が考え出したのは、歯列を描いたB5サイズの紙にマジックで色分けしていろいろ書き込んで説明するスタイルです。

「これが当たりました(笑)。患者さまに喜ばれ、共感を得て、口コミにも乗りました」

これで感触を得て、平成11年からは担当衛生士制をとり、予防を軸としたクリニックの運営は軌道に乗りました。

救世主あらわる!?

折田院長の頭の中の片隅をいつも占めていたのは、コミュニケーションの強化による予防歯科のステップアップ。そんな時期に、歯科雑誌の予防歯科特集で“画像を管理し情報提供をスコアで!!”という、手書きでやっていたものと同様のことがパソコンでできるという記事を発見したのです。

「うちと同じじゃないかと思いました。しばらくして他の雑誌をたまたま見ていたらそのシステムの広告とセミナーの案内が出ていたので、セミナーに出かけてシステムの説明を聞いて、すぐ導入しました。

「すごく良かった。初診時に患者データ(数値)を文書にして患者さまに渡したら評判も上々でした。ところが何回か繰り返していくと1回目のインパクトは大きいのに、2回目以降は患者さまの反応がどんどんダウンしていく。結局それは、そのシステムが本来ドクター向けに開発された患者データ管理システムだったからでした。画像管理はできても患者さまに伝えられるのは数値のスコアデータだけ。これでは私たちが本当に伝えたいことが正確に伝わらない。予防メンテナンスの定期カウンセリングにはとても使えないなと感じました。最初が良かっただけに落胆しました」。

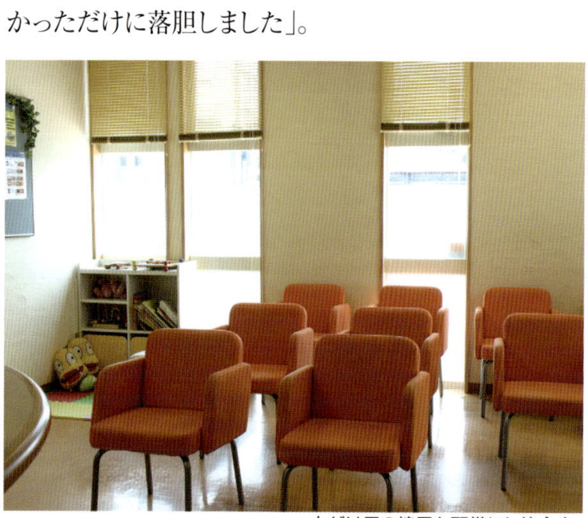

一人がけ用の椅子を配備した待合室。

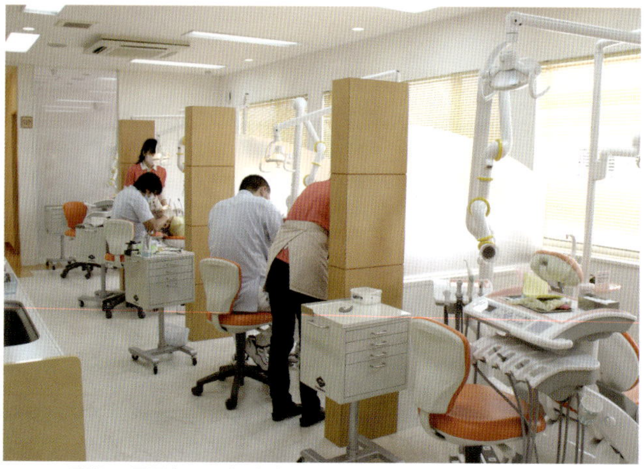

明るい雰囲気の一般診療室。予防の患者さまからのニーズで矯正やインプラントの患者さんの来院が増えている。

選手交代！
たまたま見つけたビジュアルマックス。

では折田院長が望むのはどんなシステムだったのか。「私たちが望む説明は、パッパッパッと画像で見せたい。『ここが腫れてます』『こことここの歯の状態は違うでしょ!?』と説明すると、『じゃあここはどうすればいいんでしょう、先生？』という質問が出てくるような関係。**患者さまが口の中に関心を持っていただけるということが、われわれにとってはまず一番大事ですから**」

そんな頃、ある雑誌広告が目にとまりました。寄田幸司先生(P7～8参照)が登場しているビジュアルマックスの広告です。

「本当にたまたま見つけたんです。その広告でビジュアルマックスの存在を初めて知りました。メディアという会社のことも全然知りませんでした。でも何かピン！ときたので、すぐ電話しました」

資料が届いて実物を見たくなり、すぐデモを申し込みました。ある晩スタッフを集めてデモが行われました。使い手の主役になるスタッフに聞いたら「いいと思う!」と。即決されました。そうして「ビジュアルマックスは突然やってきました」(若畑歯科衛生士)

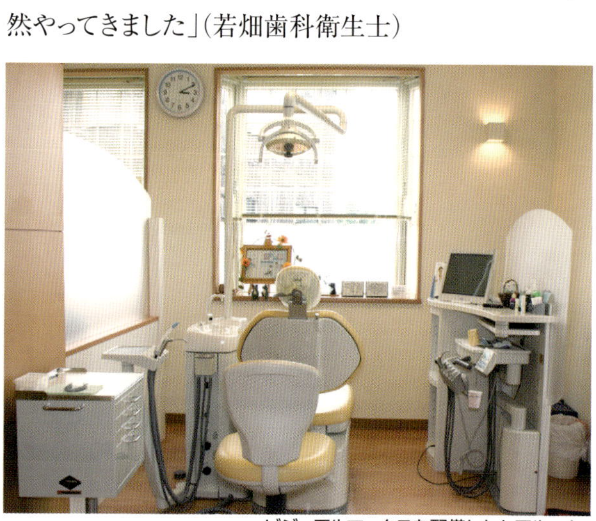

ビジュアルマックスを配備したケアルーム。

これがおりた流ビジュアルマックス活用法です。

若畑由紀子歯科衛生士

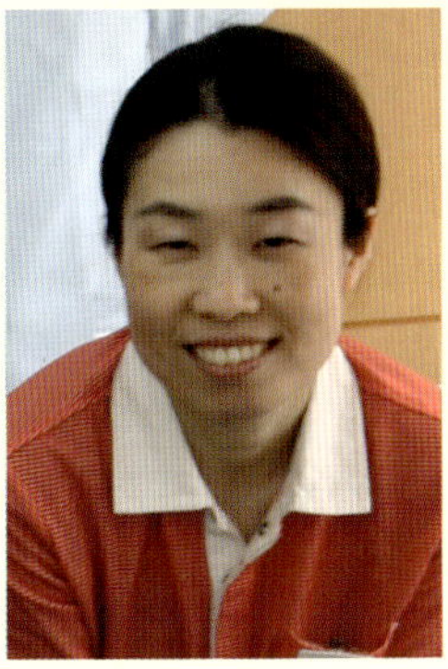

当院ではケア専用コーナーとカウンセリングルームにビジュアルマックスを配置しています。患者さまもスタッフも、ビジュアルマックスを使って会話する時間が一番面白いと言います。導入してまだ2年目ですが、開業以来の予防歯科経験を生かして、ブラッシング指導、唾液検査、口臭カウンセリング等で独自の活用法が生まれています。あるケア患者さまには「渡された文書を全部ファイルして、来院のたびに再確認してきます」と言われました。ビジュアルマックスが入って本当に良かったと思います。

◎ビジュアルマックスを使うシチュエーション

・新規患者さまに行う初診、セカンドカウンセリング
・予防の定期健診ケア（平均130名／月）
・ブラッシング指導：道中歯科衛生士が考案した磨き癖や噛み癖（咬合性外傷）も画像を使って説明。
・唾液検査／口臭カウンセリング：唾液、粘膜、汚れをそのまま撮影して説明に利用。
・ホワイトニング：サンプル画像は当院の症例をお見せして実際の仕上がりをイメージしていただく*
・矯正／インプラント：医院によって使う装置が違うためサンプル画像は当院の症例写真を使用*
・補綴：術前／術後の比較表示が効果的です
・新人教育：OJTほか新人教育にも大変役立っている

*ビジュアルマックスはLANによって電子カルテと連携。画像データはデジタルカメラ、デジタルレントゲンCCDカメラから取り込む。
*患者さまの了解をいただいて使用。

◎「ここです！」「ここです!!」とチェックできるタッチペンが素晴らしい!!

●サンプル画像は当院オリジナルで作っていくという方針に沿って私が担当。制作すること自体が面白いです。
●ビジュアルマックスを使うと使う人間のキャラクターが出てくる。それで患者さまが話しやすくなる効果も生まれる。
●ビジュアルマックスで見せると患者さまも考えるけど、私たちもものすごく考えるようになりました。
●治療計画書はレントゲンと口腔内写真を配置した文書をビジュアルマックスで作成して印刷し、これに担当ドクターが直筆で書きこんで作成。これをベースに患者さまの要望を聞きながらセカンドカウンセリングを実施します。

結果的に前のシステムはムダになりました。しかし、「**お金の問題ではなく、自分たちが進めてきた予防歯科を考えた時、ここで決断すれば私たちの思いがもっと患者さまに伝わるという確信を感じたからです**。しかもすぐ変えたことが大正解でした。パッパッパッと画像を見せて思いを伝える画像コミュニケーションの考え方。その根本理念から私の考えと一致するシステムと出会えたことに驚きました」。

「おりたりゅうじ歯科医院」は予防歯科医院です。

「予防歯科は患者さまに関心を持っていただかないことには始まりません。いくら私たちが一所懸命やっても、患者さまにも一所懸命がんばっていただかないと意味がありません。まず動機づけ。動機づけでモチベーションが上がれば、よし治そう！ という強い気持ちが患者さまにも生まれます。ビジュアルマックスを使うとそうなります」

「だから患者さまとのコミュニケーションが弾みます。**しかも使うごとに思いの伝わり方が深く早くなる。だから患者さまもわれわれも飽きない。この飽きないということが予防歯科には願ってもないこと。コミュニケーションがとれない予防歯科は予防歯科ではありません。予防歯科は人の人生をサポートする歯科医療サービスです**。二人三脚で歯の健康を守っていきたいという私たちの思いは、ビジュアルマックスを入れてずっと伝わりやすくなりました。これからが本当に楽しみです」

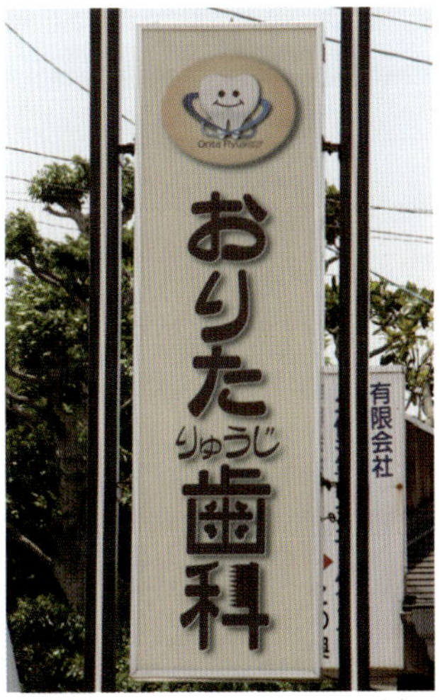

「おりたりゅうじ歯科医院」のランドマーク

おりたりゅうじ歯科医院のHPには、患者さま目線の話しことばで、折田院長の歯と健康に対する思いが細やかに述べられています。**媚びず、威張らず、甘やかさず、分かりやすく、温かく、丁寧に…**。そこには折田先生がコミュニケーションに傾ける誠意と熱意が満ちています。バイオグラフィから推察すると、それは折田院長の生き方そのものの表現のように思われてなりません。

●5人兄弟の末っ子：上3人とは12歳以上の年齢差
●引越し／転校少年＝下関（出生）・高松・神戸・札幌・東京・西宮・横浜・宇部＝友達との別れ⇔友達づくり
●歯の治療＝神経を触られ恐怖を体験＝恐怖を感じない歯科治療＝歯科医になりたい

裏面に続く⇒

目に見えない口臭のカウンセリングにもビジュアルマックス！

道中洋子歯科衛生士（口臭外来担当）

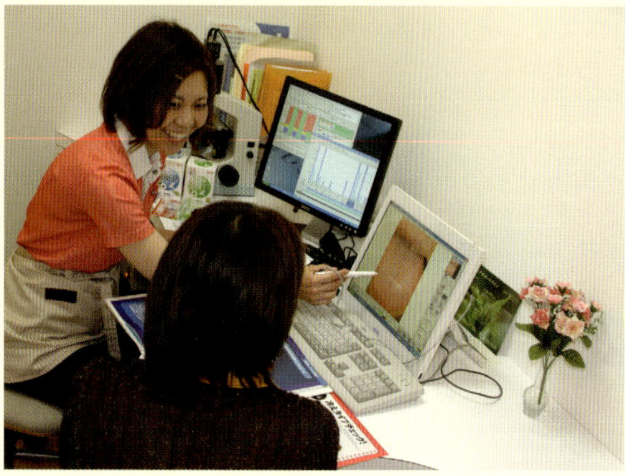

カウンセリングルームで口臭カウンセリングを行う道中歯科衛生士。左のモニターには口臭チェッカーのチェック内容と、位相差顕微鏡の画像を表示。右側は「舌」画像など表示する、ビジュアルマックスのモニター。

予防歯科を進めているクリニックに勤めている一人の歯科衛生士として、ひとつずつステップを踏んで、患者さまのヘルスケアにつながる根拠に基づく「口臭外来」という受け皿を、ビジュアルマックスを導入した平成20年（2008）夏から開設しました。目的は口腔ケアの専門性を生かして、口臭に悩む人のお役に立つこと。そして口から健康な人生を理解する大切さに気づいていただくこと。

口臭カウンセリングは口臭チェッカー（オーラル・クロマ：山口県の歯科ではじめて導入）で３種類の臭素の密度と臭いの強さをチェックし、位相差顕微鏡で臭いの原因菌を見つけ、ビジュアルマックスで「舌」画像や口腔内の唾液のたまり方を撮影した「唾液分布」画像を映し出します。この「目に見えない口臭を、画像を利用して説明する口臭カウンセリング」は患者さまの評判も上々です。

- ●口臭の80％以上は舌苔からの揮発性イオウガスが原因。大元の原因は全身疾患や鼻炎など。歯周ポケットから発生するケースは低いことがわかってきた。口臭を気にする方ほど口臭のデータは低いという傾向があります。
- ●口臭は全世代が対象。口臭は口から離れると原因をつかみやすくなります。
- ●位相差顕微鏡でバイオフィルムや舌苔の菌を見れば口臭原因菌もすぐ判明します。
- ●歯周病予防と口臭ケアをカップリングして、長期診療サービスとして定着していくことを願っています。
- ●心因性の口臭の悩みも歯科のカウンセリングで解消できればとてもうれしく思います。
- ●打ち出し方は、口臭カウンセリングだけお望みの方は自由診療、こちらからアプローチしている口臭カウンセリングは無料。口臭カウンセリングによってモチベーションを上げて歯周病予防に進む方もいます。
- ●父を悩ませた口臭を臨床的に追跡して、原因が副鼻腔炎と突き止めて父の口臭を解決したことも、歯科から考える口臭研究のきっかけになりました。
- ●コミュニケーションでは顔相・骨相を観察したり占いも利用します。

- ●野球（小学・高校）＝チームプレー＝友達づくり
- ●ブラスバンド（中学）＝吹奏楽＝トロンボーン＝アンサンブル（協調のチームプレー）
- ●軽音楽部（大学）＝ロック・ジャズ＝ソリッドベース＝コラボレーション（インスピレーションのチームプレー）

おりたりゅうじ歯科医院 平成21年6月現在

平成18年（2006）10月ビジュアルマックス導入。平成19（2007）年6月年電子カルテシステム導入。平成19年には建物も大改築され、チェア9台（一般診療用5台・ケア専用4台）、総スタッフ数14名（Dr.4名、歯科衛生士6名、クリニカルコーディネーター4名）を擁する体制を確立。そうして現在は、長期メンテナンスを希望する予防の患者さまから強いニーズが出てきた矯正、インプラント、ホワイトニング、オールセラミックス修復などへの対応のほか、道中歯科衛生士の長年の口腔ケア臨床から創設されたた「口臭外来」も主要な診療サービスに加えられています。

日々の来院患者数は70人前後。昨年（平成20年）の来院患者数はビジュアルマックスが導入された平成18年10月以前と比較して、1.5倍強の伸びを示しているとのことです。

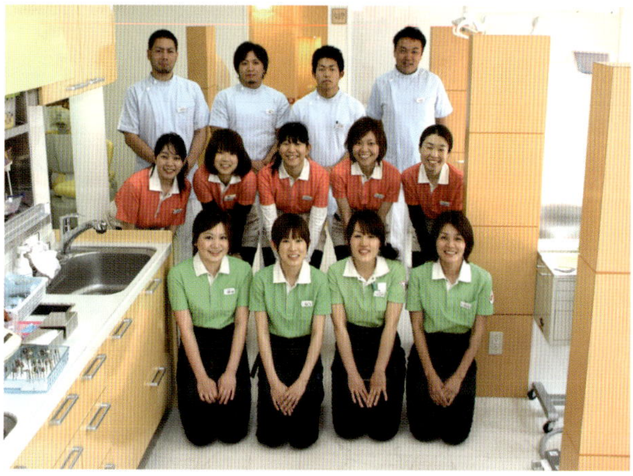

受付や助手には「クリニカルコーディネーター」の称号。スタッフそれぞれがスペシャリストとするチームづくり。歯科衛生士の皆さんは、予防カウンセリングではトリートメントコーディネーターとして対応。

Clinic Data

医療法人社団・おりたりゅうじ歯科医院

院　　長：折田 隆二 先生
スタッフ数：歯科医師４名、歯科衛生士６名、クリニカルコーディネーター ４名（受付兼務）＋受付１名
チェア数：9units（ケア専用4台、一般診療５台）
ホームページ：http://www.orioridental.com/

山口県宇部市

ビジュアルマックス倶楽部

Visual MAX Club

0908 gu

医療人として最善の歯科治療をお勧めする。それが私のWay of Lifeです。

東京都港区　グランティース白金台歯科　吉武 輝 院長

制作・発行 メディア株式会社　〒113-0033　東京都文京区本郷2-15-13　TEL. 03-5684-2510(代表)

「どうせ開業するなら、東京の真ん中で、自分が信じる最善の歯科治療を提案していくクリニックをつくりたい」。みっちりと臨床に取り組んだ研修医、勤務医時代を経る中から、その思い一筋に東京港区白金台で開業して3年。吉武 輝院長は、インプラント、矯正、審美、予防メンテナンスを統合して発想する「グランティースデザイン」という診療アプローチ方法を確立。その要はビジュアルマックスを駆使したプレゼンテーションにあります。

救急医療10年で学んだ「説明」の大切さ。

吉武院長は大学歯学部を卒業後、独立行政法人国立病院機構・東京医療センターに10年間勤務し、医科の診療プログラムにもとづく救急医療に従事されました。そして命のやりとりを余儀なくされた患者さんと向き合う救急医療の世界の中で、命の重さ、医療人としての心がまえなどをさまざま吸収されたと言います。

「特に感じたのは“治療方針の説明の大切さ”です。救急医療では多くの場合、家族の方と治療方針を決めていかないといけません。治療方針とは、医療チームが最高に自信を持って取り組める方法。そこまで持っていかなければ、その人の命は救えない。しかし理解されなければ治療を進められない‥‥」

「そんな局面と日常的に遭遇してわかったことは、こういう治療をしてこういうふうに改善するんですよ、ということを**しっかり提案できれば、自分たちが勧める治療法を理解していただけるということ。提案を踏まえて**

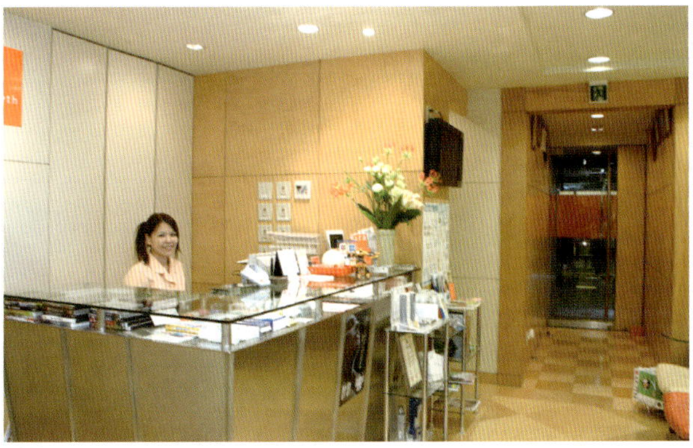

受付

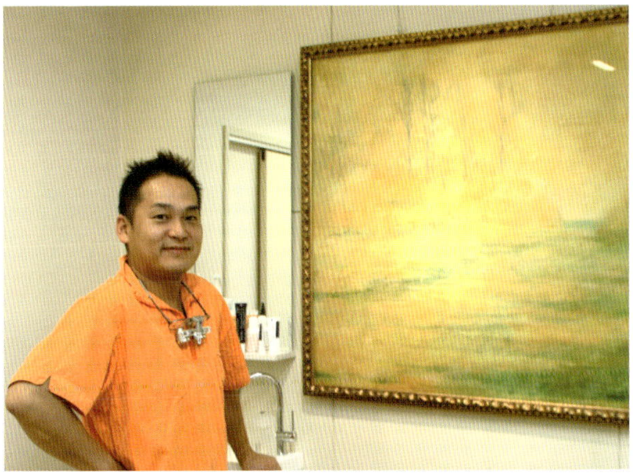

「救急医療を経験したことで、命を守ることと歯を守ることに変わりはないという医療人としての考え方が真ん中に育ち、いろいろな先生に師事したことが現在の治療スタイルにつながっています」。

治療することがいかに大事か。治療方針をしっかり持って進めることが一番いい治療法になる。そういうことを学んだ10年間でした」。

1本の歯に賭ける情熱を忘れない医療人になるぞ。

救急医療を経験して吉武先生は歯科から医科への転進も考えたそうです。しかし10年を経て33歳。医科への転進ではなく、自分の将来、自分の全盛期に何に取り組むのがベストかを考え、救急医療の経験を踏まえ、人の健康やQOLを歯科のサイドから追究する医療人になろうと決心されました。

そうして東京医療センターを辞し、吉武先生が次に扉を叩いた所は大学の口腔外科講座。ここで3年間、歯科インプラントの治療技術の吸収と向上に全力を傾注。

中面に続く⇒

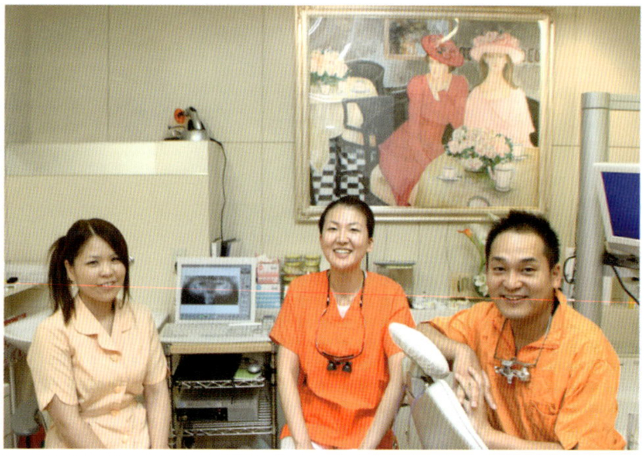

「グランティース白金台で、美男美女になってお帰りください」。その患者さま、その患者さまに最善の歯科医療サービスを力強くしなやかに実践する精鋭スタッフ。

それから埼玉県の歯科クリニックに勤務医として3年間勤め、口腔外科医として矯正に取り組まれ、また補綴修復ではメタルフリーを追究。

この6年間で歯科医師としての治療技術の研鑽と臨床の経験をみっちり積んで、2007年、39歳で『グランティース白金台』を開業されました。

「歯科では歯1本が一人の患者さんと同じ。だから**1本の歯がなくなることは、歯科医にとっては命がなくなるということ**。1本の歯に賭ける情熱を忘れない医療人になるぞという思いを抱いて開業しました」。

医療人の生き方として「100%自由診療」を実践。

吉武院長の診療理念はシンプルです。

●費用的な100%ではなく、治療方針としての『100%自由診療主義』

「自由診療比率を上げるかどうかではなく、歯科医としての自分がその患者さんにとって最善と思う治療法をお勧めするという考え方。医療人として、治療方針を曲げずに、＜心技体＞全部が良い状態で治療を提供するための、治療方針としての『100%自由診療主義』です」。

●「あらゆる説明」にビジュアルマックスを使う

「**私にとってインフォームドコンセントは、自分が勧める治療をアグレッシブに進めていくための必須プロセス**。ビジュアルマックスは、こういう治療をして、こういうふうに治るんですよということを、患者さんの目の前で説明できるよう考えられた会話システム。しかも説明の記録を蓄積できる。私が提案する歯科医療を成立させるキーシステムとして、あらゆる説明に活用しています」。

●「正確な診療録」という視点から、レセコンではなく電子カルテを使う

「診療品質が生命線である当院にとって、正確な診療録は医療活動の根本において不可欠のデータベース。友人のドクターから全幅の信頼がおけるのはメディアの電子カルテと推奨され、開業時から活用。ビジュアルマックスとの連携機能も大変満足しています」。

●東京・港区白金台を選んだ理由

「開業のための事前リサーチで、白金台での開業はやめてくださいと言われました。同じ通りだけで歯科クリニックが9軒、半径1.5～2キロ以内に30軒はある飽和状態のエリア。それでもここで開業したのは、自分が学んできたことを、やっぱり東京の真ん中で生かしたい！と思ったから。3年目でリピーターと紹介で成り立つクリニックになれました」。

毎回写真を撮ってビジュアルマックスを使って説明する。

吉武院長が進める歯科医療は、「**命を守ることと歯を守ることに変わりはない**」というスタンスのもと、＜咬み合わせを調整し咀嚼機能をまず回復→形態修正で審美を追究→主訴の治療を終えたら予防のメンテナンスに移行＞という流れを基本においています。そこをつらぬく筋道をつくるのが、診療ステップを1ステップごとに変化の状況を撮影し、患者さんと一緒にひとつひとつ確認しながら診療を進めていくビジュアルマックス・コミュニケーションです。

院内の2台のチェアにはそれぞれビジュアルマックスを配置。使い手の主役は吉武院長ご自身です。取り込むデータはデジカメ画像とデジタルレントゲン画像が中心。デジカメは機動性を重視してコンパクトなデジカメを活用されています。

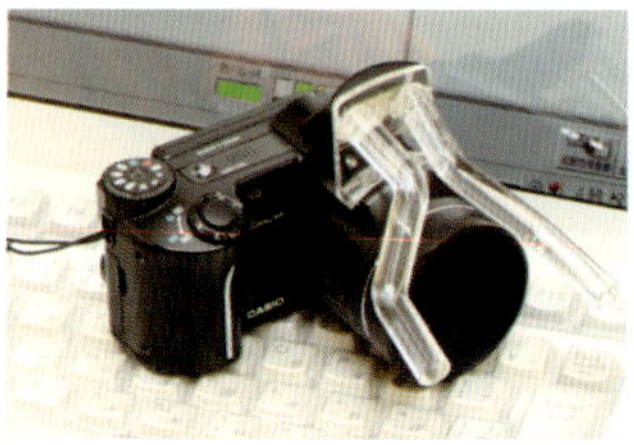

小型デジカメカメラ

インプラントや矯正治療では…

たとえばインプラント治療では、**術前にモニターのレントゲン画像の上にタッチペンで埋入箇所を描き、術後に術後レントゲン画像と並べて表示して一緒に確認するという使い方**をされています。

「インプラント治療は最初の判断が重要です。大変優れた修復法ですが、人によって、部位の状況や全体の咬合バランスによって、抜歯が不可欠な場合もあればブリッジのほうが良い場合、あるいは義歯を勧めるべき場合もあります。それを判断できるのは専門医としてさんざんインプラントに取り組んできたから。しかもビジュアルマックスのおかげで余計にものが見えるようになりましたね」

「矯正治療でのビジュアルマックスのインパクト。これがまたすごい。歯が動いていく様子を、写真で、はい○月○日、○月△日、これは□月○日・・・・・今日はこれ！という感じでお見せするのですが、どんどんきれいになっていくから、患者さんも飽きない。正直、口で説明する必要がないほど。**一番飽きられがちだった矯正治療を、ビジュアルマックスはみんな楽しみに来院される治療に180度変えてしまった**。素晴らしいです」。

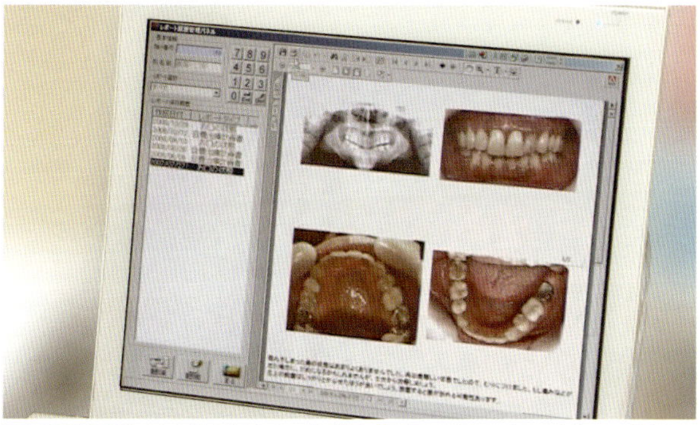

『治療計画書』は4分割表示の文書を作成→プリントアウト→手渡し。

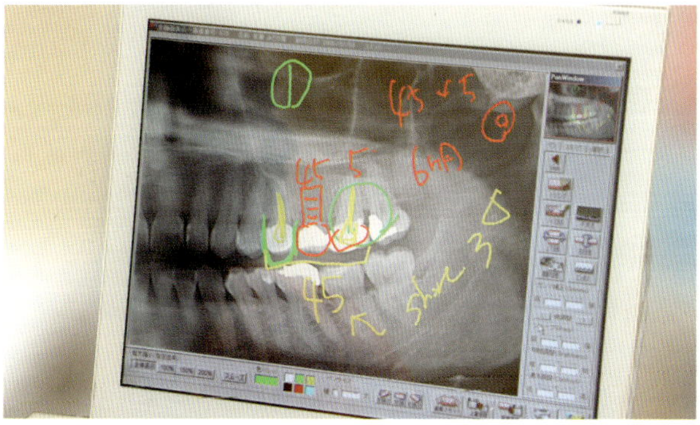

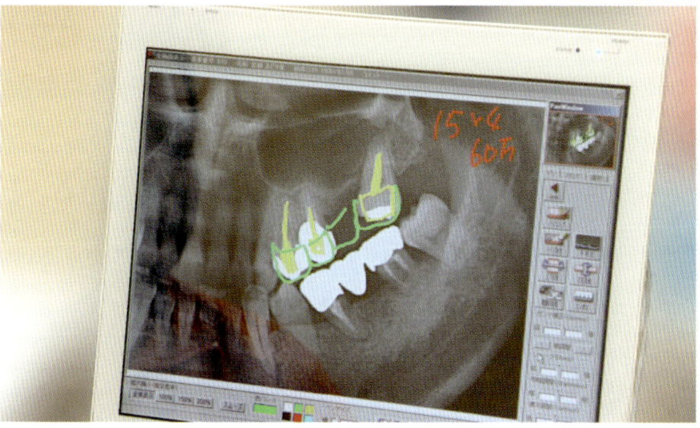

治療方針、日程、見積り・・・・さまざま書き込むインプラント治療の術前レントゲン画像。

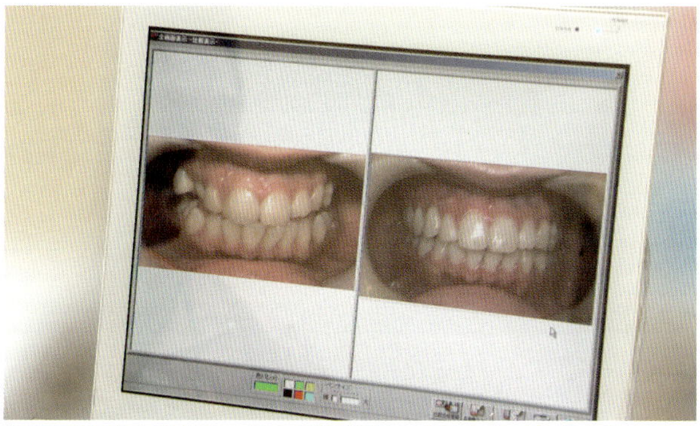

矯正では歯の動きを一目で比較確認できるから、患者さんのモチベーションも高まる。

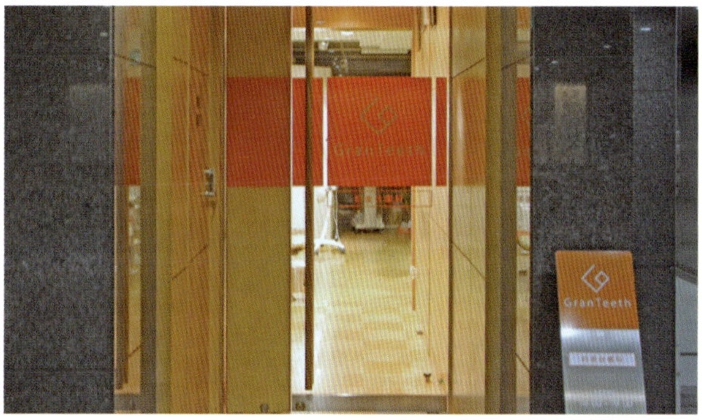

オレンジカラーと「グランティースデザイン」という取り組み。

グランティース白金台のアイデンティティ・カラーは『オレンジ』。カラーセラピーでは「温かさ・ぬくもり・生命力・包容力」をポジティブにイメージさせるカラーとして紹介されています。それを象徴するかのような取り組みがあります。それが**『グランティースデザイン』**。メタルフリー思想を発展させ、“グランティースのオールセラミックスデザイン”と位置づけている歯のエステティックデザインです。

「歯の並びが決まっていて長さも決まっている中で、いかに美しく見せるか。それはその人その人で違います。また矯正をしても、歯の並びは変わりますが歯の形は変わらない。それを前歯の形態修正を基本に、ビジュアルマックスを駆使して仮歯からデザインし、日常生活を実際に行っていただいてから最終デザインに仕上げていきます」

健康に関わる咬合機能回復にプラスして、もっと人間的な幸福をもたらす美しい歯に仕上げるカスタマイズデザイン。この治療には、歯科だけが対応できる深い提案性が込められています。

「その入り口はビジュアルマックスを使うプレゼンテーション。**飛躍なく段階を追っていくプレゼンテーションを行うことで、今まで高い高いと言われてきた歯の治療が、どれだけ丹念に進められるかを身をもって理解していただけるプロセスになっています**」

「咬み合わせの大家と呼ばれている尊敬する先生が、最近もある雑誌の審美特集で、『歯科医師として生まれたら歯の咬み合わせの診療が行えて当然。そしてもはや、形態修正をエステティックデザインに昇華させる知識を持つことも当然のこと』とリポートして、コンポジットレジンを用いる手技を紹介しています。発想のベースはグランティースデザインも同じです」

「落書きのような説明ですが、無駄なく、無理なく、ものすごく理解されやすい。向き合って、確認し合ってという直接性が、なんとも素敵です。こんなコミュニケーションスタイル、ビジュアルマックスがなかったら絶対思いつける方法じゃなかったですよ」。

裏面に続く⇒

●グランティースデザインは人それぞれにカスタマイズしながら・・・・

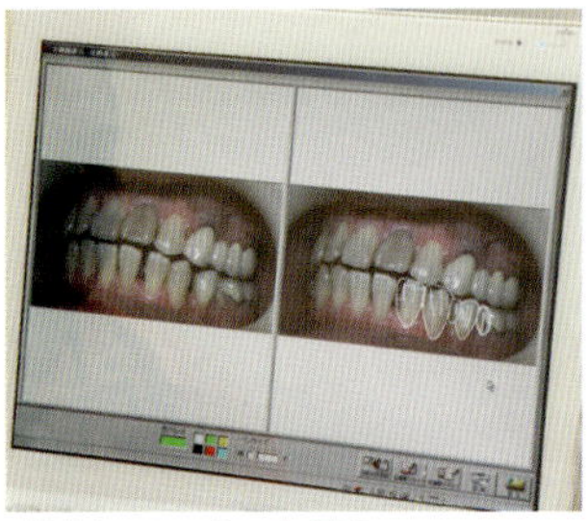

デザインのスタート例❶

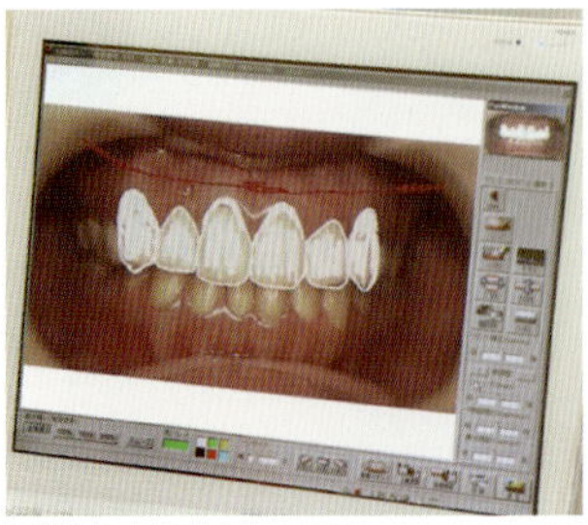

デザインのスタート例❷

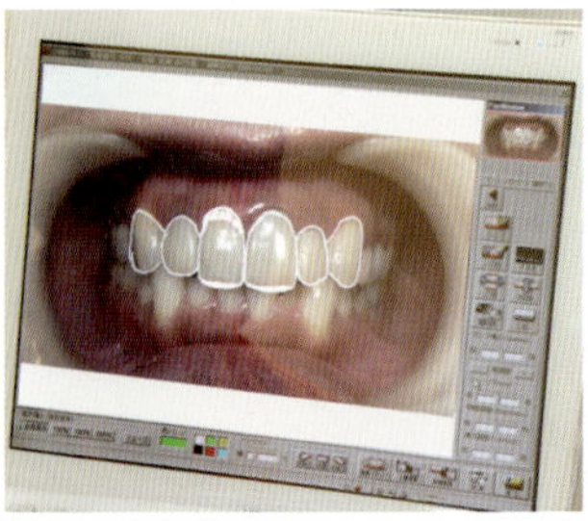

デザインのスタート例❸

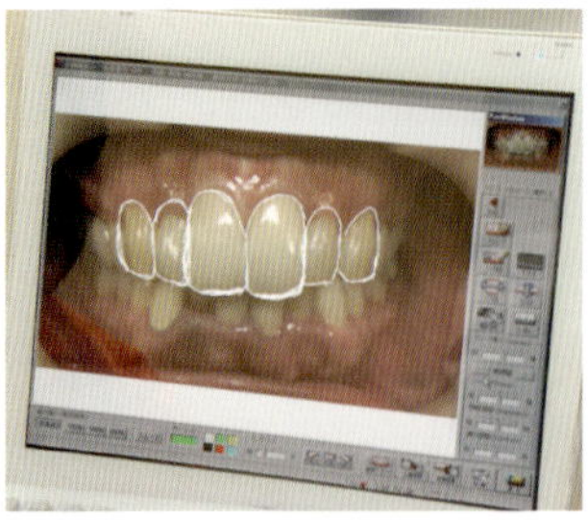

デザインのスタート例❹

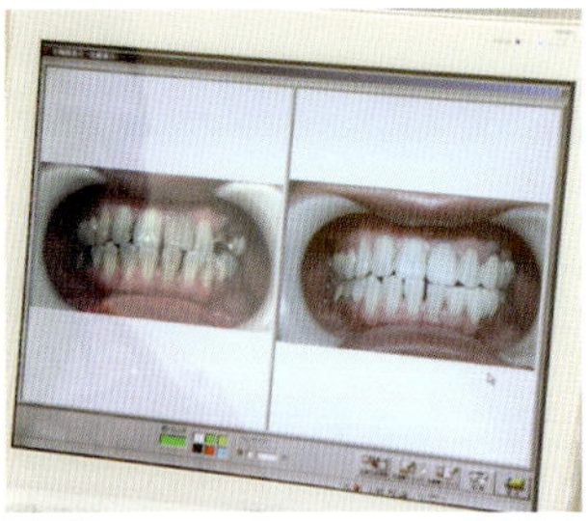

術前-仮歯試適

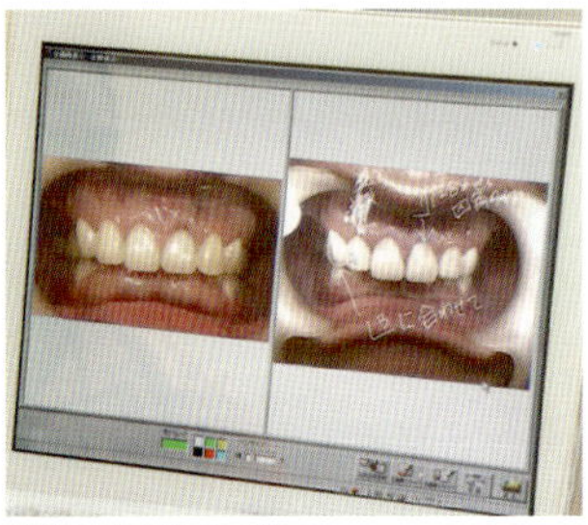

仮歯のデザイン修正

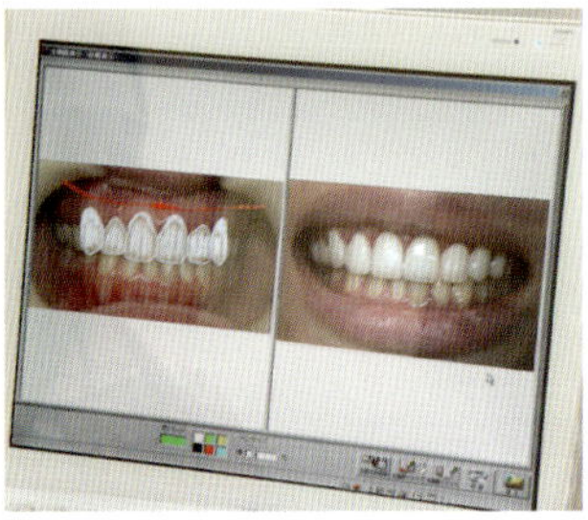

術前-術後

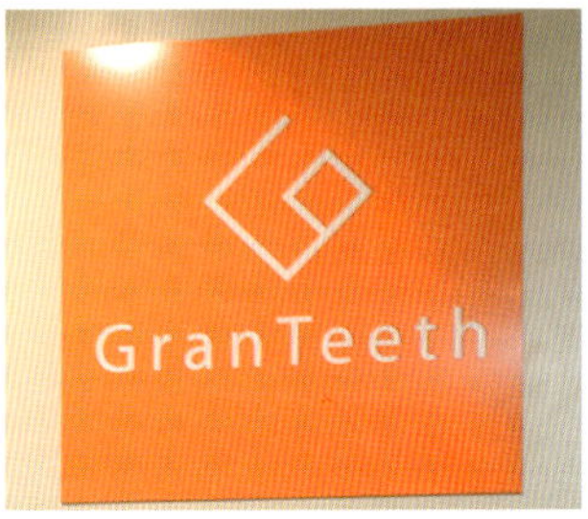

グランティース白金台歯科のロゴ

ビジュアルマックスについて 改めて思うこと。

「スタッフが育つという意味でもビジュアルマックスはいいですね。スタッフに見せられない治療をやっていたら信頼関係が成り立たなくなります。スタッフが私の治療の水準を認識するから、**スタッフもサービスの水準を保つ。いつも普遍的なサービスを行おうという熱意が自然と育つ**。これもビジュアルマックスの大きな効用の1つだと思います。その結果、スタッフもビジュアルマックスを上手く活用できるようになりました。初診時の撮影やメンテナンスのカウンセリングなど、無駄がなくてメリハリのある説明と親身な対応は頼もしい限りです」

「ITの進歩で世の中に情報や映像が溢れています。ところが、1枚の画像を確認し合って話をするという機会は、実はあまりない。それは特別なシチュエーション。ビジュアルマックスはそういうシチュエーションをつくるシステムだということです」

「もしビジュアルマックスを使ってプレゼンテーションをきちっとする治療スタイルを、日本中の先生が実践するようになったらどうなると思います? 埋める、削るということだけが歯の治療だと思う患者さんは一人もいなくなるということですよ(笑)」。

これからの10年をどうもっていくか。

「いろいろな先生に師事して強くインスパイアされたことを、足して、足して、足して、今の治療スタイルになりました。特に意識していることは、歯の健康と美しさを守ることでその人の人生に寄り添うこと。歯を守ることによって命を守るということに最善を尽くす。だから個々の患者さんに合わせて、治療方針の段階から治療品質を追究する提案をしていく。このポリシーは変えません」

経営という観点からはどんなスタンスをとっていくのか。

「患者さんはもう歯科の治療技術に対する常識を持っています。私が心しているのは、最善の治療を適正価格で提供すること。これを医療人としての責任のとり方、患者さんに対する礼儀としています。医療サービスにディスカウントはなじまないと思います。歯科治療にはそれだけの価値があるという自負を持って経営を考える。そこに私は醍醐味を感じていますから」

「勝ち組みに残るかどうかではなく、**私が価値を置くのは、より良い歯科医療を受けていただくための準備に時間を使い、きちっと診断をして、きちっとプレゼンテーションをしていく。そして真剣に治療にあたる。それに尽きます**」

「患者さんにもっともっと幸せな思いをさせてあげられたなら、歯科医療のブランド力は上がります。優れたブランド品はそういう触発力があるからブランド力が累積的に高まっていく。同じ機能、同じ品質ならブランド力のある方が強い。実は歯科の診療サービスも、そういうブランド力が問われる時代に入ってきたと思うのです」

そして、これから10年のグランドデザインとして吉武院長が描いているのは、グランティース・デザインを発展させ、同時に、信頼するドクターと連携して、真に価値のある歯科治療を、白金台から全国へ広げていくことです。

Clinic Data

グランティース白金台歯科

院　　長:吉武 輝 先生
スタッフ数:Dr.1名、歯科衛生士3名
チェア数:2units
ホームページ:http://www.granteeth.com/
東京都港区

ビジュアルマックス倶楽部

Visual MAX Club

0909 se

タッチペンをスタッフ全員に1本ずつ。クリニックに関わるすべての人に幸せを！

三重県多気郡　医療法人 夢真会 せこ歯科クリニック　世古 武嗣 院長

制作・発行 メディア株式会社　〒113-0033 東京都文京区本郷2-15-13　TEL. 03-5684-2510(代表)

三重県のほぼ真ん中、松阪市の南に隣接した多気郡多気町の熊野街道沿い。ランドマークはテラコッタ・カラーの壁にダークグーリーンの屋根。直線の造形も印象的な ＜せこ歯科クリニック＞ は、2005年10月、地元の皆さんのために「新しい風を吹かせるぞ!!」という思いをのせて、総勢4名、チェア4台でオープン。それから4年を経た現在は、スタッフ総勢28名、チェア8台を擁し、毎日多くの患者さまを迎えるまでに発展。率いるは世古武嗣院長、33歳。開業から4年にも満たない中で、何に動かされ、何を動かしたのか…。

バブル崩壊と大学とカレーハウス。

大学に入学したのは、バブルの崩壊が日本経済の全身にダメージを与えはじめた1994年。歯科大学に晴れて奨学生で入学したのに、最初の講義は、教授から「君たちに未来はない」というメッセージ。以後、人生の伸び盛りをずっと不況に併走されているのが世古世代です。

苦学生だった大学時代は、飛び回って遊ぶことより、まず経済と食欲。もともと好奇心が強い上に小学校時代はソフトボールに明け暮れ、体力も精神力も食欲も人並み以上。そして、偶然見つかったアルバイト先は＜カレーハウスCOCO壱番屋＞(大手チェーン店)。なんという天の采配。こうして「昼は大学、夜はカレーハウス」という生活パターンが、臨床実習が始るまで続きました。

「巨大なチェーン店だから多くのマニュアルがあり、時間を見つけては読み、研修ビデオも何度も見ました。接客法から、衛生管理、組織運営まで、“そこまでやるのか!”という感じで実践法がビッシリ。ここでいらっしゃいませと声をかけるのか・・・マネージャーはこんな目配りが必要なのか・・・これは開業したらやってみたいなとか…。サービスの考え方の細やかさに驚きました」。

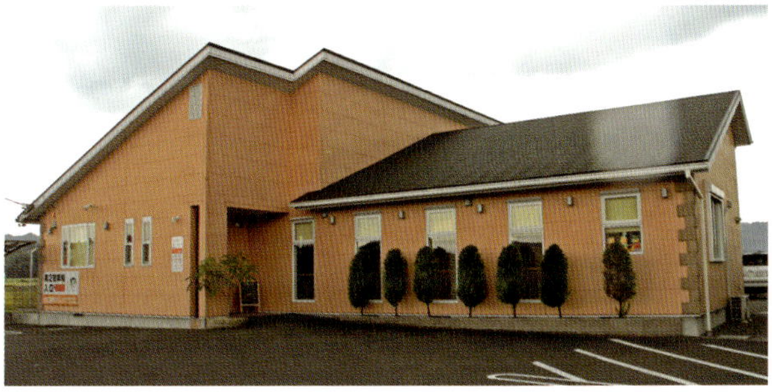

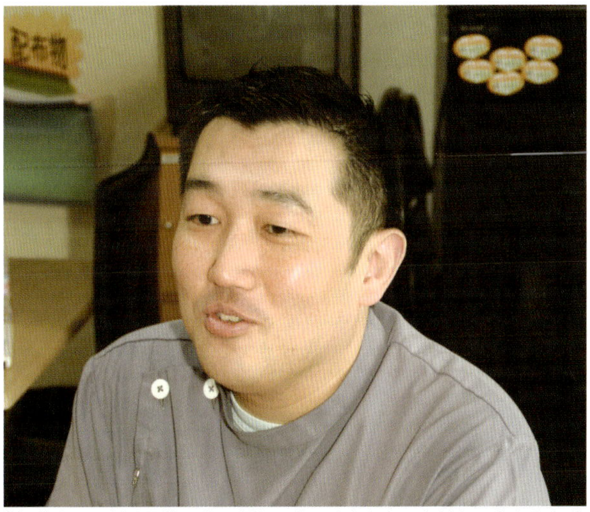

「患者さんに対する使い方で新しい使い方をしたことはないかもしれませんが、スタッフ教育ということではうちなりのビジュアルマックスのオリジナルな使い方を生み出したといえるかもしれない」と世古武嗣院長。

つきつめながら開業準備。こだわりは熱く緻密に。

卒後は三重県と熊本県での勤務医生活。それにプラスして打ち込んだことは2つ。まず、歯科技術／歯科医院マネジメントに少しでも役立ちそうな研修やセミナーに貪欲に参加すること。もう1つは、全国を回って独自性のある診療サービスで繁盛している歯科医院を見学させていただくこと。開業の準備として「特徴のある歯科医院つくるぞ!」「新しい風を吹かせるぞ!」という思いからスタートしたこの2つの取り組みは現在も続いています。

中面に続く⇒

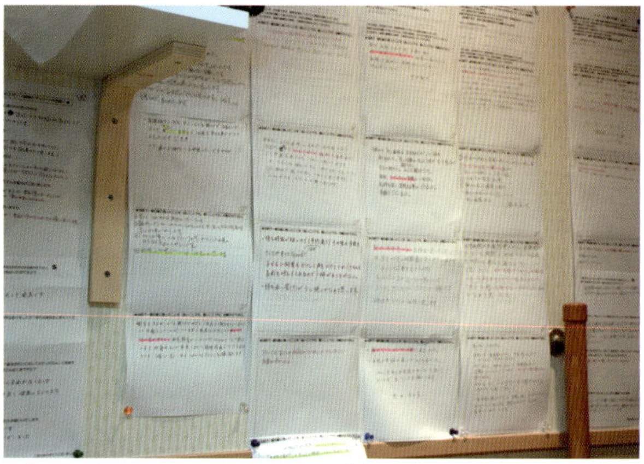

スタッフのトイレはモチベーションアップ空間。壁はスタッフが日ごろあまり接することのない患者さまの声を伝えるメッセーを隙間なく掲示。ちなみにクリニックのすべてのトイレは5人の衛生管理係によって衛生保全を徹底。

2005年10月開業。29歳の秋でした。不況は好転しません。しかも開業を決断した時、地域にはすでに4軒の歯科医院があり、周囲からは「こんな場所に開業するなんて…」と真顔で心配され、コンサルタントからは初期投資を抑えるよう、強く言われての開業でした。

「めざすは**“しっかり対話して、しっかり治療する気持ちのこもった楽しい歯科医院”。診療品質と衛生管理のコストは削らない**。塗装や資材費を切りつめ、自分が動いてコストを圧縮できるものは自分たちでする。IT化はこれで十分と、一番安価なレセコンを購入。ガソリン、買物、理髪、食事、新聞、TVの設置は地域の店を利用して、お付き合いも深める。これでダメなら仕方がないというレベルまでつきつめる上で、カレーハウスの“来たくなる環境づくり”が、大きなイメージづくりで細部のムダを省くヒントになりました。準備の仕上げは、内覧会の案内状を手づくりで3000枚作成。地元の協力者30人を得て手分けしてポスティングし、その日を待ちました」。

怒涛のスタートアップ。明と反動。

「内覧会は本当に驚きました。2日間で300人以上の来院者が訪れ、74件のアポが入ったのです」

しかもこれが呼び水となって患者数が伸び、これで十分と思って導入したレセコンは3ヵ月でパンク。2代目に切り換えても患者さんが増え続け、開業からまる1年経ったら、2代目のレセコンも運用不能に。さらに想定外の成長の反動として、チームづくりが後まわしになってしまいました。

「レセプト枚数に関係なく、医院運営の基本はレセプトではなくカルテをベースにするのが筋。そう理解していながら初期投資の問題から患者マネジメントには目をつむって、レセコンでスタートした。しかし患者さんが増えて、3代目は電子カルテを導入できた。この経験から、スイッチバックをいとわずに地域の人に役立つクリニックづくりを進めようというポリシーが生まれました」

「メディアの電子カルテは勤務医時代に使っていました。その当時、院長に導入理由を尋ねたら、『チェック機能がしっかりしていて、スピーディに打てるから』と。それは返戻を抑えることにも直結する。勤務医やDHとの診療情報の共有化にも有効なもの。しかもやっぱり速い。使ってみてさまざまわかりました。**電子カルテによって経営に一本筋が通りました**」

「いきなり患者数が増えたので、スタッフもどんどん採用しました。院長経験のなさもあって出入りが多く、チームづくりが遅れたことは否めません。想定外に成長してしまった1年をアイドリング、その勢いを生かして、**本当のスタートとして着手したのがビジュアルマックスを導入してのチームづくり**。一番大事なことを一番深いところから手をつけようと考えた組織づくりです」。

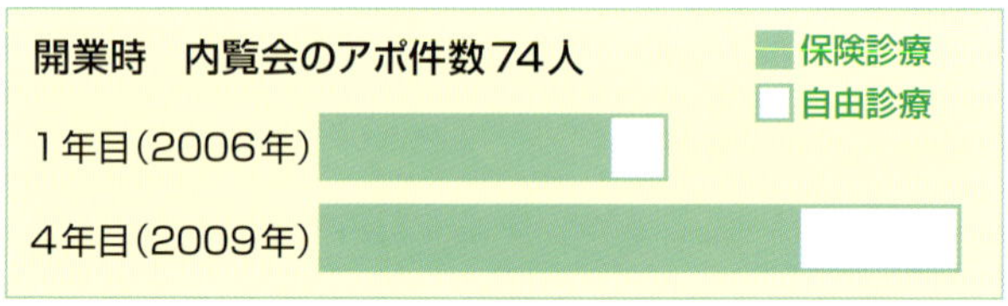

タッチペンを全員に1本ずつ。スタッフが最高に満足できるチームをつくろう！

組織づくりで求めたのは「スタッフが最高に満足できる歯科医院づくり」。これを推進させるのは「チームが恒常的にチームパワーを高めていく仕組み」。そのキーシステムがビジュアルマックスです。

「歯科医院は自転車と同じ。専門力・経営力・人間力

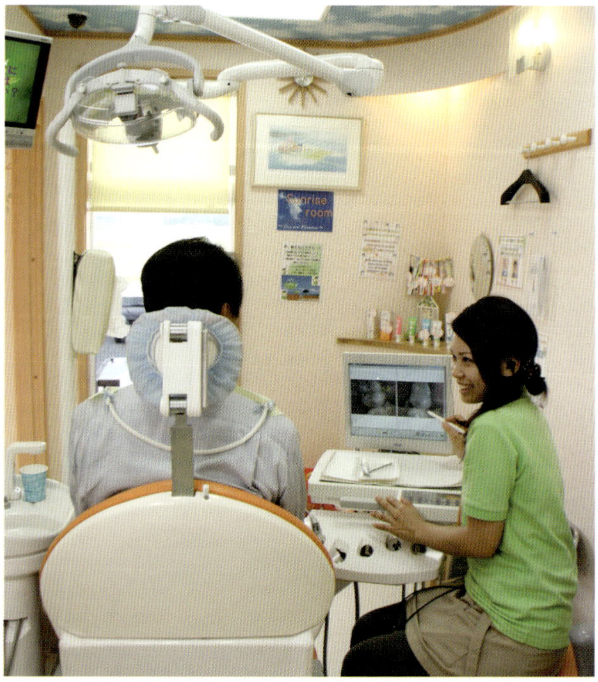

8台のチェアにはすべてビジュアルマックスを配置。診療時間以外はスタッフ教育に活用。スタッフ全員がタッチペンを持っている。

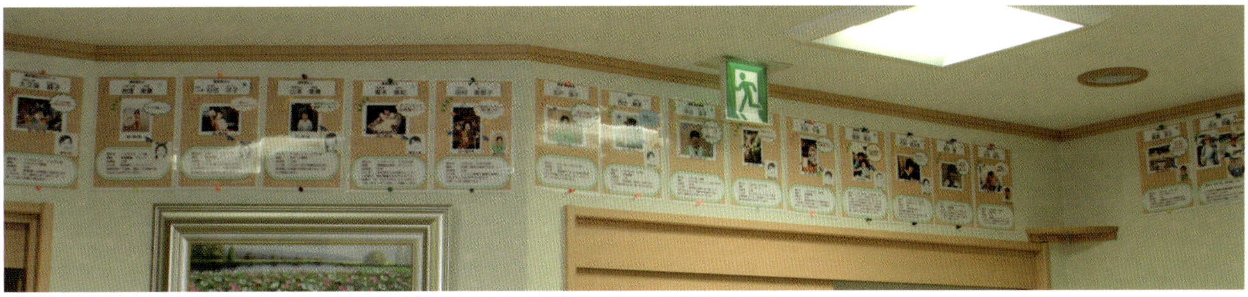

待合室のこんなところにも患者さまへのメッセージ。骨太なコンセプトを、丁寧にきめ細やかに。

が、一緒に同じレベルで成長しないと安定して走れません。歯科医院の命はいうまでもなく専門力。その個人の専門力とチームの専門力を、スタッフ全員が何か共通の仕組みを使って恒常的に高める仕掛けができないかと考えたのです。それで、丹波の和久先生*や舞鶴の森先生*、あるいは熊本の森永先生*から伺ったことなども思い出して、同じものを見て同じように説明できるビジュアルマックスの能力に着目。そこから、毎日短時間でもみんなで勉強してライズアップ（向上）していこうという組織づくりのプログラムを作って始めてみました」

チームづくりのプログラムは10種類以上。「朝礼」「コンプライアンス委員会」から、お釜で炊いたごはんをみんなで食べる「同じ釜の飯を食う」まであります。中でも**重視されているのが、新人スタッフ教育やRISE MEETINGなど、ビジュアルマックスを用いた相互実習型ミーティング**です。

「専門力の高いスタッフのコーチングによって、新人スタッフの専門力を高める。新人スタッフは翌年からコーチングに回っていく。あるいはスタッフ一人ひとりに、1年間何でもいいから探求するテーマを与え、調べたことを段階的に発表していく（RISE MEETING）など。これを日々行っていくことで、個人の専門力とチームの専門力を高め、磨き続ける組織づくりを進めています。こうしたことを通して、担当制をとらずに診療サービスを行うスタッフローテーションも上手く回転しています」

＊和久雅彦先生（わく歯科医院：P35～P36参照）
＊森昭先生（竹屋町森歯科クリニック：P49～P52参照）
＊森永博臣先生（共愛歯科医院：P69～P72参照）

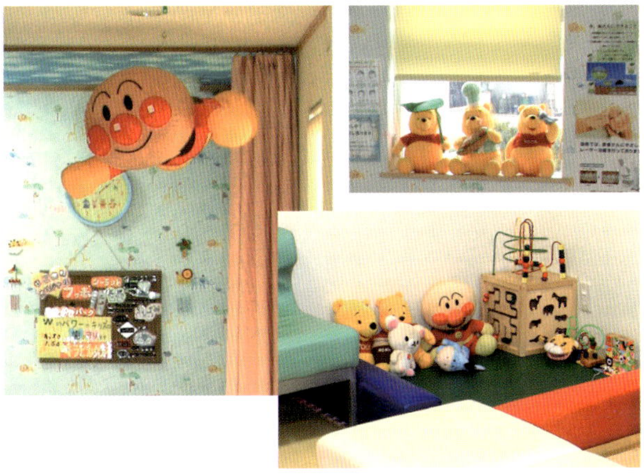

“歯医者デビュー”はじめ、せこ歯科クリニックでは親子外来を力いっぱい応援。

怒涛のスタートアップが続いた過程で、不十分なチームづくりがスタッフに多大な負担をかけることを経験した世古先生は、チームを率いる院長の責務として、すべての前提を「スタッフが最高に満足できる歯科医院づくり」に軸足を置く医院理念に転換。スタッフが最高の満足を感じることのできる組織運営をベースに「せこ歯科クリニックにかかわるすべての人が幸せになる」診療サービスをめざしてがんばっています。

現在、せこ歯科クリニックではスタッフ全員がビジュアルマックスのタッチペンを所持。いつでもビジュアルマックスを使える体制を確立しています。新人スタッフは正式採用されると、仲間入りの印としてタッチペンが手渡されます。そしてもちろんビジュアルマックスは、患者コミュニケーションでもフル活用されています。

ビジュアルマックスはせこ歯科をずっとずっと愛してもらうツール。

大久保順子マネージャー（クリニカルコーディネーター／DH）

28名の女性スタッフを統括するマネージャー、育児適齢期の母子からの信任が厚いクリニカルコーディネーター、直接語りかけることがDHの醍醐味と、三役三昧の大久保順子マネージャー。

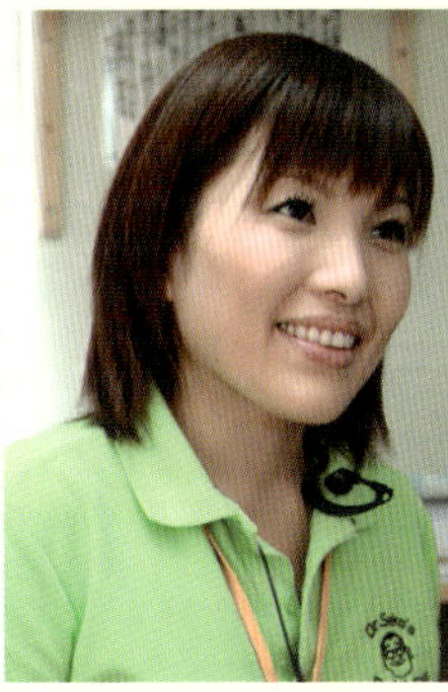

世古院長から患者コミュニケーションの取り組みを一任されているのが、クリニカルコーディネーターの大久保順子マネージャー。せこ歯科に勤務する以前から、模型や自作の資料を使って患者コンサルテーションに力を注いでDHのキャリアを積まれてきたスペシャリストです。ビジュアルマックスに対する評価と運用について、2年に満たない運用でありながらキャリアが息づく検証をしていただけました。

「ビジュアルマックスは、私の“相方”であり、“より長くせこ歯科を愛してもらうツール”です。患者コンサルが命と思ってきた私にとって、育児の経験、何でも命がけで取り組む世古院長との出会い、DHを燃やすビジュアルマックスとの出会いは、特別な意味を持っています。ここで、やっとなりたいDH像になれたかなと思っています」。

裏面に続く⇒

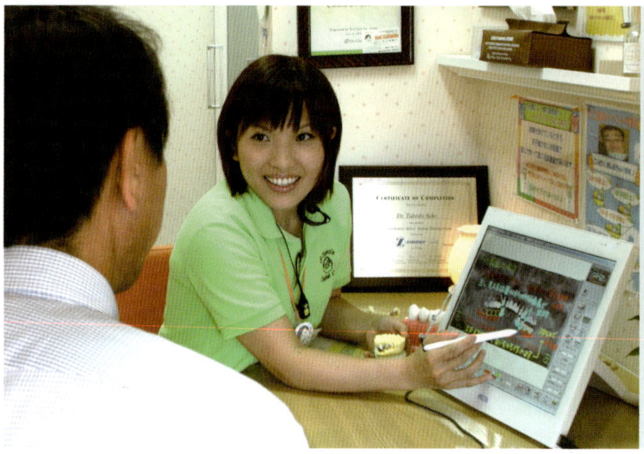

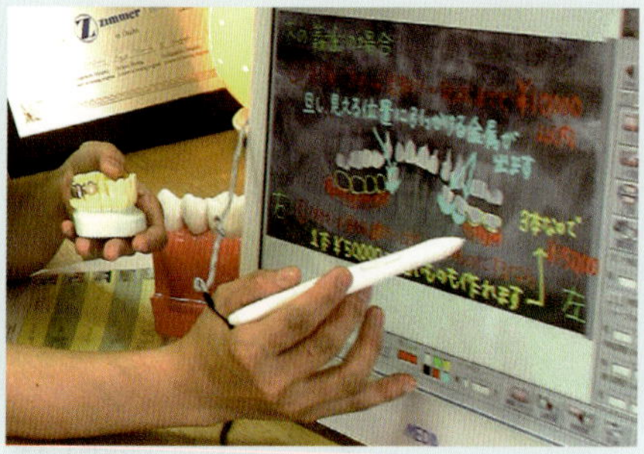

模型を併用しての補綴コンサルティング。治療法、材料などの選択肢の説明にとどめ、推奨は行わない。カラーを変えて書き分けた注釈がとても丁寧です。

成果を挙げている
せこ歯科流プラスアルファの取組み

●"歯医者デビュー"を祝し応援しています

「"歯医者デビュー　"は、お母さんとしては一番不安で怖いセレモニー。それが楽しくなればこれほど心強いことはありません。だからビジュアルマックスを使って、歯医者デビューを祝福し、将来にわたって応援しますという思いを込めたカウンセリングを行っています。

子どもの歯の心配。子どもを連れて自分が診療を受ける時の不安‥‥。育児期のお母さんが来院されるときの不安はさまざまです。せこ歯科では私たちは安心感ということを基本に、説明環境やビジュアルマックスの使い方を工夫して対応しています。自分の子ども、自分の親がこうされたらうれしい、という気持ちを込めてですね‥‥」

●模型や実物を使ってアナログ的な説明を併用する

「画面上だけで説明しないということを心がけています。模型や実物にも触れていただきながら説明すると、患者さんの目はもっと輝き、もっと深く理解されます。**ビジュアルマックスを使うようになってアナログ的な説明法も生きてきた**ことに喜んでいます」

●基本となるところは、時間をかけ、直接話しかけることを重視する

「**直接話しかけ、労をいとわないコミュニケーション**をとる。これが絶対DHの醍醐味と思っています。ビジュアルマックスの使いやすさは、その醍醐味を薄めるのではなく濃くしてくれる。だからDHは燃えるのです」

●患者担当制をとらなくても説明や認識、患者情報理解にスタッフ間でブレが出ない

「患者さまからの不満もありません。担当制をとっていないので予約に縛られずにスタッフローテーションを組むことができます。ビジュアルマックスをスタッフ教育に使っている効果は大きいですね。スタッフの説明力も上がっています」

せこ歯科クリニックのこれから

「組織というのは大きくなりたがるもの。うちもこのまま進んでいったら、あと5台ぐらいチェアを増やそうというのがこれまでの考え方。それよりも今、うちは踊り場をつくりたい。**今もチームはまとまっているけれども、もう一段上のレベルでまとまるためには、拡大ということはちょっと置いておいて‥‥踊り場をつくって、組織をぎゅっと固めて、それから新しい展開、それが大事だと思う進み方を考えようと思っているのです**」

おだやかなマニフェストは、4年間のリードタイムを通して育んだ夢に向けた、あらたなスタートアップ宣言に思われます。

★ビジュアルマックス・フォーメーション

せこ歯科クリニックは、歯科・小児から、矯正・審美・口臭・歯周病内科・インプラントまで対応。ビジュアルマックスは初診カウンセリング、補綴コンサルテーション、経過説明、予防指導などで活用。合計10台(チェアサイド8台+カウンセリングルーム2台)をすべて電子カルテとリンクさせて配置。画像データはデジタルカメラ、デジタルレントゲン、CCDなどから取り入れています。CT撮影は大病院に依頼し、CDに焼き込んでもらってビジュアルマックスに表示するスタイルです。

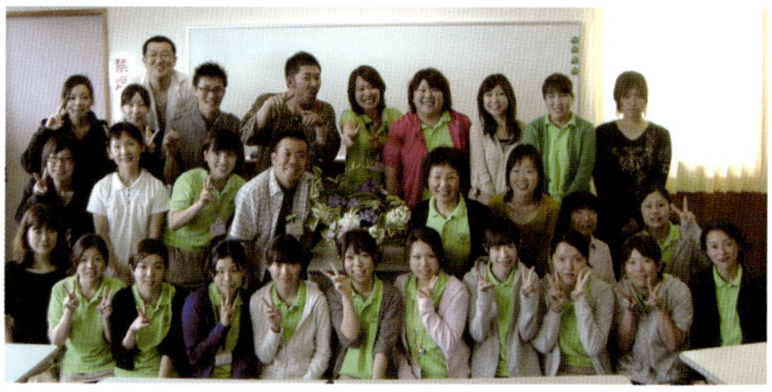

Clinic Data

医療法人 夢真会 せこ歯科クリニック

院　　　長：世古 武嗣 先生
スタッフ数：Dr.4名(非常勤1名)、歯科衛生士12名(パート3名)、歯科助手4名、受付3名、環境衛生担当5名
チェア数：8units
ホームページ：http://www15.plala.or.jp/sekodc/index.html

三重県多気郡

その後の推移
メッセージ
あらたな取り組み
あらたなビジョン・・・

そして、最新のクリニックデータです。

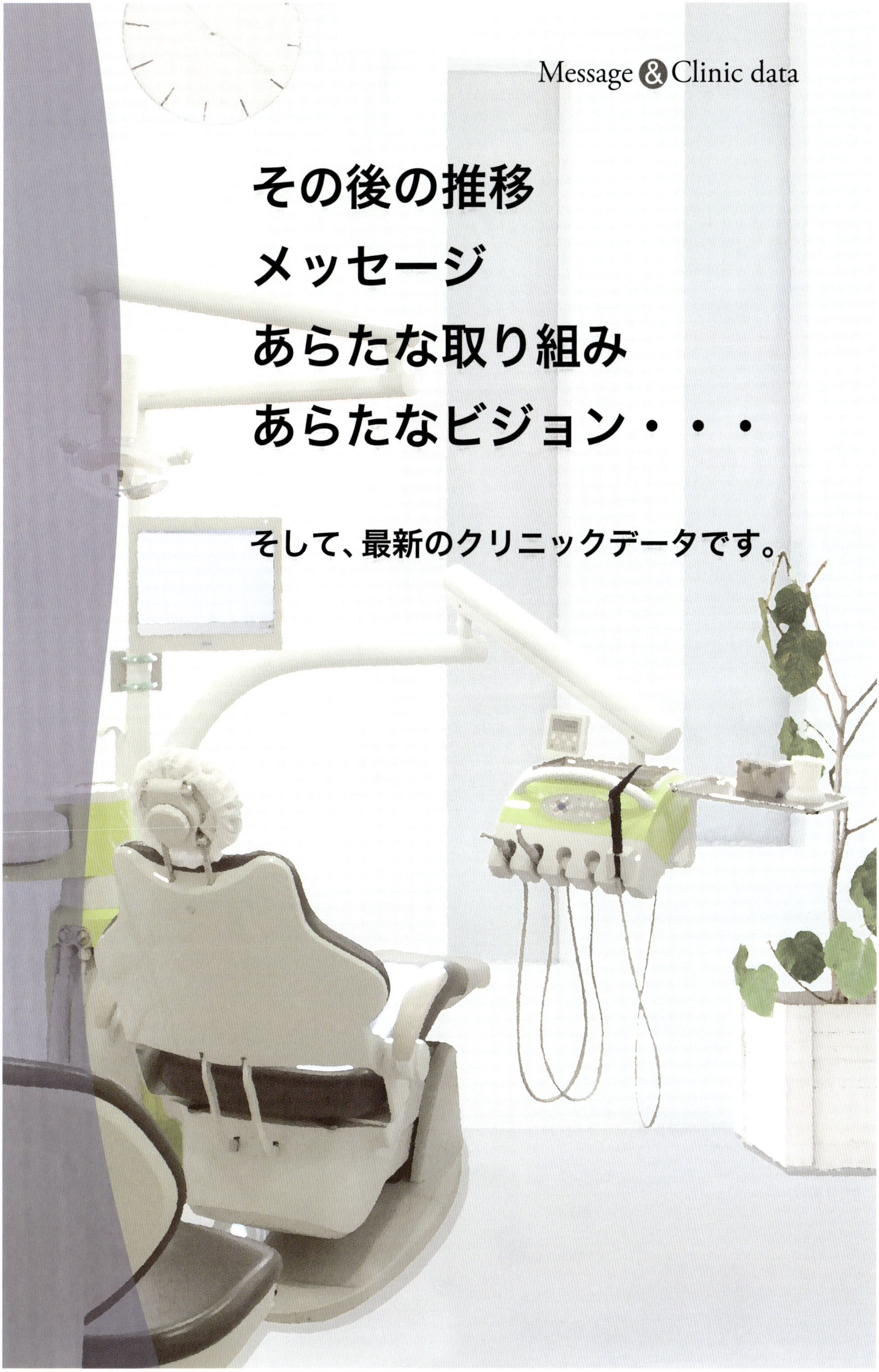

医療法人 星友会　星野歯科駒沢クリニック

星野 元 院長　0410ho 0602ho

メッセージ

平成4年10月のビジュアルマックス倶楽部の第1号を飾ったことを光栄に思います。導入から丸5年が経過して、今ではビジュアルマックスのない環境は考えられないほど密接に院内システムと直結しています。

1、2、3階と別館のＣＴセンターと技工室がLAN回線で結ばれ、スタッフ全員がどこにいても患者情報を取り出せる状態となりました。スタッフ全員がこのシステムを知り尽くし、初診の患者さまが来院されればもれなく9枚の口腔内写真とパノラマレントゲンを撮影しすぐにデータを転送します。そして5年間の蓄積された口腔内写真からさまざまな症例をサンプル化して登録をしているので即座にその患者さまに似た症例を提示することができるようになりました。私自身がカウンセリングをする機会が減り、ドクターと衛生士のスタッフ全員でカウンセリングをおこなう体制が整い、星野歯科でカウンセリングを受けて契約に結びつかない例が極めて少ない状況になりました。自費率も95%以上という結果になり、理想的な診療ができる状況になりました。これからもビジュアルマックスの進化に期待しています。

Clinic data

■2004年10月
・チーム9名〈Dr.3名、DH3名、DA3名〉
・チェア5台・VM4台・分院数1院

■2009年末
・チーム17名
〈Dr.4名、DH5名、DA1名、DT2名、受付3名、その他(事務・清掃)2名〉
・チェア9台・VM9台・分院数1院

http://www.hoshino-dental.com

東京都世田谷区

医療法人 ゆめはんな会　ヨリタ歯科クリニック

寄田 幸司 院長　0410yo

夢は願えば叶う

ビジュアルマックス倶楽部に、私たちの医院が掲載されて早5年。今その記事を読み返すと、ヨリタ歯科クリニックが大きく変わりつつある時期の熱い思い出が蘇えりました。あの時は予防ベースの、夢と希望あふれるワクワク楽しい歯科医院を作りたい。メンバーが生き生き輝く、愛と感動あふれる歯科医院を作りたい。その思いしかありませんでした。

この5年間で新たに学び 気付いた《夢が叶う3原則》

●変わらないものこそ、価値がある
●信じるべきものを、信じる
●守るべきものを、守り続ける

変わらないものとは

「理念」「アワクレド」「私たちが目指す3つの理想の歯科医院」。これは、今でもまったく変わっていません。だからこそ、ここまで成長できたのでしょう。

信じるべきものとは

まずは自分。自分の信念を絶対に曲げない、迷わない。そしてこんな自分でも、必ずついてくれる人(仲間)がいると信じました。そして最後は、私たちの医院に集まる患者様やスタッフが皆輝き笑顔があふれる、そんな明るい未来を信じました。

守るべきものとは

家族やスタッフ。何かあれば自分が矢面に立って守りきる。だからどんなことがあっても、心配しなくていい。そう言い続けました。夢が叶う3原則を実践することで、ぶれない強い自分に生まれ変わることが出来ました。

5年前、ビジュアルマックス倶楽部で紹介されていたセルフイメージは「ワクワクプランナー」。今は「ドリームマスター」。私たちと関わりある全ての人を幸せにしたい、夢を与えたい、感謝の言葉を述べたい、その思いが益々強くなりました。

5年前のあの熱い思いを胸に、夢と希望あふれるワクワク楽しい歯科医院をこれからも作っていきます。(ドリームマスター 寄田幸司)

Clinic data

■2004年10月
・チーム13名〈Dr.4名、DH6名、DA3名〉
・チェア8台

■2009年末
・チーム39名〈Dr.8、DH14名、DA4名、受付4名、その他9名〉
・チェア10台・VM3台・分院数4院

http://www.yorita.jp

大阪府東大阪市

医療法人社団 晃香会　新中野歯科クリニック

八田 直晃 院長　0410si

新中野歯科クリニックの現在

●Visual MAX導入が2003年8月。当時、ユニット3台にVisual MAX 1台という構成で使用していた。
●途中、予防中心の歯科医院づくりを目指し、予防専用室を設置。
●ユニットは6台へ。Visual MAXも6台に増設。
●予防室でのDHのVisual MAX使用状況
・口腔内カメラを撮影して画像を取り込む
・プラークチャートをプリントして患者様に手渡す
・DH業務記録作成、口腔内写真付きのレポートをKrに発行
●Dr.の使用状況
・口腔内写真とX-Ray画像をモニターに表示して患者説明
・治療費レポート(治療計画書/治療見積書)の発行
毎日、全てのKrにVisual MAXを使用しています。

Clinic data

■2004年10月
・チーム5名〈Dr.2、DH3名〉
・チェア3台・VM1台・分院数1院

■2009年末
・チーム11名〈Dr.3名、DH4名、DA3名、受付1名〉
・チェア6台・VM6台・分院数1院

http://418smile.com

東京都中野区

泉歯科医院

泉 照雄 院長　0410iz

Clinic data

■2004年10月
・チーム11名〈Dr.2名、DH4名、DA5名〉
・チェア7台・VM8台

■2009年末
・チーム13名〈Dr.2名、DH4名、DA5名、事務2名〉
・チェア7台・VM8台

http://www.izumi-shika-iin.jp

富山県富山市

医療法人 尚歯会　いさはい歯科医院

砂盃 清 理事長　0502is

トライアングルサティスファクション

歯科ユニット4台、スタッフ4人からスタートした「いさはい歯科医院」ですが、患者様の信頼に応えるべく、ハードとしては、診療台・診療室・

＊Dr.＝歯科医師　DH＝歯科衛生士　DT＝歯科技工士　DA＝歯科助手　VM＝ビジュアルマックス

最先端医療器材を増やし、ソフトとしては、スタッフ・診療技術・患者様サービスなどを増やしてきました。

現在、本院のリフォームを兼ね、予防メインテナンススペースを移設し、医院玄関、待合室までも区分しました。世界的な不況？と言われている今の時代に、本院の組織を拡大しております。具体的には、古くなった4台のユニットを処分して、9台の新規ユニットを導入し、第2オペ室もつくりました。リフォーム後は、診療区分を3診療区分に分け、インプラント・審美歯科センター（第1診療室ユニット5台)、一般歯科診療室（第2診療室ユニット7台)、歯科矯正・予防歯科センター（第3診療室ユニット5台：玄関・待合室は別） として診療をしております。

しかし、ハードとしての理想的な環境が出来上がったとしても、ソフトとしての私を含めた歯科医院の人的資質が劣っていたならば、より良い医療提供はできません。今後はさらに、下記のトライアングルサティスファクションを高めるべく、

①患者様の満足度・幸福感

②医院関係業者様の満足度・幸福感

③医院スタッフの満足度・幸福感

人間の持っている五感に加え、第六感を働かせ、より心の込もったおもてなしの医療を推進していきたいと思います。

Clinic data

■2005年2月

高崎駅前オフィス

・チーム10名〈Dr.3名、DH4名、DT1名、事務2名〉

・チェア5台〈うちケア専用2台〉・VM6台

本院

・チーム24名〈Dr.5名、DH11名、DT3名、事務5名〉

■2009年末（グループ全体）

・チーム総勢50名〈Dr.14名、DH17名、DT4名、DA7名、受付・事務8名〉2院合計

・チェア22台〈高崎駅前オフィス5台・本院17台〉

・VM28台〈高崎駅前オフィス6台・本院23台〉

http://www.isahai.jp

群馬県高崎市

医療法人 清雅会 シバタ歯科

柴田 雅志 院長 0502si

三本の柱

我々のクリニックでは、臨床以外にも、教育、研究も重要な要素と考えています。

●臨床における特徴の一つは、有床施設(2床)である事で、年間100名近くの患者さんが入院下治療を受けています。また、歯科麻酔医の全身管理下にて、高齢者、障害者、歯科恐怖症の方の集中医療も行っています。さらに、来年2010より全身麻酔下の手術も可能になります。

●教育においては、2年前より単独型及び管理型歯科医師臨床研修施設に指定されました。優れた臨床医を育てるため、グループ内に在籍する8名の臨床研修指導医が、独自のプログラムを開発し、教育指導に当たっています。また、歯科医師のみならず、歯科衛生士、技工士の認定、専門資格の取得サポートにも力を入れています。

●研究としては、2007年新たに開院した『ルーセントデンタルクリニック／再生医療センター』にて、再生医療の臨床応用と研究をテーマに、細胞治療(培養繊維芽細胞を利用した皮膚・口唇の審美再生、培養骨を利用した歯槽骨再生治療、培養骨膜を利用した歯周組織再生治療)と、歯髄幹細胞バンキングを行っています。

Clinic data

■2005年2月

・チーム88名

〈Dr.20名、DH30名、DT8名、受付及びDA20名、滅菌消毒／託児係6名、事務4名〉

・チェア24台・分院数3院

■2009年末

・チーム156名

〈Dr.45名、DH45名、DT8名、DA30名、受付14名、事務／清掃14名〉

・チェア27台・VM21台・分院数4院

http://www.shibata-dental.or.jp

愛知県岡崎市

医療法人 Mデンタルクリニック松野歯科

松野 英幸 院長 0505em

患者プレゼンテーションの重要性が益々

ビジュアルマックス倶楽部にご紹介いただいてから5年が経過し、医院の様子も随分変化いたしました。一番大きく変化したのは、診療システムです。日吉歯科の熊谷先生にご指導いただき、予防医療のシステムが確立いたしました。それにより継続的なメインテナンスを希望される方のみならず、新患数も急上昇しております。これに伴い、矯正・インプラントの患者数も増加し、元来保険診療を基本としておりましたが、自費率の向上につながっております。このような診療内容の拡大とともに、患者さんへのプレゼンテーションの重要性が益々増加しV-Maxに助けられながら、説明の質の向上に向け、スタッフ一同努力しています。

今回のムック化により、歯科での映像によるプレゼンテーションの行為が広く一般的になることを期待しております。医療従事者はもとより、受診者側にも広く認知していただき、映像によるプレゼンテーションを確立する潮流が生まれることを期待しております。

Clinic data

■2005年5月

・チーム10名〈Dr.2名、DH4名、幼稚園教師1名〉

・チェア4台・VM4台

■2009年末

・チーム23名〈Dr.3名、DH10名、DA5名、受付3名、その他2名〉

・チェア7台・VM6台

http://www.m-mtm.jp

山梨県甲斐市

医療法人・緑和会 瀬田グリーン歯科

古市 嘉秀 理事長 0507se

歯科業界に光を!!

今、一番テーマとして考えていることは、歯科業界に元気がない! 光がない! 希望がない!! この業界の現状にもう一度光をあてたいということです。

「自分たちの子供も是非歯科医師にしたい」「私も歯科医院に勤めてみたいな」‥‥そんな会話が歯科業界に戻ってほしいのです。

そのため歯科業界のリーダーのひとりとして理想のチーム、職場を作りたい。その一歩として、3院の中心的役割を果たしている本部には、チーム力豊かな保険診療に加え、審美・矯正・インプラント専用フロアーを設け、いかなるレベルの患者さまの希望にも添えるようにしています。またCAD/CAMを常設したラボも併設して、診療のバックアップをしております。

しかし、やはりなくてはならないものは、口腔内写真やCT画像など一目でわかるビジュアルコミュニケーションです。

理想の環境から、理想の治療サービス。そして、理想とする患者様満足、社会満足が生まれることを願っております。

≪あらたな理念≫

●基本理念 「Dream Together !!」

●緑和会グループ経営理念 「満足づくし 夢づくし」

1. 緑和会グループは、歯科業界において、患者様満足日本一を夢とします。
2. 緑和会グループは、本気で満足のいく、技術・サービスを探求し、夢ある価値を創造します。
3. 緑和会グループは、夢ある人の可能性を信じ、歓働ある職場で人財を創造し、全社員の満足と夢を実現します。
4. 緑和会グループは、共に同じ夢を追求し、歯科業界のリーダーとして変革し続け、満足と夢に満ちた社会に貢献します。

Clinic data

■2005年7月
・チーム約80名〈グループ合計：うちDr.20名〉
・チェア38台・分院数5院

■2009年末
・チーム89名〈Dr.19名、DH22名、DA・受付46名、事務2名〉
・チェア51台・VM 54台・分院数5院

http://www.greendental.jp

滋賀県大津市

医療法人社団　溝口デンタルオフィス

溝口 尚 院長　0509mi 溝口歯科医院

最善の医療サービスを提供する自然な流れを

平成18年10月医療法人化。最初の5年間は、社会と地域医療に対する取組みにポイントを絞って事業化させていくことで『ぶれない会社』の土台作りを目指しております。

学術的な取組み、医療サービスの基本的な考え方

インプラント、レーザー、歯科人間ドック、歯周病を中心に、歯科医師、衛生士が各々の認定資格取得に挑んで徐々に成果が出てきています。対外的には「客観性の高い独自性」の構築を進めています。コミュニケーション改革の際、ビジュアルマックスを用いて患者様の五感に連続アタックしていく医院全体のチャレンジがありましたが、これからは語り部となるスタッフが各分野の専門医、専門歯科衛生士となり、きめ細やかな質の高い医療サービスを提供していきたいと考えています。地域に根付く歯科医院としての基本的役割を重視する一方、厚労省認定臨床研修教育機関として研修医教育にも注力して参ります。

観察、傾聴、確認、共感に基づく
双方向コミュニケーションからヘルスプロモーションへ

患者様が歯科医療に求める価値観やニーズは益々多様化しています。それゆえビジュアルマックスを用いたQOL向上のためのヘルスプロモーションの鍵は、カウンセリングマインド（観察、傾聴、確認、共感）を盛り込んだ双方向コミュニケーションにあるととらえています。それゆえプランニングでは私達は感応レベルを最大限に上げての中で患者様の考え、日常感じているその価値観・世界観を受け止めます。その結果築かれたインフォームドコンセントの獲得によって、患者様自身が自己のヘルスプロモーションに気づき理解を深め、使用する先端機器や治療法の必要性、重要性に対する正しい理解と認識をもって、自然な流れとして最善の治療方法を望んでくださることにつながっていくと思っています。

私達はより一層、機器、機材、臨床テクニックの安全性を熟慮し、患者様のQOL向上のために欠かせない臨床応用の幅を広げる努力を日々新たにする心がけを続けていきます。

Clinic data

■2005年9月
・チーム約17名
〈Dr.3名、矯正歯科専任1名、DH8名、DA1名、DT1名、事務1名、秘書1名〉
・チェア6台・VM9台

■2009年末
・チーム26名
〈Dr.7名、矯正歯科専任2名、DH8名、DA2名、DT2名、事務4名、秘書1名〉
・チェア9台・VM15台

http://www.mizo-dental.com

石川県金沢市

Uクリニック五十嵐歯科

五十嵐 博恵 院長　0511yu

Uクリスタッフの毎日

「美味しく」「味わい」「愉しみ」「噛みしめる」。「大いに笑い」「たくさん語る」。一つ一つはささやかですが、どれを失っても生活には不便が生まれます。患者様の「生活の権利」を守らせていただくために、Uクリスタッフの毎日があります。私達は『歯の修理屋さん』といいう過去を越えて、『患者様の患者様らしい生活』を支えさせていただけることを誇りに願う『豊かな生活支援隊』でありたい。そうしたUクリニックの理念をサポートしていてくれるのが、Visual MAXです。

Visual MAXを導入してから、診療室は画面で遊びながら自分の口の中に興味をもっていく子供たちの笑い声や、付き添いのお母さんたちのリラックスした明るい声であふれるようになりました。また、当院では長期管理させていただいている患者様が多いため、Visual MAXの過去の写真を見て、最初はこんな口の中だったのかと、自分の口の中の歴史を知って驚かれる患者様も少なくありません。患者様に「気付き」を促して、そして新たな目標や希望を作るお手伝いをさせていただく・・・・。

患者様に支えられ、歯科医師臨床研修管理施設にも登録され、益々活気づいているUクリにとって、Visual MAXは患者様とのコミュニケーションに欠かせない存在になっています。

Clinic data

■2005年11月
・チーム7名〈Dr.2名、DH3名、DA1名、受付1名〉
・チェア7台

■2009年末
・チーム10名〈Dr.4名、DH4名、受付2名〉
・チェア7台・VM5台

http://www.u-cli-igarashi.com

宮城県仙台市

丸の内歯科医院

永森 司 院長　0602ma

その後の主だった経緯

現在は、「健康サポート型歯科医院」として、さらに予防診療を充実させるためスタッフとともに頑張っています。

その後の主だった経緯を以下に示します。

2006年　医院増築　メインテナンス用個室ユニット2台増設
　　　　非常勤矯正歯科医による矯正治療スタート
2007年　ISO9001取得

これからも予防メインテナンスを通して一生涯患者さんの健康をサポートしていきたいと思います。

Clinic data

■2006年2月
・チーム7名〈Dr.1名、DH3名、DA1名〉
・チェア4台〈うち予防歯科専用1台〉

■2009年末
・チーム7名〈Dr.1名、DH5名、DA1名〉
・チェア6台・VM 7台

http://418support.net

富山県富山市

医療法人　晴和会　うしくぼ歯科

牛窪 敏博 院長　0602us

Clinic data

■2006年2月
・チーム15名〈Dr.4名、DH5名、DA4名、受付2名〉
・チェア8台・別拠点1院

■2009年末
・チーム21名〈Dr.5名、DH8名、DA2名、受付2名、事務2名〉
・チェア8台・VM 8台・別拠点1院

http://www.ushikubo-dental.com

大阪府東大阪市

＊Dr.＝歯科医師　DH＝歯科衛生士　DT=歯科技工士　DA=歯科助手　VM＝ビジュアルマックス

てらだ歯科クリニック

寺田 昌平 院長 0602te

レベルを確認、反省する教科書

V-MAX を導入し5年が経過し、今では診療の流れに溶け込んだツールとなっています。まず現場では問診、口腔内写真、デンタル、P検査、模型を基に、担当医が治療計画を立案し、担当衛生士、院長を加えたチームで、患者自身をイメージしながら細部まで検討・整理して、治療説明の準備をします。

その準備によって、治療説明ではDr.が口写とデンタルを対比させながら現状を説明します。すると、患者さんはまさに自分の事なので、食い入るように興味を示して頂けます。そしてその人に合ったように計画を修正し、承認を得て初期治療に入ります。その際にお渡しするV-Maxで作成した資料は、家に持ち帰って落ち着いて見返すことで、理解度も高まっているようです。

治療後のメンテナンスの大切さも、治療が進んだ段階でV-Maxで資料を示し続ける事で、患者自ら「健康を守り育てる」意識を上げることにつながっています。さらに、規格化したデンタル、口写を簡単に保管、整理、提示できるため、診療室の臨床レベルを確認、反省する最高の教科書となっています。

このように一歩づつ進めてきた結果、昨年日本ヘルスケア歯科研究会から「認証診療室」の認定を、さらに5名ものDHが日本歯周病学会認定衛生士のライセンスをいただく事になりました。

このようにV-Maxのお陰で、確実に患者さんに喜んで頂いているということを実感しながら、毎日楽しく仕事ができています。

Clinic data

■2006年2月
・チーム 18名〈Dr.5名、DH9名、DA2名、受付2名〉
・チェア6台

■2009年末
・チーム 19名〈Dr. 5名、DH9 名、DA2名、受付2名、事務・清掃1名〉
・チェア7台・VM9台

http://www.472800.jp/

兵庫県姫路市

医療法人社団 徳治会 吉永歯科医院

吉永 修 院長 0604yo

Clinic data

■2006年4月
・チーム 25名〈Dr.4名、DH8名、DT8名、DA2名、受付3名〉
・チェア9台・VM9台・分院数2院

■2009年末
・チーム 62名〈Dr.9名、DH25名、DT12名、DA2名、受付5名、事務/清掃9名〉
・チェア9台・VM11台・分院数2院

http://www.yoshinagashika.com

熊本県宇城市

わく歯科医院

和久 雅彦 院長 0610wa

わくわくは　心と技術の融合から

医院の水をどぶ川にするのも清らかにするのも、院長次第である。「自分が源」という立場を忘れずに研鑽を積むことでしか清らかにはできない。

現在地に移転した8年前、私は治療技術至上主義だった。だから、誰よりも仕事が出来、ミスもない一人のスタッフを評価していた。ところがそのスタッフが仕掛ける心理ゲームに皆が振り回され、人間関係は最悪になった。それでも腕が良かったから辞めさせる理由がなかった。それは私の中で、医院づくり、チームづくりの理念も優先順位も、明確でなかったからでもある。

悶々とする中で、ある経営者の「会社は自分を映す鏡である」という言葉と出会い、「すべては自分が源」ということを思い知った。意を決して、医院運営をゼロから考え直そうと歯科の枠を超えた研修を集中的に受け、『心と技術の融合』という方向性を見つけた。人間力と専門力の両輪を均等に磨きをかけ、患者様の心を聴き、科学的根拠に基づいて、常に最新最良の治療を提供できるよう努める医院にしようと決断した。そうして両刃の剣であったスタッフは立ち去った・・・・。

その後スタッフ募集をすると、それまでのわく歯科では考えられないような良い人材が集まってきた。歯科とは関係のなかったスタッフが、自ら衛生士学校に5人も進学し、DAもそれぞれが自分の持ち場で専門性を発揮して輝いている。理念やクレドを明確に打ち立て、今では「プロが安心して通えるわくわく楽しい歯科医院」として頑張っている。そして『心と技術の融合』の取り組みは、ビジュアルマックスによって〈見える化〉されている。

Clinic data

■2006年10月
・未記録

■2009年末
・チーム 17名〈Dr.3名(うち非常勤2名)、DH7名(うちパート3名)、TC2名、受付1名、技工アシスタント1名、事務・清掃2名〉
・チェア5台・VM7台

http://www.wakushika.jp

兵庫県丹波市

医療法人 和合の里　小川歯科クリニック

小川 浩樹 院長 0803og

失敗ではなかった

ビジュアルマックス倶楽部の取材から2年が経過した当院は、現在の来院患者数が月平均1100～1200人になり、そのうち500人はメインテナンスの患者様が占めております。新医院になり約30％の患者様が増えた計算になります。治療と予防のゾーン分けと完全個室化を目的にした新医院への移転は、今のところ「失敗ではなかった」と思っています。

最近は、スタッフが中心となり季節ごとのイベントを楽しみながら企画し、行っています。昨年末には、クリスマス会に約60人のお子さんが参加してくださいました。

今後は患者様を単純に予防管理するスタイルから、「歯科医院とは思えない! メインテナンスに通い続けたい」と言っていただけるような、心と心の通い合ったホスピタリティ溢れる歯科医院をスタッフ全員で目指してゆきたいと思っています。

Clinic data

■2008年3月
・チーム 15名〈Dr.2名、DH8名、看護士1名、DT1名、受付2名、清掃1名〉
・チェア8台・VM10台

■2009年末
・チーム 20名〈Dr.3名、DH9名、DA2名、看護士1名、DT1名、受付2名、清掃2名〉
・チェア9台・VM12台

http://www.ogawadentalclinic.com

長野県松本市

こばやし歯科クリニック

小林 実 院長 0805ko

Clinic data

■2008年5月
・チーム 6名〈Dr.1名、DH3名、DA1名、受付1名〉
・チェア3台・VM 4台

■2009年末
・チーム6名〈Dr.1名、DH3名、DA1名、受付1名〉
・チェア3台・VM4台

http://www.osaka-shinbi.com

大阪府大阪市北区

カワムラ歯科クリニック

川村 進太郎 院長 0807ka

開業2周年を迎えて

私たちカワムラ歯科クリニックは、この10月で2周年を迎えることができました。開業当初よりビジュアルマックスを使わせていただき、初診の患者さまは現在約2000人。コンセプトとして『わかりやすいカウンセリング』を実践できているような気がします。治療計画を説明するにも自費診療を勧めるにしろ無くてはならないビジュアルマックス。感謝しています。

診療理念とコミュニケーションをどう結びつけていくか

いくら良い治療方法もやはり実践できなければ無意味で、また結果を出せなければ患者さまの満足度は下がってしまいます。スタッフ一同『スキルアップ』をしていくことが更なる目標です。そのためにもビジュアルマックスが不可欠です。

今後のビジョン

現在、歯科医療にかかわらず医療業界は低迷しています。一歯科医として幅を広くしていかなければ時代の波に飲み込まれてしまいそうです。ただ幅をどうやって広げるのか、どの方向性で広げていくのか、疑問だらけです。ただその迫りくる波に一人ではなくスタッフみんなで考え模索していかなければなりません。そこで私がビジュアルマックスに求めることは、『多様性であり生きた機械』であること。もっともっと楽しく活用できるようお願いします。なぜならビジュアルマックスもスタッフみたいなものですから。

Clinic data

■2008年7月
・チーム4名〈Dr.1名、DH2名、受付1名〉
・チェア3台・VM 3台

■2009年末
・チーム6名〈Dr.1名、DH4名、DA1名〉
・チェア3台・VM3台

http://skdental.jp

静岡県焼津市

竹屋町森歯科クリニック

森 昭 院長 0808ta

新しい付加価値を発見しながら爆進中

歯科は今後どのように変化していくと思いますか?

私は今後人が集まるのは間違いなくコミュニケーションが流れているクリニックだと考えています。そして、患者様とクリニックが『快』とか『楽しい』とかプラスの関係でつながっているクリニックが広まっていけばいいと思っています。そういった意味でビジュアルマックスは強力なコミュニケーションツールになっています。

ビジュアルマックス倶楽部の取材後、良好なコミュニケーションツールとしてデンタルエステが普及していくようにMDE(メディカル&デンタルエステ)協会(http://4618.main.jp/)を立ち上げ、全国の歯科衛生士との交流が始りました。また、リアドリ(夢を実現する仲間たち)というスタディグループに参加し、10院程度の院長が定期的に集まり、自分たちの夢や歯科界の将来を熱く語り合うようになりました。

コミュニケーションのあり方を追究することで、当院そして私自身も新しい付加価値を発見しながら爆進しています。(笑)

Clinic data

■2008年8月
・チーム19名
〈Dr.3名、DH7名、DA2名、受付3名、歯科栄養士1名、保育士1名、パートタイマー2名〉
・チェア10台・VM2台

■2009年末
・チーム21名〈Dr.2名、DH7名、DA6名、受付4名、その他2名〉
・チェア10台・VM12台

http://morishika.main.jp

京都府舞鶴市

医療法人 宮田歯科医院

宮田 就弘 院長 0810mi

メッセージ

百聞は一見に如かず、とはよく言ったもので、まずは見せること! そして的確な説明は、患者さんの術者への信頼感を高めることになります。

昨今、クレームに対しての対応術などをよく耳にしますが、まずは術者を疑う姿勢が問題であると思います。それを打ち消すには、地道な信頼獲得への姿勢、誠意が必要です。ビジュアルマックスはその思いに応えてくれる唯一無二のツールと確信しています。

「こんなことまで、しなくてもいいだろう」と思いがちなところで、是非、使用してみてください。意外な反応が返ってきますよ。

大きな変化としては2009年11月に新医院が落成。新たな宮田歯科医院がスタートいたしました。

Clinic data

■2008年10月
・チーム11名〈Dr.2名、DH7名、DT2名〉
・チェア5台・VM1台・分院数1院

■2009年末
・チーム9名〈Dr.2名、DH6名、DT1名〉
・チェア5台・VM1台・分院数1院

http://miyatashika.org

富山県高岡市

医療法人 裕仁会 ウララ歯科クリニック

石井 敏裕 理事長/山内 隆弘 副院長 0811ur

Clinic data

■2008年11月
・チーム24名〈Dr.7名、DH11名、アドバイザー1名、受付3名、清掃2名〉
・チェア14台・VM14台

■2009年末
・チーム28名〈Dr.7名(非常勤2名)、DH15名、受付4名、清掃2名〉
・チェア14台・VM14台

http://www.s-firstdental.com

茨城県土浦市

新百合山手ファースト歯科

永田 達也 院長 0902si

Clinic data

■2009年2月
・チーム4名〈Dr.1名、DH2名、受付1名〉
・チェア3台・VM1台

■2009年末
・チーム8名〈Dr.2名、DH3名、DA2名〉
・チェア4台・VM3台

http://www.s-firstdental.com

神奈川県川崎市

*Dr.＝歯科医師 DH＝歯科衛生士 DT＝歯科技工士 DA＝歯科助手 VM＝ビジュアルマックス

医療法人社団 神明会　佐藤歯科医院

佐藤 尚 院長　0903sa

1年前との大きな違い

ビジュアルマックス倶楽部に掲載頂いた時と現在のシステムとの大きな違いは以下の2点です。

①患者無料送迎の開始

患者無料送迎は週6日の終日運行で主に、高齢で車の運転や長距離の歩行ができず、経済的にも歯科医院に自力で通うのが苦しい方が対象です。

②歯科医師臨床研修の枠組み変更

現在の歯科医師臨床研修は、主に管理型臨床研修施設である大学病院と、協力型臨床研修施設である一般開業医の協力のもと、おこなわれています。当法人は新たな試みとして、今までの大学病院の協力型臨床研修施設としての役割に加えて、平成22年度から岐阜県立多治見病院を協力型臨床研修施設にもつ管理型臨床研修施設として、医療法人社団神明会佐藤歯科医院歯科医師臨床研修プログラムをスタートさせることになりました。当法人の臨床研修プログラムの特徴は、当歯科医院での9ヶ月間の一般歯科・訪問歯科臨床研修に加えて、口腔外科症例の豊富な岐阜県立多治見病院での3ヶ月間の口腔外科研修です。口腔外科研修では難抜歯から全身管理まで幅広い研修をおこないます。

Clinic data

■2009年3月
・チーム約35名〈うちDH17名〉

■2009年末
・チーム50名
・チェア17台・VM17台

http://www.dentist-sato.com

岐阜県美濃加茂市

医療法人 共愛会　共愛歯科医院

森永 博臣 院長　0906ky

元気が出る3つの文章を送ります。

「泣いて暮らすも五十年、笑って暮らすも五十年。泣いて暮らしも笑うのも、心一つの持ちようです」

「踏み出せば、その一歩が道になる。迷わず行けよ、行けばわかる。危ぶむなかれ、危ぶめば道は無し。迷わず行けよ、行けばわかる」

「人間ぬくぬくとしだすと、ろくな仕事はせぬ。追い詰められると、龍が玉を吐くが如く、命を吐く」

Clinic data

■2009年6月
・チーム51名〈Dr.8名、DH22名、DA4名、DT4名、アドバイザー1名、事務2名、受付5名、送迎2名、清掃4名〉
・チェア11台・VM14台

■2009年末
・チーム50名〈Dr.10名、DH22名、DA2名、その他12名(DT/事務/清掃)〉
・チェア11台・VM15台

http://www.kyoai-kai.com

熊本県上益城郡

医療法人社団　おりたりゅうじ歯科医院

折田 隆二 院長　0906or

本当の意味での豊かで快適な健康と生活のサポートを！

その後の推移や成果

・初診時の口腔内写真をきれいに美しく、規格通りに狙って撮ることがとても大切だと再認識し、口腔内写真の撮り方のレベルアップを図った。
・口腔内写真をお見せしながら、書き込んでの説明が増えた。手鏡ではなく、静止画で拡大した口腔内写真をお見せすることで、リスク部位や現状を細かく丁寧に説明できるようになった。

あらたなコミュニケーションの取り組み

・口臭外来、口臭測定の症例においての舌診断時にビジュアルマックスを役立てている。
・「インプラント、矯正、ホワイトニング」など新たに取り組み始めた診療の説明にビジュアルマックスを使用することで、患者様の納得を得た上での治療ができる。
・カウンセリングを強化して、患者様に様々な選択肢があることもしっかり提示し、その人に合った処置プラン、補綴プラン、ケアプランを説明し、希望や疑問を伺い、コミュニケーションをとることで一つ一つ解決し、納得していただきながら治療を進めている。

ビジョン

ビジュアルマックスを中心とした、わかりやすい医院オリジナルのツールを用いたカウンセリングを強化していくことで、生涯自分の歯で噛める幸せを提供していく、予防のためのオーダーメイド医療を目指します。それを通して、お口から始まる様々な全身疾患やガンの予防にもつながる、本当の意味でのより豊で快適な健康と生活をサポートしていく歯科医院を目指します。

Clinic data

■2009年6月
・チーム14名
〈Dr. 4名、DH6名、クリニカルコーディネーター4名(受付兼務+受付専任1名)〉
・チェア9台〈うちケア専用4台〉・VM4台

■2009年末
・チーム14名〈Dr.4名、DH6名、DA2名、受付2名〉
・チェア9台〈うちケア専用4台〉・VM4台

http://www.orioridental.com

山口県宇部市

グランティース白金台歯科

吉武 輝 院長　0908gu

Clinic data

■2009年8月
・チーム4名〈Dr.1名、DH3名〉
・チェア2台・VM2台

■2009年末
・チーム6名〈Dr.1名、DH2名、DT1名、受付2名〉
・チェア2台・VM 4台

http://www.granteeth.com

東京都港区

医療法人 夢真会　せこ歯科クリニック

世古 武嗣 院長　0909se

Clinic data

■2009年9月
・チーム28名〈Dr.4名、DH12名、DA4名、受付3名、環境衛生担当5名〉
・チェア8台・VM2台

■2009年末
・チーム28名〈Dr.4名、DH12名、DA4名、受付3名、環境衛生担当5名〉
・チェア8台・VM2台

http://www15.plala.or.jp/sekodc/index.html

三重県多気郡

ビジュアルマックス・コミュニケーション

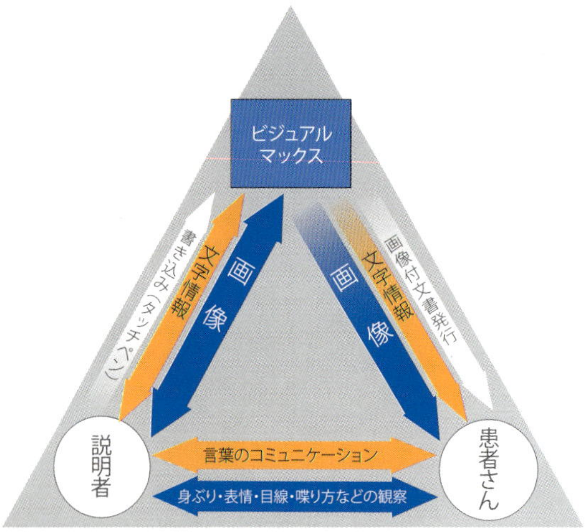

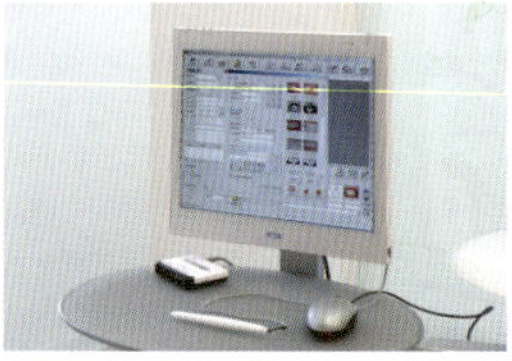

●患者コミュニケーション（外来/訪問）
●ミーティング（診療検討/治療計画/情報共有/技工指示など）
●研修・教育（スタッフ教育/新人教育/研修医教育）
●グループ利用（分院間）
●病診連携/診診連携

★画像機器対応：デジタルカメラ、デジタルX線装置、CCDカメラ、位相差顕微鏡ほか

私の患者コミュニケーション
My way of chair-side communication

2010年３月25日　初版第二刷

発行人　辻 啓延
編　集　ビジュアルマックス倶楽部編集室
発　行　メディア株式会社
〒113-0033
東京都文京区本郷 2-15-13
電話　03-5684-2510
印　刷　公友印刷株式会社

ISBN978-4-89581-016-6